运动系统解剖与康复应用

主 编 林成杰 董芳明 王志刚

U0341834

郑州大学出版社

图书在版编目（CIP）数据

运动系统解剖与康复应用／林成杰，董芳明，王志刚主编. -- 郑州：郑州大学出版社，2024.4

ISBN 978-7-5773-0221-8

Ⅰ. ①运… Ⅱ. ①林…②董…③王… Ⅲ. ①运动系统疾病－康复 Ⅳ. ①R87

中国国家版本馆 CIP 数据核字（2024）第 048908 号

运动系统解剖与康复应用

YUNDONG XITONG JIEPOU YU KANGFU YINGYONG

策划编辑	张　霞	封面设计	陈　青
责任编辑	张　霞　张馨文	版式设计	苏永生
责任校对	张　楠	责任监制	李瑞卿

出版发行	郑州大学出版社	地　　址	郑州市大学路 40 号（450052）
出版人	孙保营	网　　址	http://www.zzup.cn
经　销	全国新华书店	发行电话	0371-66966070
印　刷	河南龙华印务有限公司		
开　本	787 mm×1 092 mm　1 / 16		
印　张	18.5	字　　数	440 千字
版　次	2024 年 4 月第 1 版	印　　次	2024 年 4 月第 1 次印刷
书　号	ISBN 978-7-5773-0221-8	定　　价	78.00 元

本书如有印装质量问题，请与本社联系调换。

作者名单

主　编　林成杰　董芳明　王志刚

副主编　董林青　马晓薇

编　委　（按姓氏笔画排序）

丁文超　山东中医药高等专科学校

马晓薇　河南科学技术出版社

王志刚　山东中医药高等专科学校

林成杰　山东中医药高等专科学校

徐　昂　山东中医药高等专科学校

董芳明　山东中医药高等专科学校

董林青　山东中医药高等专科学校

前 言

在康复医学临床上,解剖学的地位无可置疑,临床常见的运动系统伤病、神经系统伤病,无论是疾病的诊断、康复评定还是康复治疗均离不开对运动系统解剖的深刻把握。从业人员如未能很好地掌握解剖学知识,则不能有效分析功能障碍产生的原因、范围、程度,无法有针对性地制定康复治疗方案;在康复治疗过程中,如未严格按照解剖学中组织的结构特点及生理特点的要求进行操作,则可能会因操作失误而对患者造成二次损害。

本书结合肌肉及骨骼解剖图,对不同部位的运动系统解剖进行了介绍,并在此基础上讲解了发生损伤后的症状表现、评定检查方法及应如何进行康复训练。本书分为九章:第一章为运动系统解剖概述,主要介绍关节、肌的构造与功能及运动的生物力学;第二至第九章分别阐述了头颈部、肩部、肘部、腕手部、胸腰骶部、髋部、膝部、踝足部运动系统解剖及康复应用,每部分均从运动系统功能解剖学、常见疾病的解剖学评定及功能康复策略等三个方面作详细介绍。

通过本书的编写,希望能使更多的康复从业者对运动系统解剖有更深入地认识和了解,以便更好地进行评估和治疗,提高康复效率,解除患者痛苦。

编 者

2023 年 12 月

目 录

第一章
运动系统解剖概述

运动系统由骨、骨连结(关节)及骨骼肌构成,骨借助于骨连结相连形成骨骼,构成了人体的支架,赋予人体一定的形态,并起到支持体重、保护内脏的作用。骨骼肌借肌腱附着于骨,在神经系统的支配下产生收缩和舒张运动,带动骨产生运动。在运动过程中,骨提供运动的支架,骨连结为肢体运动的枢纽,骨骼肌收缩时产生运动的动力。

第一节　关节

一、关节的构造

骨与骨之间通过纤维结缔组织、软骨或骨相连,形成骨连结。根据不同的连结方式,骨连结可分为直接连结和间接连结。

（一）直接连结

直接连结是指骨与骨之间通过纤维结缔组织或软骨连结,此类连结较稳定,不活动或只有少许活动。可分为纤维连结、软骨连结及骨性连结。

1.纤维连结　骨与骨之间由富含胶原蛋白的致密结缔组织连结。在人体中,颅骨的骨缝(如矢状缝、冠状缝等)、椎骨棘突间的棘间韧带、前臂的骨间膜、远端胫腓关节(韧带联合)均为纤维连结。

2.软骨连结　骨与骨之间由有延展性的纤维软骨或透明软骨相连结,此类关节一般存在于身体的中线。纤维软骨连结如椎体之间的椎间盘及耻骨联合;透明软骨连结多见于幼年生长发育期,如长骨骨干与骺之间的骺软骨、蝶骨与枕骨的结合,随年龄增长骨化形成骨性结合。

3.骨性结合　骨与骨之间以骨组织相连,多由纤维连结或透明软骨骨化而成。如骶椎椎骨之间的骨性结合及髂骨、耻骨、坐骨之间在髋臼处的骨性结合等。

（二）间接连结

间接连结即关节、骨与骨之间借关节囊相连结,中有间隙,以利于活动,是人体产生的运动的解剖基础。

1. 关节的基本构造　关节由关节面、关节囊、关节腔构成。

(1)关节面:即构成关节的两骨的接触面,一般为一凹一凸,凸面称为关节头、凹面称为关节窝。关节面上覆有一层关节软骨,多为透明软骨。关节软骨使关节接触面变得光滑,运动时可减少摩擦。同时因关节软骨具有弹性,可缓冲震荡和冲击。

(2)关节囊:为附着于关节周围骨面上由纤维结缔组织膜构成的囊,与骨膜融合续连,分为内外2层。外层为纤维层,由致密结缔组织构成,厚而坚韧,富含血管和神经。内层为滑膜层,衬贴于纤维层的内面,由薄而柔润的疏松结缔组织膜构成,其边缘附着于关节软骨的周缘,包裹着除关节软骨、关节唇和关节盘以外的结构。滑膜内富含血管网,可分泌呈弱碱性的滑液。滑液是透明的蛋白样液体,为关节内提供了液态环境,是关节软骨、半月板等新陈代谢的媒介,同时也可以提供关节运动时的润滑作用。

(3)关节腔:系关节面与关节囊围成的密闭腔隙,腔内含有少量滑液,起润滑作用。关节腔内呈负压,可维持或加固关节。

2. 关节的辅助结构　除具备关节面、关节囊、关节腔等基本结构之外,关节为适应其功能还形成了特殊的辅助结构,维持关节稳定或增加其灵活性。

(1)韧带:为致密结缔组织纤维束,多呈扁带状或条索状,连结于相邻的两骨之间,可增加关节稳定性或限制关节的过度运动。

(2)关节内软骨:系关节内不同形态的纤维软骨,有两种形态,即关节盘和关节唇。

关节盘位于构成关节面之间,周边附着于关节囊,将关节腔分为两部分。关节盘多呈圆盘状,周边稍厚,中间略薄。呈半月形者称关节半月板。关节盘使两骨关节面相互适应,增加关节的弹性,减少外力对关节的冲击和震荡。关节盘将关节分成2个腔,可改变关节的运动形式和范围。

关节唇为附着于关节窝周缘的纤维软骨环,可加深关节窝、增大关节面,能加强关节的稳定性,如髋臼唇、肩胛盂唇等。

(3)滑膜襞和滑膜囊:滑膜襞为关节囊的滑膜层向关节腔内突起的皱襞形成,其内若含有脂肪组织则形成滑膜脂垫。在关节运动时,关节腔的形状、容积、压力发生改变时,脂垫可关节腔内的空隙,使相连的关节面更适应和稳固,可缓冲震动和磨损。滑膜襞和滑膜脂垫在关节腔内扩大了滑膜的面积,有利于滑液的分泌和吸收。当滑膜从关节囊纤维膜的薄弱或缺如处膨出如囊状时,则形成滑膜囊,充填于肌腱与骨膜之间,可减少运动时肌腱与骨面之间的摩擦。

二、关节的运动

在骨骼肌的作用下,骨绕关节产生运动,运动的形式和方向取决于运动轴的数量和位置。

(一)运动面与运动轴

关节面的形态及结构决定了关节可能活动的轴,按照人体解剖学姿势位可将人体运动分为3个相互垂直的运动平面和运动轴(图1-1)。

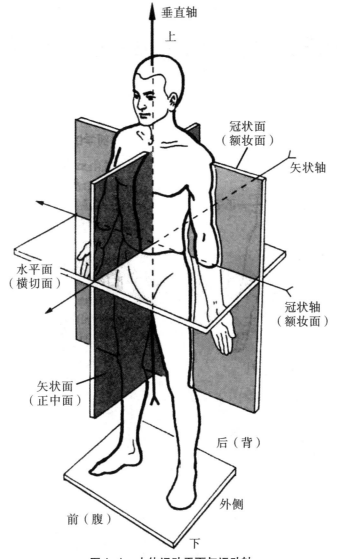

图1-1 人体运动平面与运动轴

人体解剖学姿势位是阐述人体各部位结构位置关系时采用的体位。身体直立,双目平视,两足跟靠拢,足尖向前,上肢下垂,手掌向前。

1.人体的基本运动平面 人体的3个基本运动平面为矢状面、额状面(冠状面)和水平面,3个平面相互垂直。

(1)矢状面:沿身体前后方向,把人体分为左右两部分的切面。若从中线将身体分为左右相等的两部分,则称为正中面。正中面只有一个,矢状面可以有多个。

(2)额状面(或称冠状面):沿身体左右方向,把人体分为前后两部分的切面。

(3)水平面:沿直立的身体所作的与地面平行,把人体分为上下两部分的切面。

2.人体的基本运动轴 与基本运动平面相适应,每两个面相交叉的线即为轴。人体有3个基本运动轴,即矢状轴、额状轴和垂直轴,3个轴相互垂直。

（1）矢状轴：沿前后方向垂直通过额状面，是矢状面与水平面交叉所形成的前后方向的线（轴）。

（2）额状轴：沿左右方向垂直通过矢状面，是额状面与水平面交叉所形成的左右方向的线（轴）。

（3）垂直轴：沿上下方向垂直通过水平面，是矢状面与额状面交叉所形成的上下方向的线（轴）。

（二）关节的分类

关节分类方法较多，如按构成关节的骨数分为单关节、复关节；按关节运动形式可分为单动关节、联动关节；常用的关节分类是按关节运动轴的数量和关节面的形态分为单轴关节、双轴关节和多轴关节（图1-2）。

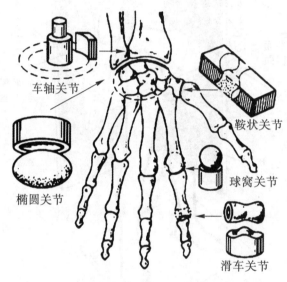

图1-2　关节的类型

1.单轴关节　此类关节只有一个运动轴，只能绕运动轴做一种运动。

（1）屈戌关节（滑车关节）：关节头呈滑车状，关节窝与之相应，只能绕冠状轴做屈伸运动，如肱尺关节、指间关节。

（2）车轴关节：由圆柱状的关节头与凹状面的关节窝构成，可绕垂直轴作旋转运动，如桡尺近端关节。

2.双轴关节　此类关节有两个相互垂直的运动轴，可进行两组运动，也可进行环转运动。

（1）椭圆关节：关节头呈椭圆形凸面，关节窝为与关节头相适应的椭圆形凹面，运动时可绕额状轴做屈伸动作、绕矢状轴做收展动作；还能绕矢状轴、额状轴和中间轴做环转动作，如桡腕关节。

（2）鞍状关节：两骨的关节面均呈马鞍形，做十字形交叉结合，两骨关节面互为关节头与关节窝。运动时可绕矢状轴和额状轴分别做收展和屈伸动作，如拇指腕掌关节。

3.多轴关节　此类关节有两个以上运动轴,可做多方向运动。

（1）球窝关节:关节头为球面的一部分,关节窝为与关节头相适应的凹面,如盂肱关节(肩关节)、髋关节、掌指关节。可绕额状轴做屈伸运动、绕矢状轴做收展运动、绕垂直轴做回旋动作、绕中间轴做环转动作。虽为同一类型关节,但关节结构有所不同,其关节活动亦有较大差别。肩关节头较大,关节窝浅小,与关节头接触面各不到1/3,关节活动范围较大;髋关节窝(髋臼)较深,包绕关节头大部分,运动范围较肩关节小;掌指关节因其侧副韧带较强,旋转运动受限。

（2）平面关节:关节面平坦而光滑,弯曲或弧度很小,仅能做微小的回旋或滑动,如肩锁关节、腕骨间关节。

（三）关节运动

关节运动包括屈伸、收展、旋转、翻转、环转(图1-3)。

1.屈、伸　关节在矢状面、绕额状轴的运动。构成关节的两骨相互靠近,关节间的夹角变小为屈;关节的两骨彼此离开,关节之间的夹角变大为伸。在踝关节,足尖向上,足背向小腿前面靠拢为伸,习惯上称为背屈;足尖下垂为踝关节的屈,习惯上称为跖屈。

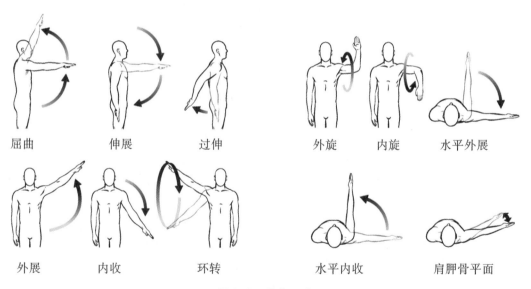

图1-3　关节运动

2.收、展　关节在额状面、绕矢状轴的运动。骨向正中线(如身体中线、手正中线、足正中线)移动为收,反之则为外展。

3.旋转　关节在水平面、绕垂直轴的运动。向身体前方旋转为内旋,向身体后方旋转为外旋,如肩关节和髋关节的内旋和外旋。在上肢,上臂置于体侧、屈肘90°位时,做前臂旋转运动,当前臂旋转使手掌朝下时为旋前,反之,前臂旋转使手掌朝上为旋后。

4.翻转　是踝和足的联合运动。足底转向内侧、足的内侧缘抬起为内翻;足底转向外侧、足的外侧缘抬起为外翻。

5.环转　凡具有2个或2个以上运动轴的关节,均可绕其中间轴做环转运动。运动时环节(骨)的近侧端在原位活动,远侧端则做圆周运动。环转运动实际上是屈、展、伸、收依次组合的连续动作。

（四）关节的生理运动和附属运动

在康复治疗技术中,关节松动技术经常利用关节的生理运动和附属运动作为基本操作手法。

1. 生理运动　指关节在生理活动允许的范围内完成的运动。如髋关节的屈、伸、内收、外展、内旋、外旋等。生理运动可以由患者主动完成,也可由治疗者被动完成,在关节松动技术中,生理运动即是由治疗者完成的被动运动。

2. 附属运动　指关节在自身及其周围组织允许范围内完成的运动,是维持关节正常活动不可缺少的一种运动。这些运动发生在生理范围之外、解剖范围之内,一般不能自主完成,需要他人或健侧肢体的帮助才能完成,如掌指关节的轴向分离。常见的附属运动有转动、滑动、旋转、分离和牵引等。

3. 生理运动与附属运动的关系　当关节因疼痛、僵硬而限制了活动时,其生理运动和附属运动都有可能受到影响。若生理运动恢复后,关节仍有疼痛或僵硬,则关节的附属运动可能尚未完全恢复正常。治疗时通常在改善关节的生理运动之前,先改善关节的附属运动,而关节附属运动的改善,又可以促进关节生理运动的改善。

第二节　肌

根据结构和功能不同,肌可分为骨骼肌、心肌和平滑肌3种。

心肌由心肌纤维组成,是心壁的主要组成部分,受内脏神经支配,收缩有节律性,不易疲劳。

平滑肌主要分布于内脏的中空性器官及血管壁,受内脏神经支配,收缩缓慢而持久,有较大的伸展性。心肌与平滑肌不直接受人的意志支配,属于不随意肌。

骨骼肌是运动系统的动力部分,主要存在于躯干和四肢,多数附着于骨骼,受躯体神经支配,收缩迅速而有力,因其收缩受人的意识控制,又称随意肌。骨骼肌有600多块,约占体重的40%,在人体内分布极为广泛。每块骨骼肌都具有一定的位置、形态、结构和辅助装置,并有丰富的血管、淋巴管和神经分布,执行一定的功能。

一、肌的形态与构造

1. 肌的形态　根据骨骼肌的外形,可分为长肌、短肌、扁肌和轮匝肌。

(1)长肌:呈长梭形或带状,多分布在四肢,收缩时引起大幅度的运动。

(2)短肌:短小,多分布在躯干深部,收缩时运动幅度较小。

(3)扁肌:扁薄宽阔又称阔肌,分布于躯干的浅层,收缩时引起躯干的运动,并对内脏器官有保护和支持的作用。

（4）轮匝肌：呈环形,位于孔、裂的周围,收缩时关闭孔、裂。

2.肌的构造　每块骨骼肌均由肌腹和肌腱构成。肌腹位于肌的中部,主要由骨骼肌纤维构成,色红而柔软,具有收缩和舒张能力。肌腱位于肌的两端,主要由致密结缔组织构成,色白而坚韧,无收缩能力。肌腹借肌腱附着于骨骼。长肌的肌腱呈条索状称腱索;阔肌的肌腱薄而宽阔呈膜状又称腱膜。

二、肌的起止、配置

（一）肌的起止

骨骼肌两端通常分别附于两块或两块以上的骨,中间跨过一个或多个关节。跨过一个关节的肌称为单关节肌,跨越两个关节的肌称为双关节肌,跨越两个以上关节的肌称为多关节肌。肌收缩时,可牵引附着的骨骼产生运动。

1.起点和止点　肌收缩时引起骨杠杆运动,关节在运动时,通常一骨相对固定,另一骨移动。肌在固定骨上的附着点,称为起点或定点;在移动骨上的附着点,称为止点或动点。一般把靠近身体正中面或肢体近侧端的附着点称为起点,远离身体正中面或肢体近侧端的附着点为止点。肌在骨上的定点、动点在一定条件下可以互相转换。

2.近固定、远固定和无固定　当肌收缩时以近侧端为定点称为近固定,如肩固定时,肱肌收缩可引起前臂向上臂的运动,如持哑铃屈前臂;当肌收缩时以远侧端为定点则称为远固定,如双手握单杠悬吊时,肱肌收缩可引起上臂向前臂靠近（引体向上）。若肌工作时,其两端附着点均不固定则称为无固定。如挺身式跳远的腾空阶段,此时躯干与下肢产生相向运动,即是由腹肌、腰大肌在无固定的条件下完成的。

（二）肌的配置

骨骼肌多位于关节周围,其配置方式与关节的运动轴有关,一般来说,一个运动轴会有一对作用相反的肌或肌群配置在关节的两侧。分布在关节两侧,收缩时相互对抗的肌或肌群称为拮抗肌;位于关节同侧,作用相同的两块或多块肌,称为协同肌。因不同关节运动轴数目不同,其周围配置的肌组数量也不相同。单轴关节通常配备两组肌、双轴关节周围通常有四组肌、三轴关节周围配备有六组肌,如肩关节等除有屈、伸、内收和外展肌组外,还有旋内和旋外两组肌。

这些肌在神经系统支配下,彼此协调,互相配合,共同完成关节各种运动。若一块肌跨越两个以上关节,则收缩时可产生两个以上的动作,如肱二头肌跨过肩关节和肘关节的前方,故既能屈肘关节,又能屈肩关节。

三、肌的辅助结构

肌的辅助结构主要包括筋膜、滑膜囊、腱鞘和籽骨。

（一）筋膜

筋膜分浅筋膜和深筋膜2种。

1.浅筋膜　位于皮下,又称皮下筋膜、皮下组织、皮下脂肪,由疏松结缔组织构成。

浅筋膜具有保护深部组织和维持体温等作用。

2. 深筋膜 位于浅筋膜的深面,又称固有筋膜,由致密结缔组织构成,包绕体壁和四肢的肌、血管和神经等,可随肌的分层而分层。在四肢部位,深筋膜形成肌间隔,并附着于骨,将功能、发育过程和神经支配不同的肌群分隔开来。肌间隔与包被肌群的深筋膜构成筋膜鞘,可使肌群可单独进行活动。在腕部和踝部,深筋膜增厚形成支持带,对经过其深部的肌腱有支持和约束作用。在病理情况下,深筋膜可潴留脓液、限制炎症扩散,临床上可根据深筋膜的层次和分布推测积液的蔓延方向。

(二)滑膜囊

滑膜囊是密闭的结缔组织囊,内含滑液,多位于肌、肌腱与骨面之间,可减少运动时的摩擦。若在关节附近的滑膜囊与关节腔相通,滑膜囊炎症时可影响关节运动功能,如髌上滑囊炎时疼痛可影响膝关节运动。

(三)腱鞘

腱鞘为套在长肌腱周围的鞘管。多见于手、足关节附近的一些长肌腱。腱鞘可分纤维层和滑膜层2部分。滑膜层是由滑膜构成的双层圆筒形鞘,其内层包在肌腱表面,称为脏层;外层紧贴在纤维层的内面和骨面,称为壁层。脏、壁两层相互移行,形成腔隙,内含少量滑液,使肌腱能在鞘内自由滑动。腱鞘可约束肌腱及减少肌腱在运动时的摩擦。

若关节长期反复进行某一类似动作(如手指点击鼠标),肌腱与腱鞘长期摩擦,即可发生肌腱和腱鞘的损伤性炎症,引起肿胀,产生疼痛并影响肌腱的滑动,称为腱鞘炎。

(四)籽骨

籽骨是发生在某些肌腱内的扁圆形小骨,髌骨是人体最大的籽骨。在运动中,籽骨可减少肌腱与骨面的摩擦并改变骨骼肌的牵引方向。

第三节 运动的生物力学

运动学是理论力学的一个分支,是从几何的角度(指不涉及物体本身的物理性质和加在物体上的力)来研究物体的运动的一门学科,是多门学科之间相互交叉与渗透的科学。运动学知识在康复医学中用于分析运动功能障碍的原因、探讨康复机制、指导康复治疗。

运动学,主要指人体的功能解剖学、生物力学和部分运动生物力学的内容。功能解剖学主要研究运动器官的结构如何适应其生理功能;生物力学主要采用力学原理分析骨骼、肌、关节运动中的力学现象,分析人体在静态和动态时,力在各部位所起的作用;运动生物力学,主要运用力学和生物学的基本理论和方法,研究运动中人体的生物和力学的规律,为进行运动治疗制定合理的训练方法和适当的手法等提供依据。

研究人体运动是以牛顿力学理论为基础。在运动生物力学中,把人体简化为质点、质点系、刚体和多刚体系等力学模型。在研究人体运动学时,要尽可能地考虑人的生命特征,才能正确对待研究人体的运动。

正常的人体运动功能的维持,需要骨骼肌肉系统、心肺血管系统和神经系统的共同协作。骨骼与肌等运动系统是运动的基础;心肺血管系统提供运动的能量,决定运动功能的容量;神经系统是运动的控制系统。当上述三大系统发生疾病(多属于康复医学的常见疾病)而影响其正常功能时,人体的运动功能及相关功能就会发生障碍。

康复治疗的对象是损伤和疾病所导致的功能障碍,尤其是运动功能的损害。在治疗手段上,康复治疗以物理治疗(运动治疗、物理因子治疗)、作业治疗、言语治疗、假肢矫形器装配等为主,运用药物和手术比较少。其中,运动治疗作为物理治疗的中心,是最为主要的治疗手段之一。治疗时需要根据患者的具体情况,制定科学合理的康复治疗方案进行康复。

通过对人体结构和功能的力学研究和运动动作的生物力学分析,可以熟悉掌握运动器官的结构与功能相一致的关系,有助于深入地理解运动障碍的实质,掌握各项运动治疗的适应证、禁忌证、技巧和手法,制定运动治疗方案,选择恰当的训练手段,准确地实施运动治疗,省力又安全高效地进行训练。同时,通过研究不同的运动对于人体不同部位施加的力量负荷的特点,可以采取预防性措施防止治疗时给患者造成误用综合征,也可以防止治疗师本人治疗时用力过度/不当导致自身损伤的发生,还有益于外伤后康复训练的适宜方法、强度、持续时间和间隔时间的选择。

运动学知识是骨关节疾病的正确诊断与康复治疗的基础,也是恢复患者运动功能的假肢、支具等的力学性质设计和正确使用的重要基础。作为康复治疗师,只有熟练掌握人体运动学各个领域的知识,正确认识人体运动器官各部分的解剖特点和力学特性,才能更好地掌握各种康复临床治疗的理论和技能。

一、人体运动中的力

力是一个物体对另一物体的作用,是使物体产生形变或线运动状态改变的原因。如果把人体看作一个力学系统,则人体受力可分为内力、外力。

(一)内力

人体内部各组织器官的相互作用力,称为内力。

1.肌拉力 通过其在骨骼上的附着点,可以维持人体姿势,引起人体内部各部分、各环节间的相对运动,是人体内力中最重要的主动力。

2.各组织器官间的被动阻力 当一肢体做屈曲或伸展运动时,其相反方向的组织受到牵拉,由于组织内存在各种张力或黏滞力,可以产生对抗牵拉的阻力,尤其是拮抗肌的张力,此时必须做相应松弛,以保证运动的完成;这些阻力的存在,又使得松弛有一定限度,保证了主要运动方向运动的适时和适度。

3.各内脏器官的摩擦力 例如胃肠蠕动时肠袢间的摩擦力,心脏搏动时与肺、纵隔和胸廓间的摩擦力等。

4.内脏器官和固定装置间的阻力 如胃肠蠕动与腹膜、肠系膜、大血管间的阻力,食管的蠕动与纵隔间的阻力等。

还有血液、淋巴液在管道内流动时产生的流体阻力,在分流时产生的湍流等。

(二)外力

外界作用于人体的力称为外力。各种外力经常被用来作为运动训练的负荷,这种负荷要求肢体运动的方向和力量与之相适应,从而选择投入工作的肌群及其收缩强度,这是肌力训练的方法学基础。

1. 重力 重力是地球对人体或物体的引力,是人体保持直立姿势及活动时必须克服的负荷。人体重力的作用方向向下,大小与人体及负荷的质量相等。

作用于人体运动器官各节段重力占体重的百分比为:头部7%,躯干43%,单侧大腿12%,小腿5%,足2%,上臂3%,前臂2%,手1%。当人体携带必要的重物或在运动中使用沙袋、哑铃、重锤等时,这些物体同样受重力的影响并叠加于人体。

2. 弹力 弹力产生在直接接触并且产生形变的物体之间,如拍球时球与地面接触并产生形变,产生将球弹起的力。弹力的大小与物体的弹性系数和形变量有关,弹性系数及形变量越大,其产生的弹力也越大,如康复训练中使用的弹力带。

3. 摩擦力 指人体或肢体在地面或器械上滑动或有运动趋势时产生的力,可分为滑动摩擦力、滚动摩擦力和静摩擦力。其大小因人体或肢体重量及地面或器械表面质地而异,方向与运动方向相反。

4. 支撑反作用力 当人体对支撑点施加作用力时,支撑点对人体的反作用力叫支撑反作用力。当人体静止不动时,所受的支撑反作用力为静力性支撑反作用力,其大小与人体体重相同,方向相反;人体在运动过程中,如行走时足落于地面上时足所受的支撑反作用力即为动力性支撑反作用力。动力性支撑反作用力会不断变化,并大于人体体重,例如加速起蹲。

5. 流体作用力 人体在流体(如空气和水)中运动时,流体对人体的作用即为流体作用力。其大小与流体密度、运动速度和人体的正面面积成正比。在水中运动的阻力比在空气中运动受到的阻力要大,但是因为水的浮力作用,故人体在水中运动比较省力。对于肌力减退或关节疼痛的患者,可以采用水中运动的方法,借助水的阻力和浮力进行康复训练。

二、运动生物力学基础

(一)骨的生物力学

1. 骨组织结构与功能

(1)骨的组织结构:骨是由骨膜、骨质、骨髓以及血管、神经等组成,其中,骨质是骨的主要组成部分。骨膜由结缔组织构成,分为骨外膜和骨内膜。骨外膜覆盖在骨的表面,内含丰富的血管、神经和成骨细胞,其与骨的营养、再生和感觉有关。骨内膜衬于骨髓腔的内面,也含有成骨细胞和破骨细胞,具有造血和破骨功能。骨质有骨密质和骨松质2种,前者质地坚硬致密,分布于骨的表层;后者呈海绵状,由许多片状的骨小梁交织而成,分布于骨的内部。骨髓存在于骨髓腔和骨松质的空隙内,分为红骨髓和黄骨髓,红骨髓有造血功能。

（2）骨的功能：骨是运动系统的组成部分，具有支持、保护及杠杆功能。

1）支持功能：骨是全身最坚硬的组织，通过骨连接构成一个有机的整体，使肢体保持一定的形状和姿势，对机体起着支撑作用，并承受身体自身的重量及附加的重量，如脊柱、四肢。

2）保护功能：骨按一定的方式互相连接围成体腔或腔隙，以容纳和保护某些器官组织。如颅腔容纳并保护脑、椎管容纳并保护脊髓、胸廓容纳并保护心肺及大血管等。

3）杠杆功能：运动系统的各种机械运动都是在神经系统的支配下，通过骨骼肌的收缩、牵拉骨围绕关节产生的。骨在各种运动中发挥着杠杆功能和承重作用。

此外，骨骼形成的某些结构能维持血管的正常形态和避免神经受压，如足部骨形成的足弓的拱形结构能避免足底的血管和神经受压。

2.骨的载荷与变形

（1）骨的载荷：载荷即外力，是一物体对另一物体的作用。人在日常生活中和进行劳动、体育运动的过程中，身体各个部位受力的形式是多种多样的，例如站立时股骨、胫骨、腓骨等均要受压；手提重物时肱骨、尺骨、桡骨等均受拉；身体前屈后仰重心改变时椎骨、腿部骨骼等都会受到弯曲作用；骨折往往是受到外来剪力所致。归纳起来骨所受的载荷形式主要有拉伸、压缩、弯曲、剪切和扭转 5 种，而实际生活中活体骨很少只受单一载荷作用。由于骨骼本身不规则的几何结构以及活动形式的变化，所以同一骨上同时要受多种载荷作用，称之为复合载荷。

1）拉伸载荷：拉伸载荷下，由骨的两端向外施加大小相等、方向相反的载荷，而在骨内部产生拉应力和拉应变(图1-4)，如提起重物时上肢骨被拉伸。最大拉应力发生在与施加载荷垂直的平面上。在拉伸载荷下，结构变长变窄。在拉伸载荷下骨组织的断裂机制主要是黏合线失去衔接以及骨单元相互拉开。临床上，由拉伸载荷引起的骨折多见于松质骨，例如腓骨短肌止点附着于第五跖骨基底的撕脱骨折和跟腱止点的跟骨骨折(图1-5)。

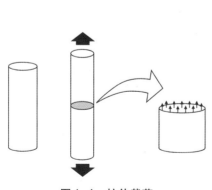

图1-4　拉伸载荷

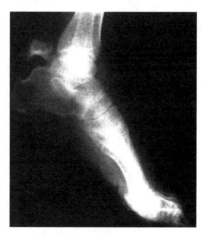

图1-5　跟骨撕脱性骨折

2）压缩载荷：压缩载荷下，向着骨表面施加大小相等和方向相对的载荷（图1-6），而在骨内部产生压应力和压应变，如举重时上下肢及脊柱受到的力。最大压应力发生在与载荷垂直的平面上。压缩载荷下，结构变宽变短。在压缩负荷下骨单元斜向开裂，导致的骨折常见于脊椎。

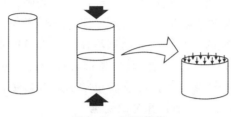

图1-6　压缩载荷

3）剪切载荷：剪切载荷下，平行于骨表面施加大小相等、方向相反且相距很近的载荷，在骨内部产生剪应力和剪应变（图1-7、1-8、1-9）。骨受剪切载荷时，其内部发生角变形（如由直角变成钝角或锐角）。剪切骨折常见于松质骨，例如股骨髁和胫骨平台骨折。

在压缩、拉伸和剪切载荷下，个人成熟皮质骨的极限应力是不同的。皮质骨在压缩下承受的应力大于拉伸，拉伸下能承受的应力大于剪切。

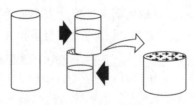

图1-7　剪切载荷

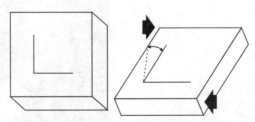

左：载荷前；右：当物体受剪切力时，结构体内部平面上的直角边会改变方向，直角变成钝角或锐角。

图1-8　角变形

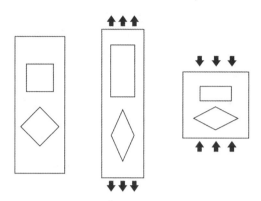

图1-9　物体在拉伸和压缩状态下发生了成角形变,即剪切应变

4)弯曲载荷:弯曲载荷是使骨沿其轴线发生弯曲形变的载荷,如脊柱前屈或后伸时脊柱的弯曲即为弯曲载荷(图1-10)。骨弯曲时受拉伸和压缩的联合作用。骨在弯曲下承载时,骨的一侧产生拉应力和拉应变,另一侧则产生压应力和压应变,而在骨的中轴上则没有应力和应变。应力值与距中轴的距离成正比。距中轴越远,应力值越高,故拉应力和压应力并不相等。

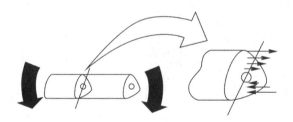

图1-10　物体受到弯曲应力时,应力在骨的横切面沿中性轴分布

拉伸应力作用于上侧,压缩应力作用于下侧。应力在骨周边较高,而在中性轴最低,由于骨的几何形状不对称,故受到的压缩应力与拉伸应力不相等。

常见的弯曲有2种类型:三点弯曲(由3个力引起的弯曲)和四点弯曲(由4个力引起的弯曲)(图1-11)。由这两种弯曲引起的骨折较为常见。典型的三点弯曲骨折是滑雪时发生的靴顶骨折(图1-12)。当滑雪者向前跌倒时,小腿抵住滑雪靴的顶部,形成一个力矩施加于胫骨上部,此时固定的足和雪橇产生一个相等力矩。当胫骨上部向前弯曲时,骨的后侧受拉应力和拉应变作用,骨的前侧受压应力和压应变作用。在这些力的作用下,骨折的部分取决于骨的成熟程度。成熟骨的拉伸强度低于压缩,故骨折先从拉伸一侧开始;而不成熟的骨将在压缩下先受损,故在压缩一侧形成屈曲骨折。当两个力偶(两个大小相等、方向相反的平行力作用在结构上时即称为力偶)作用在结构上产生两个相等力矩时,发生四点弯曲。在两个力偶之间的整个区域内,弯曲力矩相等,结构将在最薄弱之处发生损坏。如股骨骨折患者在功能恢复期间,如对膝关节强直做不适当的手法治疗,在膝后关节囊和胫骨形成一个力偶,股骨头和髋关节囊形成另一力偶,产生弯曲力矩。在弯曲力矩作用于股骨上时,在原先骨折位置再次发生骨折(图1-13)。

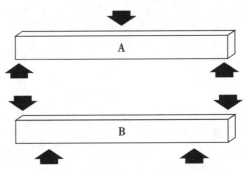

图 1-11 弯曲(A 为三点弯曲、B 为四点弯曲)

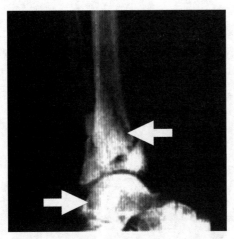

图 1-12 X 线侧位像示三点弯曲应力造成的"靴顶"骨折

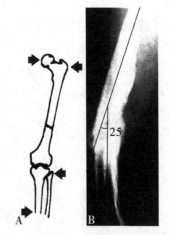

A. 在骨折康复期对僵硬膝进行推拿治疗,四点弯曲导致股骨在最薄弱处发生骨折,即股骨原发骨折部位发生骨折;
B. 股骨骨折侧位平片。

图 1-13 四点弯曲导致的骨折

5)扭转载荷:当一载荷施加在骨上,能使其绕一轴扭动时,即发生扭转(图 1-14)。骨在扭转下受载时,剪应力分布在整个骨上。剪应力值与距中性轴的距离成正比,距中性轴越远剪应力值越高。最典型的扭转骨折是在进行投掷运动(如掷铅球)时所发生的肱骨骨折,此时的骨折线呈螺旋形。

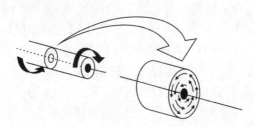

图 1-14 结构受扭转负载的横断面图

6)联合载荷:骨的几何结构是不规则的,并且骨经常受到多个不确定的载荷作用。在活体骨组织中很少出现单一形式的载荷。如人正常行走时,足跟着地时为压应力,支撑阶段为拉应力,足离地时为压应力。在步态周期的后部分出现较高的剪应力,表示存在显著的扭转载荷,提示在支撑时相和足趾离地时向胫骨外旋。

(2)骨的变形:任何物体在外力作用下其尺寸和形状都会发生改变。骨骼在承受各种不同载荷时同样也会发生不同程度的变形,如腰脊柱前凸就是受力变形的典型例子。根据骨骼受载形式及受载后的变形形式,可将其变形分为拉伸、压缩、剪切、弯曲和扭转等五种基本变形(图1-15)。

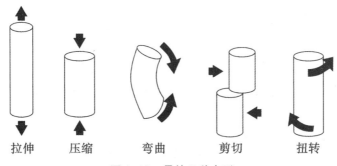

拉伸　　压缩　　弯曲　　剪切　　扭转

图1-15　骨的5种变形

在中度负荷下,负荷骨会出现变形,当负荷去除后,骨就会恢复原有形状和结构。如果骨骼系统遭受严重创伤,超过其承受能力时,就会引起严重的变形,并可能导致骨断裂。决定骨断裂抵抗力和变形特征的主要因素是骨所承受力的大小、力的方向和力的作用点及组成骨组织的材料特性等。

骨所承受的力越大,骨的变形就越严重,就越容易引起骨的断裂。大骨抵抗力的能力优于小骨。骨的几何结构对抵抗特殊方向的力具有一定的特殊性。在决定骨的变形和断裂特性中,组成骨组织的物质特性也很重要。如骨松质与正常骨有同样的几何学结构,但在相同的负荷情况下,骨松质会发生较大的变形,即使在较小的力作用下,也会发生骨断裂,这与骨松质的结构特性有关。

(3)肌活动对骨应力分布的影响　骨在体内受载时,止于骨上的肌收缩可以影响骨的应力分布。肌收缩时所产生的压应力,可减少或消除骨上的拉应力,使拉应力全部或部分抵消。从承受三点弯曲的胫骨可以说明这种肌肉收缩的效应。如滑雪者向前跌倒时,胫骨受到一弯曲力矩的影响,在胫骨后侧受高拉应力、前侧受高压应力。此时小腿三头肌收缩,在后侧产生高压应力,可以抵消一部分高拉应力,使胫骨免于发生拉伸骨折。但肌收缩将在胫骨前面形成更高的压应力。一般成熟骨能承受这种应力,但不成熟骨可以出现压缩骨折。肌收缩可在髋关节上产生相似的效应,走路时,弯曲力矩施加在股骨颈上,拉应力发生在上部骨皮质。臀中肌收缩产生的压应力抵消了拉应力,导致骨皮质上部既无压应力又无拉应力,故肌收缩使得股骨颈能承受更高负荷(图1-16)。

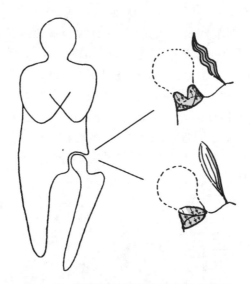

图1-16　股骨颈承受弯曲时的应力分布

3.骨的基本生物力学特征

（1）强度和刚度：骨的有机成分组成网状结构，使骨具有弹性和抗张能力；骨的无机物填充在有机物的网状结构中，使骨具有坚固性和抗压能力，能承受各种形式的应力。随着年龄的变化，有机物和无机物的比例也随之改变。成年人骨中有机物约占1/3、无机物约占2/3，使得成年人的骨较坚硬，并具有较好的韧性。儿童、青少年骨中有机物较多，可达1/2，使骨的弹性较大，但硬度不足，可塑性变大，但易发生畸形。老年人骨中无机物增多，使骨的弹性下降，硬度增加，故骨质脆性变大，易发生骨折。

强度是人体承受负荷时抵抗破坏的能力，用极限应力表示。刚度是人体在受载时抵抗变形的能力。

骨的强度和刚度是骨的重要力学性能，在做载荷检验时能够很好了解骨组织的这些性能。在一定方向给结构一定载荷，测出结构的变形，并将其画在增加载荷变形曲线上，结构的强度和刚度即可确定。图1-17表示某一塑性材料假定的加载荷的变形曲线。当在材料的弹性区（A-B）内加载，并随之卸负时，结构就会恢复原来形状，即不产生永久变形；若继续加载，材料的最外层纤维就开始在某些点"屈服"。若继续加载，超过此屈服点（B），则进入该曲线的非弹性区（B-C，结构体塑形区），将出现永久变形。若组织负载到达塑性区D点后取消载荷，A和D之间的距离就代表结构体发生的永久性形变量。若在非弹性区再继续加载，则可以达到结构的极限断裂点（C）。加载荷后的变形曲线可以给出决定结构强度的3个参数：①结构断裂前所能承受的载荷；②断裂前所能承受的变形；③断裂前所储存的能量。在曲线上，由载荷和变形显示的强度，用极限断裂点表示；由能量储存显示的强度，用整个曲线下面积大小来表示；结构的刚度用弹性区的曲线斜率来表示。

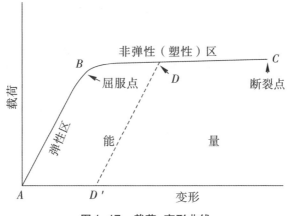

图1-17 载荷-变形曲线

在标准情况下进行试验,可以确定单位面积所加载荷大小和以原长来表示的变形量,从而可以绘出一条曲线,称为应力应变曲线。

应力是指物体由于外因(受力、湿度、温度场变化等)而变形时,在物体内各部分之间产生相互作用的内力,以抵抗这种外因的作用,并力图使物体从变形后的位置回复到变形前的位置。在所考察的截面某一点单位面积上的内力称为应力。同截面垂直的称为正应力或法向应力,同截面相切的称为剪应力或切应力。应力会随着外力的增加而增长,对于某一种材料,应力的增长是有限度的,超过这一限度,材料就要破坏。对某种材料来说,应力可能达到的这个限度称为该种材料的极限应力。故应力是结构内某一平面上响应外部施加的载荷而产生的单位面积的负荷,以单位面积所受的力来表示。表示骨试样应力测量的3个最常用单位是N/cm^2、N/m^2(Pa)、MN/m^2(MPa)。

应变是指机械零件和构件等物体内任一点(单元体)因外力作用引起的形状和尺寸的相对改变。故应变是结构在载荷下某一点上发生的变形。与点的正应力和切应力相对应,应变分为线应变和剪(角)应变。线应变导致结构长度改变,是与以结构原长相除后的变形量(伸长或缩短),以百分比表示;剪应变导致结构体角关系的改变,是某一结构在承受载荷下所发生的角改变,以弧度(rad)表示(1弧度约等于57.3°)。

(2)各向异性:骨的结构为中间多孔介质的夹层结构复合材料,这种材料称为各向异性体,其特点就是不同方向的力学性质不同(各向异性),即其力学性能具有较强的对成分和结构的依赖性。

骨松质的各向异性性质明显大于骨密质。实验表明,在骨松质的负重部位,各向异性性质明显大于非负重部位,主要存在于股骨近端、胫骨远端和髌骨等部位,以椎骨的骨松质各向异性最为显著。椎骨骨松质由较厚的垂直骨小梁和连结垂直骨小梁之间的水平骨小梁构成,椎体力学性质取决于垂直骨小梁的厚度和骨小梁间距。由于骨改建的结果,骨松质各向异性性质随年龄而增加。女性由于水平骨小梁数量下降,导致其椎体的力学性质急剧下降。

(3)均匀强度分布:骨在人体中起到承重和杠杆的作用,因此,骨具有强度大、重量轻的特点。另外,骨对纵向压缩的抵抗强,说明在压力情况下不易损坏,在张力情况下易损坏,这是因为骨小梁的排列是与骨轴平行的。

　　骨的内部组织情况也显示骨有一个合理的承力结构。根据对骨骼综合受力情况的分析,凡是骨骼中应力大的区域,也正好配上了其强度高的区域。如人下肢骨的应力分布曲线,骨小梁的排列与此十分相近,可见骨能以较大密度和较高强度的材料配置在高应力区,说明虽然骨的外形很不规则,内部材料分布又很不均匀,但却是一个理想的等强度结构。骨小梁在长骨的两端分布比较密集,其优点有:一是当长骨承受压力时,骨小梁可以在提供足够强度的条件下使用比骨密质较少的材料;二是由于骨小梁相当柔软,当牵涉大作用力时,骨小梁能够吸收较多的能量,例如步行、跑步及跳跃情况下。

　　4.骨折的生物力学　　骨的完整性或连续性中断时称为骨折,从生物力学观点来看,骨折是由于应力和功能分布不均匀所引起的。当骨骼遭受严重创伤时,骨受到很大应力,当应力超过骨的承受极限时,就会发生骨折。此外,当骨承受反复负荷(如长时间的行军、锻炼)后也可发生微损伤,如果这种损伤不断积累,超过机体的修复能力,就会产生疲劳骨折或应力性骨折。

　　由于载荷不同,所导致的不同类型骨折的生物力学原理各异。

　　(1)拉伸载荷所致的骨折:拉伸载荷在骨内部产生拉应力和拉应变,最大拉应力出现在垂直于施加载荷的平面上。骨的微观结构对于骨断裂的不可逆变化具有重要的作用,研究表明,微裂纹是骨密质受力变形中主要的能力耗散形式,众多实验证明,在缓慢加载期间,由于骨单位被从骨组织中连续拔出,而使骨的抗拉能力逐渐下降,损伤逐渐增加。临床上拉伸载荷引起的骨折主要见于肌腱附着点或松质骨,如因股四头肌强力收缩所致的髌骨横断骨折。

　　(2)压缩载荷所致的骨折:压缩载荷在骨内部产生压应力和压应变。最大压力出现在与载荷相垂直的平面上。在压缩载荷的作用下,骨缩短变粗,其破坏机理是骨单位和骨小梁斜行断裂或微观失稳。临床上这类载荷引起的骨折主要见于松质骨,例如不能控制的大幅度坠落所致的胸椎或腰椎压缩骨折。

　　(3)剪切载荷所致的骨折:骨受到大小相等、方向相反而又相距很近的一对力的作用,就会产生剪切变形,在剪切面上则产生剪切应力和剪应变。例如在拳击等运动中,运动员的胸部或腰部可能由于受水平暴力冲撞而产生的剪切应力而导致骨折。临床上因剪切载荷导致的骨折常见于松质骨,如股骨颈骨折。

　　(4)弯曲载荷所致的骨折:骨受力发生弯曲变形时,骨的凸侧受拉,凹侧受压,中性轴上没有应力和应变。应力的大小与距股中性轴的距离成正比,最大拉应力位于骨的凸侧的最外表面。由于骨骼的不对称性,最大拉应力与最大压应力可以不相等。任何偏心载荷都会引起弯曲变形,由于骨的抗拉强度低于抗压强度,拉应力较压变力对骨具有更大的破坏性,因此通常由弯曲引起的骨折时拉应力所致。临床上这一机理发生的骨折多见于长骨,如直接暴力引起的胫骨骨干上段横行骨折。

　　(5)扭转载荷所致的骨折:载荷作用于骨使其沿轴线产生扭曲,称为扭转。骨受扭转时,应力大小与距中性轴的距离成正比,最大剪应力作用于与骨中性轴平行和垂直的平面,同时,最大拉应力和压应力作用于中性轴的对角线平面内。临床上,长骨的骨干首先受到剪切应力作用产生一平行于骨中性轴的裂纹,随后裂纹沿最大拉应力平面扩展,故骨折形状为螺旋形。

（6）复合载荷所致的骨折：在体骨中很少只受到一种载荷作用，在体骨骨折承受的载荷是复杂的，主要原因是骨骼的几何形状不规则，且始终受到多种变化的载荷作用。在骨折的成因中主要表现为压缩与弯曲、压缩与扭转及弯曲3种类型。

（7）疲劳骨折：疲劳性骨折是指骨长期承受反复负荷（如长时间行军、运动锻炼）后发生微损伤而逐渐形成的骨折。疲劳骨折的产生不仅与载荷的大小和循环次数有关，而且与载荷的频率有关。因为骨具有一定的修复重建功能（功能适应性），所以只有当疲劳断裂过程超过骨重建过程时疲劳骨折才会发生。肌疲劳可以看作是下肢疲劳的一个重要原因（图1-18）。一般情况下，持续性的运动或活动先是引起肌疲劳，当肌疲劳后，肌收缩能力降低，从而改变了骨的应力分布，使高载荷出现，随着循环次数的增加，可导致疲劳骨折。骨折既可能出现在受拉侧，也可能出现在受压侧，或者两侧都出现。拉力侧骨折产生横向裂缝，且很快扩展为完全骨折；压力侧骨折发生比较缓慢，骨的重建过程不太容易被疲劳过程超过，而且可能不扩展为完全骨折。

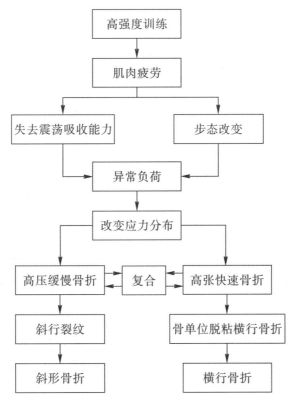

图1-18 肌疲劳引起下肢疲劳性骨折的机制

（二）关节的生物力学

关节是人体运动的枢纽，骨杠杆活动的支点，其基本功能是传递力和保证人体各部分间的灵活运动。关节结构极其复杂，主要包括关节面、关节软骨、关节腔和关节囊。因此，研究关节结构及机能的生物力学特性对于康复治疗具有重要的意义。

1. 关节的灵活性和稳固性

关节的灵活性和稳固性是关节的两个重要特征,两者之间又是相互矛盾的。一般来说,灵活性好则稳定性差,稳固性好则灵活性差。各个关节的灵活性与稳固性主要受其本身结构和关节以外结构的制约。主要的影响因素有:①关节面积的弧度差。构成关节的两个关节面积弧度之差称为弧度差,弧度差越大,则关节的灵活性就越大,如肩关节;反之,灵活性就小,如髋关节。②关节囊的厚薄和松紧度。关节囊薄而松弛,则关节灵活性就大;反之,则灵活性就差。③关节韧带的多少与强弱。关节韧带多而强,则关节稳固性就好,但运动幅度就小;反之,关节的灵活性就大。④关节周围肌的伸展性和弹性。肌的伸展性和弹性越大,则关节越灵活,肌收缩力强,则关节稳固。因此,发展肌的伸展性和收缩力,对提高关节的灵活性和稳固性有重要意义。⑤关节周围的骨结构。关节周围的骨性突起,常阻碍关节的运动幅度,如桡骨茎突。突起越大,则灵活性就越小。⑥其他因素。如年龄、性别等因素,对关节的灵活性也有一定的影响。

2. 关节的生物力学特性

(1)关节静力学:关节在静止状态下的受力分析,一般是采用关节静力分析法,即根据杠杆平衡条件估算关节受力和关节肌力矩。因此对同一关节来说,不同的关节位置、负重大小就会有不同的关节反作用力和关节肌力矩。

由于关节的灵活性和稳固性不仅与其自身的结构有关,而且与关节周围的肌和韧带的作用有关,因此,在分析关节运动和受力状况时往往不能忽略这些结构对关节的作用。很多情况下,主要肌群的肌力对关节反作用力大小的影响远远大于重力所产生的地面反作用力的影响。例如:双足站立时,人体的重力作用线从耻骨联合后面通过,单侧股骨头上的关节反作用力是除去下肢后剩下部分的重力的1/2,即约为全部重力的1/3。而单足站立时,髋关节以上的身体重力作用线在3个基本平面上均发生了位移,在关节周围产生了力矩,从而使关节作用力增加。根据英曼(Inman)的计算,单足站立时股骨头所受到的关节反作用力是身体重力的2.4倍。

(2)关节运动学:关节是人体运动的枢纽,一般来说,关节的两个运动学特征比较受到重视,即关节的运动幅度和达到这个运动幅度的方式(随意和被动运动范围)。从运动生物力学分析的角度,有2点需要注意:①关节的顺序。即关节的位置与动作的顺序有关。如从解剖姿势使手掌掌心运动到向身体外侧可以有2种方式,一是解剖姿势开始两臂绕肩关节前屈,然后水平外展,然后内收;二是直接从解剖姿势绕肩关节旋外。②关节瞬时中心的位置。由于人体关节面不都是标准的球体和球窝形,要准确分析关节的运动和受力情况,关节瞬时中心的位置就必须要有准确的数据。当一关节连接的一个关节绕另一个关节转动时,在每一瞬时有一个不动的点,即速度为零的点,这一点称为瞬时旋转中心,简称关节瞬时中心。利用关节瞬时中心可以描述相邻两个关节在同一平面上的相对活动和接触点的位移方向。从瞬时中心的异常可揭示力学改变与生物学反应之间的内部联系。在人工关节的设计中,了解瞬时中心也至关重要。

(3)关节动力学:关节动力学包括两方面的内容。①组成关节的各部分在外力作用下的运动特性,如关节软骨、关节液及其润滑机制等;②作为一个结构整体的关节动力学。其研究方法和关节静力学类似,但还需要考虑人体运动的惯性参数。常用的思路是根据测定的肢体末端的外力和运动学数据,计算关节的反作用力和肌力矩。

(三)关节软骨的生物力学

1.关节软骨的结构与功能

(1)关节软骨的结构:关节软骨是一层覆盖在关节面的薄薄的生物软组织,正常的关节软骨是白色的,其表面是非常光滑的,没有神经,也没有血管,而是通过滑液吸收营养进行新陈代谢。根据软骨细胞间质中的不同纤维成分,可将软骨分为透明软骨、弹性软骨和纤维软骨。关节软骨是一种多孔材料,由固体基质和间隙液组成。固体基质又由软骨细胞及细胞外基质组成,细胞外基质的主要成分为胶原和带负电荷的糖蛋白凝胶,软骨的材料性质主要取决于细胞外基质的性质,而固体基质的组成、修复和流动取决于软骨细胞的生物合成作用。

1)糖蛋白凝胶:糖蛋白凝胶是由分布不均匀的糖蛋白大分子及其聚合物组成,其基本结构单元是氨基多糖(glycosaminoglycan,GAG)。糖蛋白具有很强的亲水性,这种特性是因为GAG分子上经常有固定的负电荷存在而增强,由此具有下列几种重要的作用:①吸引阳离子如Na^+、Ca^{2+};②相邻的GAG链互相排斥,使组织内部保持一种挺而伸展的结构状态;③GAG和阳离子的浓缩液,有通过渗透作用而自我稀释的趋势。因此,即使软骨受到外界应力,胶原纤维也处于拉伸状态,来抑制糖蛋白的膨胀压力。当软骨受外力作用时,可以发生瞬时的变形,使基质中的内压超过膨胀压,液体从软骨组织中流出,进而使得糖蛋白溶液因水分的流失而浓度增加,这样也就使膨胀压变大,直到外界应力和膨胀压彼此平衡,该过程才会停止。

2)胶原:胶原是一种纤维材料,占软骨干重的60%~70%,湿重的15%~22%。人体内大约有28种胶原分子,关节软骨主要包括Ⅱ型胶原蛋白(85%~90%)和少量的Ⅴ、Ⅵ、Ⅸ、Ⅹ、Ⅺ型胶原。胶原分子组合在一起形成短纤维和有致密结构的长纤维,其尺寸随软骨高度变化。胶原纤维不承受压力,但能承受较大拉力。因此,它们阻止由外载荷和膨胀压引起的拉应变。

胶原纤维的刚度主要受交叉连接数量的影响。交叉连接有两种作用方式,一种是互相缠绕,它不会分开,除非纤维断裂。另一种基于没有物理缠绕的纤维之间的间接或直接的作用。结构和超微结构研究都未显示较高的缠绕密度。不包含物理缠绕的纤维交叉连接主要是那些由Ⅸ型和Ⅺ型胶原蛋白,蛋白聚糖和高级糖基化合物(advanced glycation end products)之间相互作用产生的。以反平行方向附着在纤维外面的Ⅸ型胶原对三维胶原网格的稳定性有很重要的作用。从而对胶原网格抵抗由蛋白聚糖产生的膨胀压和受载产生的拉伸应力有作用。

3)软骨细胞:软骨组织含有较低的细胞密度,实际上,软骨细胞只占关节软骨湿重的10%。软骨细胞是新陈代谢活跃的细胞,它主要负责固体基质部分的合成、吸收、组织和退化,因为软骨细胞缺少直接的细胞与细胞的接触,而软骨又缺少血管和淋巴管。软骨细胞通过从基质中扩散和流动来获取营养。周围环境的改变通过物理因素(如应力、应变、流动速度、渗透压和水压、电流和电势等),化学因素(如白介素、生长因子、药物等)和基质组成来影响合成反应。因为软骨细胞密度较低,关节软骨的再生能力很差,这是骨性关节炎和软骨损伤难以治疗的主要原因。

4)细胞间隙液:细胞间隙液由水和移动离子(如 Na^+、K^+、Ca^{2+} 等)组成。细胞间隙液在软骨内大量存在,约占软骨湿重的 65% ~ 80%,其含量随软骨层高度变化。细胞间隙液占据着软骨基质的孔隙,在受载时能够自由流动。这种流动对于软骨的营养吸收、关节软骨和其力学行为都有着重要作用。当软骨受压时,间隙液提高了其表观刚度,允许关节软骨承受高达 2 ~ 20 Mpa 的生理应力。移动离子影响关节软骨的力学和生化行为,也是引起关节软骨膨胀和收缩的原因之一。

(2)关节软骨的功能:关节软骨有运动润滑、减小震荡、保护关节、增强关节稳固性的功能。关节软骨的厚度各处不一样,平均厚度为 2 ~ 7 mm。一般情况下,受压力较大的部位关节软骨较薄,关节头中央和关节窝周缘较厚,关节表面光滑、发亮,稍可压缩。到了老年,则发黄、发硬、弹性和可压缩性都有所降低。正是由于关节软骨附着于关节窝周缘,且各处厚度不同,从而加深了关节窝、增大了关节面,因而可增加关节的稳固性。

由于关节软骨的可压缩性和弹性,在运动时,可以减缓冲击,吸收震荡,减小关节运动时承受的冲击,使关节的受力更合理,从而保护关节,减轻运动对人体的损害。另外,关节软骨是多孔的可渗透介质,充满黏滑的关节滑液,它与关节腔中的滑液一起,起到了润滑的作用,保证关节更自如、更灵活地运动。

2. 关节软骨的生物力学性质

(1)黏弹性:关节软骨具有高度的黏弹性,即其应力和应变的关系与时间有显著的关系。关节软骨的黏弹性性质主要由两种原因产生,第一种是间隙液在多孔固体基质中流动产生摩擦阻力引起的黏弹性(流动产生的黏弹性),第二种是软骨基质的内在黏弹性,其内在的黏弹性又包括组成软骨基质的蛋白聚糖的黏弹性和胶原纤维的黏弹性。

软骨刚开始受载时,细胞间隙液来不及从软骨组织中流出,间隙液和软骨基质共同承担载荷。平衡时,没有液体流动和流体压力梯度,所有载荷由固体基质承担,软骨体积减小。移除载荷和变形时,由于固体基质的弹性和组织内渗透压的增加,软骨将会恢复到初始尺寸。

受载软骨的液体流动取决于固体基质的渗透性,因为细胞外基质的渗透性比较低,间隙液很难从组织中流出。在力学载荷下,有证据显示,蛋白聚糖的负固定电荷密度限制流体流动,进而影响了组织的渗透性。渗透性与细胞外基质的孔隙大小高度相关。当组织变形时,固定电荷密度和孔隙大小都会变化。因此,渗透性是应变相关的。

(2)膨胀:蛋白聚糖的带负电荷组产生了高负电荷密度。为了保持软骨的电中性,大量正电子(如 Na^+)必须存在于间隙液中,因此关节软骨的离子浓度高于周围滑液。关节软骨中多出来的离子在组织内外环境产生渗透压(osmotic pressure)。由于这种压差,液体将流进组织来保持渗透压平衡。另一个产生膨胀的原因是蛋白聚糖紧密分布的负电荷组间的斥力,这种行为叫做化学膨胀,也取决于蛋白聚糖周围溶液内部离子浓度,因为这些离子阻止带电集团相互作用。

(3)压缩:由于关节软骨是双相的,间隙液在软骨基质中的流动产生黏弹性,压缩时,关节软骨表现出时间相关和应变相关的力学性质。蛋白聚糖对关节软骨受到压缩时的生物力学特征负责。当软骨受压缩载荷时,由于组织内的液体流动,体积发生变化。随着这些体积变化,组织高负电荷密度增加,进而有内部渗透压和化学膨胀应力。因此，组织的有效刚度随体积减小而增大，因为胶原网格阻止组织的膨胀，组织内的膨胀压仍然很高。通过这种机制，胶原纤维也对压缩刚度起作用。

（4）拉伸：关节软骨的拉伸模量取决于胶原纤维密度、纤维方向和胶原交叉连接的数量。当软骨做拉伸实验时，胶原纤维和盘绕的蛋白聚糖分子成为一条直线沿加载轴向拉伸。对于小变形，当拉应力较小时，由于胶原纤维的重新组合而不是纤维的拉伸，小段非线性尖角区域在应力应变曲线中出现。对于大变形，重新组合后，胶原纤维受拉由此产生一个较大的拉应力（由于胶原纤维本身的刚度）。由此，拉应力刚度是高度应变相关的，由于蛋白聚糖引起的膨胀压，胶原网格是预应力的，通过这种机制，蛋白聚糖也影响关节软骨的拉伸刚度。

（5）非均质性和各向异性：软骨的组成和结构随组织高度及其在关节中的位置变化，因此，软骨的力学性质是非均质和各向异性的。由于蛋白聚糖的非均质分布，纤维软骨也随高度非均质分布，产生高度相关的膨胀压。

因为胶原纤维方向随组织的高度变化，且他们只能承受拉力，胶原网格在软骨力学非均质性和各向异性中起着重要的作用。在表层，胶原纤维与关节面平行，因此，给这层一个在这个方向上一个很高的抗拉刚度，同时，在垂直方向有低的刚度。这些纤维对压痕试验中的抵抗力有很大贡献。深层的纤维与关节面垂直，因此对阻止膨胀提供了较大的抵抗力。

3. 关节软骨变性的生物力学　关节软骨的修复能力和再生能力有限，如果承受应力太大，可能很快出现完全破坏。软骨承受的应力值取决于关节上的总载荷和载荷在接触区如何分布。接触区应力过度集中致软骨破坏，其中多数是由于关节某种形式的不对称，而导致接触面异常小，如先天性髋臼发育不良、股骨头骨骺滑脱或关节内骨折引起的骨关节病。膝关节半月板切除，可消除半月板扩散载荷功能；而韧带断裂使骨端产生过度的相对运动，和异常的关节连接，使总载荷和应力集中程度均有所增加。宏观的应力集中，还具有进一步的作用，因为液体中的压力必须足够大才能使关节面分开，所以高接触压力会减少液膜润滑的可能性。固体表面凹凸不平的接触，可引起显微应力点的集中，使这些关节面材料发生磨损。关节总载荷频率和数量的增加，可以解释为什么某些职业的人员关节变形的发生率高，如足球运动员的膝关节，芭蕾舞演员的踝关节等。骨关节病也可以继发于胶原-糖蛋白基质的分子或微观结构损伤，如类风湿性关节炎等。

（四）胶原组织的生物力学

在骨骼肌系统中，含有胶原组织的主要有肌腱和韧带（包括关节囊）。肌腱和韧带虽然不产生主动收缩，但对于关节的运动和整个人体活动的实现具有重要价值，且也是人体容易受到损伤的软组织。因此，了解肌腱和韧带的生物力学特性，对预防运动损伤具有重要意义。

胶原组织主要由3种类型的纤维组成：胶原纤维、弹性纤维和网状纤维。胶原纤维新鲜时呈白色，又称白纤维，由胶原蛋白组成，是一种较粗的、韧性大的纤维，抗拉力强，主要为组织提供强度和刚度。弹性纤维新鲜时呈黄色，又称黄纤维，由弹性蛋白组成，它较胶原纤维细，有分支，交织成网，具有很强的弹性，在组织受载时提供延展性，而网状纤维提供容积。活动时，肌腱和韧带主要在拉伸下受载。关节运动在韧带上产生拉伸载荷,肌收缩在肌腱上也产生类似载荷。这里主要涉及两种胶原组织即肌腱和韧带的结构以及力学特性。

1.胶原组织的生物力学性质 肌腱和韧带属于弹性物质,具有弹性物体的物理学特性,其应力应变曲线的形状受3种主要因素影响:①纤维的结构。②胶原纤维和弹性纤维的特性。③胶原纤维和弹性纤维的比例。人体内肌腱和大多数韧带主要由胶原纤维组成,其拉伸应力应变曲线如图1-19。

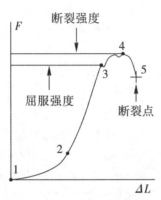

1~2.称为足趾区,拉长的是松弛胶原的卷曲变化,随负荷增加而变直,趾区末端的应变为1.5%~4.0%;2~3.为线性区,胶原纤维变得平行,卷曲消失,标本的硬度迅速增大,组织形变与负荷呈线性关系;3~4.为塑性区,组织达到屈服点,部分胶原纤维已经开始发生衰竭,缓缓发生不可逆的结构性改变;4~5.断裂区,到达最大负荷值,标本达到最大抗拉强度后,很快出现完全衰竭,失去抗张力。

图1-19 胶原纤维束拉伸的应力应变曲线

肌腱和韧带有物理学上的拉伸、压缩、剪切、扭转、弯曲5种形变,前3种是最基本的形变及塑性形变,后两种形变由前3种形变复合而成的,也有拉伸应变。具有黏弹性材料主要的3个特性(图1-20)。

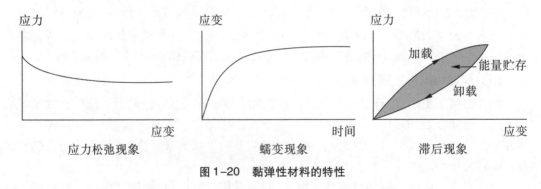

图1-20 黏弹性材料的特性

(1)应力松弛:应力松弛是指若应变保持一定,则应力随着时间的增加而下降的特性。软组织在负载后发生变形,在此时停止继续加载并固定维持这种加载状态,开始时材料内部达到一定应力,以后随着时间延长,出现应力逐渐减少的特性。

（2）蠕变:蠕变是指若应力保持一定,应变随着时间的增加而增大的特性。对软组织试件突然加载后试件出现一定变形,随着时间的延长,试件形变逐渐增长,这种材料形变与时间的关系曲线称为蠕变曲线。

（3）应力应变曲线滞后:应力应变曲线滞后指对物体作周期性加载和卸载,加载和卸载时的应力应变曲线不重合的特性。在同样负载下,卸载曲线的拉长比值（受载下的长度与原来长度的比值）要比加载过程中的大,只有在卸载较多负荷情况下才能恢复到原有载荷状态下的变形。即应力应变曲线的上升曲线与下降曲线不相重合,形成一个"滞后环"。

2.肌腱的生物力学

（1）肌腱的结构:肌腱装置有两种类型,有鞘肌腱和无鞘肌腱。肌腱细胞是肌腱的基本功能单位,它合成和分泌胶原等细胞外基质,维持肌腱组织新陈代谢。肌腱细胞起源于胚胎时期的间充质细胞,是形态发生改变的成纤维细胞,细胞质甚薄成翼状包着纤维束,翼突也伸入纤维束内分隔包裹着胶原纤维。肌腱细胞的功能是形成肌腱胶原纤维和基质。

（2）肌腱纤维结构的力学基础:与成纤维细胞分泌的细胞外基质相比,胶原纤维在肌腱的胞外基质中比例较大,占其中有形成分的 70% 以上,且特化为抗拉结构。仅有少量纤细的弹力纤维夹杂在胶原纤维之间。肌腱胶原纤维的抗拉性能极强,可承受 6 kg/mm^2 的拉力。

一般认为,肌腱胶原纤维的排列与受力方向平行,但还有部分纤维束呈扭转或交错排列,防止纤维分离,同时也有利于对来自不同方向的力的缓冲。Ⅰ型胶原是肌腱组织的主要纤维性胶原,较粗大,起稳定组织的作用。它在肌腱中形成绳索样结构,在皮肤中则形成片状结构。肌腱的构成顺序是原胶原→微纤维→纤维→纤维束→腱,并有膜包裹。

肌腱可以看成是肌的一部分,肌腱的一端连接肌组织而另一端则连接到骨上,肌腱可以只跨越一个关节也可以跨过两个关节,肌腱周围往往有一层疏松结缔组织或者腱鞘作为保护和滑动结构。肌腱由若干腱细胞及其纤维组合而成。

肌梭是肌感受牵拉刺激的梭形感受器,外层为结缔组织囊,囊内是梭内肌纤维,囊外为梭外肌纤维。梭内肌接受 γ 传出神经支配。肌梭的两端附着于肌腱上,感受肌长度,对牵拉特别敏感,受牵拉后发生放电反应和肌梭活动而引起肌收缩。这也是叩击肌腱可以引出肌收缩（腱反射）的原因,而韧带尚不具备这种功能。

（3）肌腱的力学特性:肌腱是连接骨骼肌肌腹与骨骼之间的单轴致密胶原纤维结缔组织束,是弹性小、寡血管的组织,用于传导肌腹收缩所产生的力,牵引骨骼使之产生运动。肌腱本身不具有收缩能力,但具有很强的耐压抗张力和抗摩擦的能力。肌腱是规则的致密结缔组织,组织中成束的胶原纤维沿受力方向规则地平行排列,组织结构可承受一个方向的牵引力,产生纤维和基质的成纤维细胞在纤维间成行排列,活体的肌腱呈银白色,较坚韧,有一定的柔韧性。

3.韧带的生物力学 韧带（包括关节囊）的功能是稳定关节、支持关节运动并防止过量运动。在载荷下,决定韧带强度的主要因素是韧带的粗细、形状和载荷增加速度。韧带的横切面积影响其强度,与加载方向取向一致的纤维数越多越宽越厚,韧带的强度越大。韧带与骨一样,其强度和刚度随加载荷速度的增加而增大,当加载速度(变形率)增加4倍时,破坏时的载荷几乎增加了50%。

体内的大多数韧带与肌腱一样主要由胶原纤维所组成,但脊柱中的两个韧带——项韧带和黄韧带,由2/3的弹性纤维参与构成,所以几乎完全表现为弹性性能。这些韧带具有特殊的功能,能保护神经根免受机械冲击,为脊柱提供内在稳定性。

膝关节侧副韧带的结构能保证在膝关节不同程度的屈曲情况下,侧副韧带均处于紧张状态。它与交叉韧带结合起来,引导股骨远端在胫骨近端上做复杂的滚动和滑动运动。当关节少量负荷或无负荷时,内侧副韧带和前交叉韧带组成了稳定关节的有抗力的一对。后交叉韧带是膝关节承受压力最大的韧带。全身承受最大压力的是足的跖腱膜,它在维持足的纵弓中起重要的作用。手、足的小关节,掌侧或背侧增厚的关节囊形成一个板状结构,增加了关节的稳定性。平常人体韧带便必须承受多元化的应力,一般韧带在日常生活所受的力量是其极限应力的15%～25%,当韧带受力超过本身的极限应力时便可能产生伤害。

(五)肌的生物力学

1. 骨骼肌的物理特性　肌系统由3类肌构成:心肌,构成心脏;平滑肌,是空腔脏器壁的组成部分;骨骼肌通过肌腱与骨骼附着,为运动提供动力及维持关节稳定性。

人体全身共有骨骼肌434块,成年男子骨骼肌约占人体质量的40%,女子为35%左右。骨骼肌由肌原纤维平行排列而成的肌纤维组成。骨骼肌具有不同的形态,根据肌纤维排列方式的不同,骨骼肌可分为平行肌、梭状肌、单羽状和多羽状肌等。肌中所有肌纤维的横截面积总和称为生理横截面积,肌的生理横截面越大,包含的肌纤维数量越多。

肌活动主要以肌力和肌张力来表现其力学特性。

骨骼肌有收缩性、伸展性、弹性和黏滞性4种物理特性。

(1)收缩性:表现为肌纤维长度的缩短和张力的变化,收缩形式可分为缩短收缩、拉长收缩和等长收缩。处于静止状态的肌并不是完全休息放松的,其中少数运动部位的肌保持轻微的收缩(即保持一定的紧张度),用以维持人体的一定姿势;处于运动状态的肌,肌纤维明显缩短,肌周径增大,肌收缩时肌纤维长度比静止时缩短1/3～1/2。

(2)伸展性:表现为肌受外力作用时被拉长,外力解除后,被拉长的肌纤维又可复原。

(3)弹性:表现为肌受外力作用变形,当外力解除即复原的线性特性。

(4)黏滞性:主要是由于其内部含有胶状物质的缘故。气候寒冷时,肌的黏滞性增加;气温升高后,肌的黏滞性降低,这可保证人动作的灵活性,避免肌拉伤。

2. 肌的生物力学特性

(1)肌收缩的速度与张力的关系:当肌在后负荷(指肌开始收缩时才遇到的负荷或阻力)的条件下收缩时,最初肌因遇到阻力而不能缩短,只表现张力的增加,但当肌张力发展大于外加的负荷阻力时,肌开始以一定的速度缩短,负荷被移动。如果以肌开始缩短的张力和初速度为指标,改变后负荷大小,会发现后负荷越大,肌产生的张力也越大,肌缩短开始也越晚,缩短的初速度也越小;反之亦然。肌收缩的速度—张力关系提示,要获得收缩的较大速度,负荷必须相应较少;要克服较大阻力,即产生较大的张力,收缩速度必须减慢。

(2)肌收缩的张力与长度的关系:若改变肌的前负荷(肌收缩前加于肌的一定负荷),使肌在不同前负荷即不同初长度的情况下重复上述改变后负荷的实验,实验表明,最初增大肌收缩的初长度,肌收缩时产生的张力也增加;但当初长度增大超过某一长度时,张力反而减小。

一般认为,当肌长度为其初长度的1.2倍时,其收缩时可产生最大的肌力。肌在体内所处的自然长度,大致相当于它的最适长度,至于最适长度何以能产生最佳的收缩效果,可从肌小节的结构和收缩原理的角度得以说明。实验证明,所谓最适前负荷和由此决定的最适初长度,正好是能使肌小节的静长度保持在2.0~2.2 μm的前负荷或初长度,这时粗、细肌丝处于最理想的重叠状态,因而出现最好的收缩效果。

(3)肌的功率与速度关系:肌的输出功率由张力与缩短速度的乘积决定。在最大张力和最大缩短速度两个极限情况下,输出功率等于零。通常,当肌缩短速度为(20%~30%)V_{max}时,其输出功率最大。

人体所能产生的最大功率主要与人的性别、年龄、身高、体重、人体表面积、运动或劳动的强度及其持续时间等因素有关。

(4)肌收缩的能量和机械效率:肌收缩时消耗的能量转变为功和热能。肌作等长收缩时机械功为零,因而其化学反应能量全部转变为热能;肌作非等长收缩时能量的一部分消耗于对外做机械功,另一部分转变为热能。人的机械效率一般为25%~30%。人的机械效率不是常数,而是随肌活动条件的不同而变化的,其大小取决于肌活动时的负荷和收缩速度。适宜的负荷和适宜的收缩速度(约等于最大速度的20%)所获得的机械效率最高。

3. 影响肌力的因素

(1)肌的横断面:肌由肌纤维组成,肌的生理横断面是指每条肌纤维的横断面。单位生理横断面所能产生的最大肌力称为绝对肌力。一般认为绝对肌力值在各种族人群中相对一致。

(2)肌的初长度:即肌收缩前的长度。肌是弹性物质,在生理限度内肌在收缩前被牵拉至适宜的长度时,收缩产生的肌力较大。当肌被牵拉至静息长度的1.2倍时,肌力最大。例如在投掷铅球时,先要充分屈曲肘关节,使肱三头肌得到最大牵张,再利用肱三头肌急剧收缩时的力量将铅球投出。

(3)肌的募集:同时收缩的运动单位数量越多,肌力也越大,这种现象称为肌的募集(recruit)。肌募集受中枢神经系统功能状态的影响,当运动神经发出的冲动强度大、频率高时,动员的运动单位较多。

(4)肌纤维走向与肌腱长轴的关系:肌纤维走向与肌腱长轴关系影响到力量的类型。若肌纤维走向与肌腱长轴相一致,如比目鱼肌(慢肌),肌纤维与肌腱的连结很少成角,具有较高的持续等长收缩力;在一些较大的肌中,部分肌纤维与肌腱形成一定的角度,成羽状连结。成羽状连结的肌纤维越多,成角越大,肌越粗,产生的力也越大。如腓肠肌或其他快肌,具有较强的爆发收缩力。

4.肌的收缩形式

（1）等张收缩（isotonic contraction）：指肌肉收缩时肌张力基本不变，而肌纤维长度发生伸长或缩短，从而产生关节活动的肌肉收缩方式，又称为动力性收缩。当肌力大于阻力时产生的加速度运动，当肌力小于阻力时产生的减速度运动。运动时可引起明显的关节运动。根据肌肉收缩时长度的改变可分为向心性收缩和离心性收缩。

1）向心性收缩（concentric contraction）：肌收缩时，肌的起止点互相靠近，长度变短，此时产生的内力大于施加的外力。如上楼梯时支撑下肢股四头肌的缩短收缩。

2）离心性收缩（eccentric contraction）：肌收缩时肌力低于阻力，使原先缩短的肌被动延长，肌的起止点相互远离，如下楼梯时支撑下肢股四头肌的收缩。过多离心收缩可导致肌酸痛。

（2）等长收缩（isometric contraction）：指当肌收缩力与阻力相等时，肌长度不变，也不引起关节运动，如半蹲位时的股四头肌收缩。在对抗固定物体进行等长收缩时，肌的力量大小视主观用力程度而定。等长收缩的作用是保持一定的肌张力，维持人体位置和姿势，也是增强肌力的有效方法。

（3）等速收缩：指肌肉收缩时的运动速度（角速度）保持不变的肌肉收缩方式。等速收缩中带动关节活动的速度是由等速训练仪器人为设定的，不是肌肉自然的收缩形式，是一种肌力评定和训练常用的方法。

在康复训练过程中，以上几种形式的肌收缩时常结合运用，且均可用于肌力训练。

5.肌的协同　骨骼肌在神经系统的调控下产生收缩与舒张，带动构成关节的骨产生运动。任何一个简单的动作，都是由两组或两组以上骨骼肌在神经系统的支配下共同参与相互协调完成的。根据肌在进行某一动作中所起的作用，可分为以下几种。

（1）原动肌（agonist）：指直接完成动作的肌群，其中在完成动作过程中起主要作用者称主动肌，协助完成动作或仅在动作的某一阶段起作用者称副动肌。如在可屈肘的肌有肱二头肌、肱肌、肱桡肌和旋前圆肌。其中肱二头肌和肱肌起主要作用，为主动肌，其余为副动肌。

（2）拮抗肌（antagonist）：指与原动肌作用相反的肌群。为保持关节活动的稳定性及增加动作的精确性，并防止关节损伤，当原动肌收缩时，拮抗肌应协调地放松或作适当的离心收缩。如伸肘动作中，肱二头肌和肱肌即是肱三头肌和肘肌的拮抗肌。

（3）固定肌（fixator）：为了充分发挥原动肌对肢体运动的动力作用，必须将肌相对固定的一端（定点）所附着的骨骼或更近的一连串骨骼充分固定。收缩起固定作用的肌群，通称为固定肌。例如进行肘关节的屈伸运动时，必须固定肩关节，此时固定肩关节的肌群均称为固定肌。

（4）中和肌（neutralizer）：其作用为抵消原动肌收缩时所产生的一部分不需要的动作。如屈腕动作，其原动肌为桡侧腕屈肌与尺侧腕屈肌，桡侧腕屈肌收缩时可产生屈腕及桡侧偏移，尺侧腕屈肌收缩时可产生屈腕及尺侧偏移。其中向桡侧及尺侧的偏移为附加动作，当桡侧腕屈肌与尺侧腕屈肌同时收缩时，向桡侧偏及向尺侧偏的力相互抵消，这样只产生屈腕动作。此时，桡、尺侧腕屈肌互为中和肌。

副动肌、固定肌和中和肌通常统称为协调肌（synergist）。肌的协作关系随着动作的改变而变化,如作用于腕关节的桡侧腕伸肌、尺侧腕伸肌、桡侧腕屈肌和尺侧腕屈肌,在腕关节做屈、伸、尺偏、桡偏时各肌肉相互之间的关系。

(六)人体运动的杠杆原理

1.杠杆原理　杠杆原理亦称"杠杆平衡条件"。要使杠杆平衡,作用在杠杆上的2个力矩(力与力臂的乘积)大小必须相等,即:动力×动力臂＝阻力×阻力臂。在人体中,坚硬的骨相当于一根杠杆,它在肌拉力的作用下能够绕关节转动,并克服阻力做功,称为骨杠杆。骨、关节、肌的许多运动符合杠杆原理,可以用杠杆原理加以说明。

人体骨杠杆具有3个点和2个力臂,即支点、力点和阻力点,以及力臂和阻力臂。

(1)支点:是指杠杆绕着转动的轴心点,在骨杠杆上支点是关节的运动中心。

(2)力点:动力作用点称为力点,在骨杠杆上力点就是肌的附着点。

(3)阻力点:阻力在杠杆上的作用点称为阻力点,是指运动节段的重力、运动器械的重力、摩擦力或弹力以及拮抗肌的张力,韧带、筋膜的抗牵拉力等所造成的阻力。它们在一个杠杆系统中的阻力作用点只有一个,即全部阻力的合力作用点为唯一的阻力点。

(4)力臂:从支点到动力作用线的垂直距离,称为力臂。

(5)阻力臂:从支点到阻力作用线的垂直距离,称为阻力臂

(6)力矩:是表示力对物体转动作用的大小,是力和力臂的乘积。

(7)阻力矩:阻力和阻力臂的乘积为阻力矩。

肌力矩和阻力矩分别表示肌力和阻力对骨杠杆所产生转动作用的大小。当肌力矩等于阻力矩时,肌做静力性工作;当肌力矩大于阻力矩时,肌做向心性运动;当肌力矩小于阻力矩时,肌则做离心性运动。

2.骨杠杆分类　根据骨杠杆上支点、力点和阻力点的位置关系,可将其分为3种类型,并代表杠杆的3种用途:传递与平衡力、省力,以及增大幅度和速度。

(1)第1类杠杆——平衡杠杆:其特征是支点在力点与阻力点中间,如头颅与脊柱的连结,支点位于寰枕关节的额状轴上,力点(如斜方肌、肩胛提肌、头夹肌、头半棘肌和头最长肌等的作用点)在支点的后方,阻力点(头的重心)位于支点的前方(图1-21)。平衡杠杆的主要作用是传递力和保持平衡,但在人体中较少见。

(2)第2类杠杆——省力杠杆:其特征是阻力点在力点和支点的中间,如站立位提脚跟时,以跖趾关节为支点,以小腿三头肌的粗大跟腱附着于跟骨上的止点为力点,人体重力通过距骨体形成阻力点,在跗骨与跖骨构成的杠杆中位于支点和力点之间。这类杠杆力臂始终大于阻力臂,可用较小的力来克服较大的阻力,故称省力杠杆(图1-22)。在人体中此类杠杆亦较少见。

(3)第3类杠杆——速度杠杆:其特征是力点在阻力点和支点的中间,此类杠杆在人体中最为普遍。如屈肘动作,支点在肘关节中心,力点(肱二头肌在桡骨粗隆上的止点)在支点和阻力点(手及所持重物的重心)的中间(图1-23)。此类杠杆因为力臂始终小于阻力臂,力必须大于阻力才能引起运动,故不能省力,但可使阻力点获得较大的运动速度和幅度,故称速度杠杆。

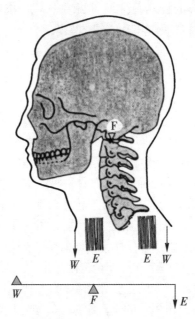

W:重量,重(阻力)点;E:力,力点;F:支点。

图1-21 平衡杠杆

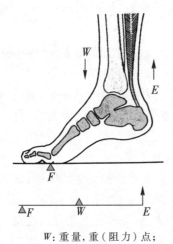

W:重量,重(阻力)点;
E:力,力点;F:支点。

图1-22 省力杠杆

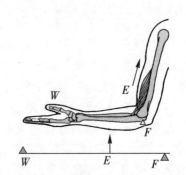

W:重量,重(阻力)点;
E:力,力点;F:支点。

图1-23 速度杠杆

3.杠杆原理在康复医学中的应用

(1)省力:要用较小的力去克服较大阻力,就要使阻力臂缩短或使力臂延长。如提重物时,重物越靠近身体越省力。在人体骨杠杆中,肌拉力的力臂一般都很短,但人体可通过一些途径使力臂延长。①通过籽骨增长力臂,如髌骨能延长股四头肌的力臂;②通过肌在骨上附着点的隆起、突出等来延长力臂,如股骨大转子就增长了臀中肌、臀小肌的力臂,小转子则增长了髂腰肌的力臂。一个活动多、肌强壮的人,其骨骼上的粗隆、结节也较明显,说明运动锻炼不仅能增强肌力,而且能延长力臂来增加力矩。缩短阻力臂也能省力,如搬重物时尽量将重物靠近身体,可通过缩短其阻力臂而达到省力的目的。

(2)获得速度:许多动作不要求省力,而要求获得较大的运动速度和运动幅度,如投掷物体、踢球、挥拍击球等。为使阻力点移动距离和速度增大,就必须延长阻力臂或缩短力臂。人体杠杆中大多数是第3类杠杆,有利于获得速度,但在运动中为了获得更大速度,常需使几个关节组成一个长的杠杆臂,这就要求肢体伸展,如掷铁饼时,就先要伸展手臂。有时甚至通过工具来延长阻力臂,如利用击球棒和球拍来延长阻力臂。

(3)防止损伤:从上述杠杆原理可知第3类杠杆不利于负重和负荷,而人体骨杠杆又大多属于第3类杠杆,因此阻力过大易引起运动杠杆各环节,特别是其力点和支点,即肌腱系统和肌止点以及关节的损伤。因此在康复训练过程中,强调除通过锻炼增强肌系统外,还应适当控制阻力及阻力矩,以保护运动杠杆免受损害。

(林成杰)

第二章
头颈部运动系统解剖与康复应用

第一节　头颈部骨、关节、肌肉功能解剖

一、头颈部骨结构与骨性标志

头颈部骨包括颅骨与颈椎骨,其中颅骨又包括脑颅骨、面颅骨与听小骨(图2-1)。

(一)脑颅骨

脑颅骨有8块,包括成对的颞骨和顶骨,不成对的额骨、筛骨、蝶骨和枕骨。它们围成颅腔。颅腔的顶是穹窿形的颅盖,由额骨、枕骨和顶骨构成。颅腔的底由蝶骨、枕骨、颞骨、额骨和筛骨构成。筛骨只有一小部分参与脑颅,其余构成面颅(图2-2)。

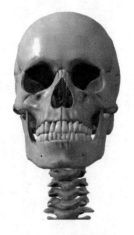

图2-1　头颈部骨

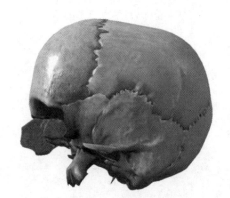

图2-2　脑颅骨

(二)面颅骨

面颅骨有15块。成对的有上颌骨、腭骨、颧骨、鼻骨、泪骨及下鼻甲,不成对的有犁

骨、下颌骨和舌骨。其中重要的有下颌骨,为面颅骨中最大者,位于面部的前下份,约呈蹄铁形。分一体两支。下颌体呈弓形,凸向前,上缘构成牙槽弓,有容纳下颌各牙的牙槽。下缘圆钝,称下颌底,体外面正中凸向前,为颏隆凸。前外侧的小孔称颏孔。内面正中有两对小棘,称颏棘,有肌肉附着(图2-3)。

1. 颅顶面观 外侧面呈卵圆形,前窄后宽,光滑隆凸。顶骨中央最隆凸处,称顶结节。额骨与顶骨连接构成冠状缝。两侧顶骨连接成矢状缝,两侧顶骨与枕骨连接成人字缝(图2-4)。

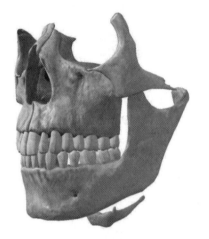

图2-3 面颅骨

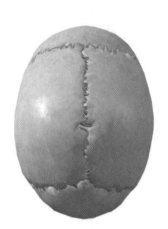

图2-4 颅顶面观

2. 颅的底面观

(1)颅底内面观:颅底内面凹凸不平,可分为颅前、中、后窝。颅前窝:位置最高,由额骨眶部、筛骨的筛板和蝶骨小翼构成。以蝶骨小翼的后缘与颅中窝相邻。正中线上由前至后有额嵴、盲孔、鸡冠等。筛板上有筛孔,通鼻腔。此部薄弱,为骨折好发部位。颅中窝:由蝶骨体及大翼、颞骨岩部等构成。以颞骨岩部的上缘及鞍背与颅后窝分界。中间前后距离狭窄,两侧宽广。窝的中央是蝶骨体,上面有垂体窝;前外侧有视神经管,通入眶腔。视神经管口外侧有突向后方的前床突。垂体窝后方横位的骨隆起是鞍背。鞍背两侧角向上的突起为后床突。垂体窝和鞍背统称蝶鞍,其两侧浅沟为颈动脉沟,沟后端的孔称破裂孔,续于颈动脉管内口。蝶鞍两侧由前内向后外依次有圆孔、卵圆孔和棘孔。脑膜中动脉沟自棘孔向外上方,走行。弓状隆起与颞鳞之间的薄骨板为鼓室盖,岩部尖端有一浅窝,称三叉神经压迹。颅后窝:位置最深,主要由枕骨和颞骨岩部后面构成。窝的中央有枕骨大孔,孔前上方的斜行骨面称斜坡;孔前外缘上有舌下神经管内口;孔后上方有一十字形隆起,其交会处称枕内隆凸,由此向上延续为上矢状窦沟,向下续于枕内嵴,向两侧续于横窦沟,继转向前下内改称乙状窦沟,末端终于颈静脉孔。颞骨岩部后面的前内有内耳门,通入内耳道(图2-5)。

(2)颅底外面观:颅底外面前部由上颌骨和牙围成的部分称骨腭,中部是蝶骨的翼突,后部正中有一大孔,称枕骨大孔,其前外方分别有破裂孔、颈静脉孔、颈动脉管外口等结构(图2-6)。

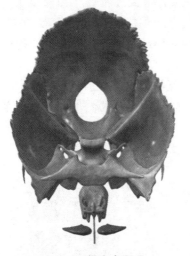

图2-5 颅底内面观

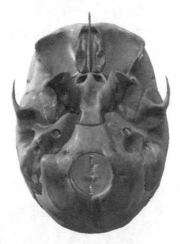

图2-6 颅底外面观

（三）听小骨

3个听小骨是锤骨（锤），砧骨（铁砧）和镫骨（马镫）。锤骨的柄与鼓膜的内侧融合；头与砧骨交叉。砧骨与镫骨连接，其脚板连接到椭圆形窗。3个听小骨在中耳或鼓膜腔内。他们将鼓膜的振动放大，并将其传递到内耳（图2-7）。

（四）颈椎

椎体小，椎孔大，横突根部有横突孔，横突的末端前后各有一结节。第2~6颈椎棘突较短，末端分叉（图2-8）。

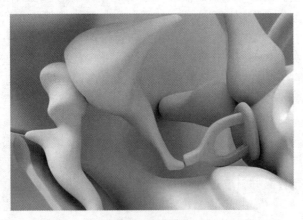

图2-7 听小骨

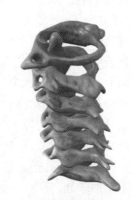

图2-8 颈椎整体观

1. 第1颈椎 又名寰椎，呈环形，没有椎体、棘突和关节突，由前弓、后弓和2个侧块构成。前弓后面正中有齿突凹，侧块有上、下关节面（图2-9）。

2. 第2颈椎 又名枢椎，椎体向上伸出一齿突，与寰椎的齿突凹相关节（图2-10）。

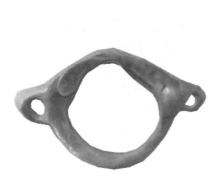 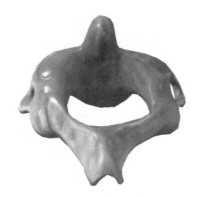

图 2-9 第 1 颈椎 　　　　　　图 2-10 第 2 颈椎

3. 第 7 颈椎　又名隆椎,棘突长,末端不分叉,为颈部的重要体表标志(图 2-11)。

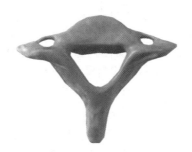

图 2-11 第 7 颈椎

二、头颈部关节结构与功能

(一)颞下颌关节

颞下颌关节是下颌窝和颞骨关节结节的滑膜关节(图 2-12)。关节的 2 个滑膜腔被纤维软骨的关节盘隔开。这种独特的关节结合了上单向滑动关节,用于向前滑行(突出)和向后滑动(缩回)运动和一些侧向运动,与关节盘下方的下单轴铰链接合,用于闭合(仰角)并打开(凹陷)下巴。

该关节包含关节囊,并由外侧和下颌下韧带加强。

(二)颈椎关节

1. 颈椎的关节　分为 3 个部分:寰枕关节、寰枢关节以及颈内关节($C_2 \sim C_7$)(图 2-13)。

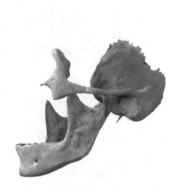
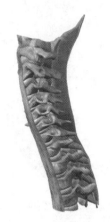

图 2-12 颞下颌关节　　　图 2-13 颈椎关节

（1）寰枕关节：由枕骨凸起的凸面髁状突与寰椎凹面的上关节面组成的椭圆关节,关节的稳定性除了关节凹凸关系提供的固有稳定结构外,还有寰枕前膜、寰枕后膜等提供稳定。寰枕关节有 2 个自由度,主要的动作矢状面的屈曲和伸直,以及冠状面轻微的侧屈。水平面的旋转因被限制严重而不被认为是第 3 个自由度。

（2）寰枢关节：由 3 个独立的关节构成,一个正中关节和一对外侧的关节突关节。齿突穿过寰椎前弓与横韧带形成的骨—韧带环,形成正中关节。寰椎的下关节面和枢椎的上关节面构成关节突关节,关节突关节面接近水平位,寰枢关节有 2 个自由度,第 1 个自由度是水平面的旋转,颈椎大约 50% 的旋转都发生在寰枢关节。第 2 个自由度为矢状面的屈曲—伸直。冠状面的侧屈角度十分有限,一般不被认为是第 3 个自由度。

（3）颈内关节：为 $C_2 \sim C_7$ 内骨面构成,骨突关节表面与水平面呈 45°,上关节面斜向前向下,下关节面斜向后向上。

2. 颈椎的运动学

（1）矢状面运动学：屈曲与伸展的关节运动。

寰枕关节：根据凸面在凹面上的关节运动,颈椎伸直时,髁状突向后滚动向前滑动,颈椎屈曲时,髁状突的运动则相反。

寰枢关节复合体：允许较小的屈伸活动 15°,寰椎在伸展时向后倾,寰椎在屈曲时向前倾。

颈内关节：伸展时,上位椎体下关节面相对于下方关节面向下和后侧滑行。屈曲时,则是上位椎体下关节面相对于下方关节面向上和前侧滑行。

（2）前突和后缩的关节运动学

头部前突：颈椎中下段屈曲 $C_3 \sim C_7$,同时上段颈椎伸直（$C_1 \sim C_2$）。

头部后缩：颈椎中下段伸展 $C_3 \sim C_7$,同时上段颈椎屈曲（$C_1 \sim C_2$）。

（3）水平面运动学：轴向旋转的关节运动。

寰枢关节复合体：寰椎和横韧带以齿突为轴心,在枢椎近水平面的上关节面上旋转,每个方向大约 35° ~ 45°。

（4）冠状面运动学：颈内关节 $C_2 \sim C_7$ 的旋转主要由关节突关节面的空间方位导向。旋转过程中，下关节面于同侧向后侧且向下滑动。于对侧向前且上方滑动，每侧为 $30° \sim 35°$。

三、头颈部肌肉起止点、主要作用、触发点

头颈部肌肉众多，主要参与面部表情活动、颈部的运动，也是保护头颈的重要组织。

1. **咀嚼肌** 有咬肌、颞肌、翼外肌和翼内肌4对，强而有力，均分布于下颌关节周围，收缩时牵引下颌骨，进行咀嚼运动。

（1）咬肌（图2-14）

起点：起自颧弓下缘和内侧面的全长。

止点：浅层行向下后，止于下颌角及下颌支外面的下半；中层行向下，止于下颌支外面中分；深层止于下颌支外面上分及冠突。

主要作用：咀嚼时提下颌骨，静止时作用甚微。

触发点：浅层咬肌触发点在肌肉肌腱移行部、肌腹、下颌角附着点3处，深层咬肌触发点在颞颌关节下（图2-15）。

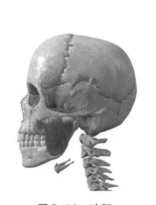

图2-14 咬肌

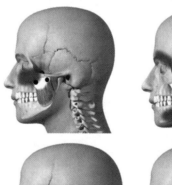
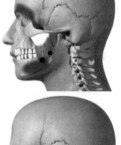
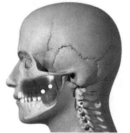
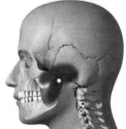

图2-15 咬肌触发点

（2）颞肌（图2-16）

起点：颞窝的颞骨和颞筋膜深面。

止点：颌骨冠突的尖、外侧面、前缘及后缘。

主要作用：上提下颌骨，并拉下颌骨向后；参与颞下颌关节的侧向运动。

触发点：颧弓前上方、颧弓正上方2指附近、耳尖正方上3指附近、耳上缘后方2指附近（图2-17）。

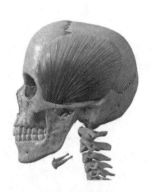

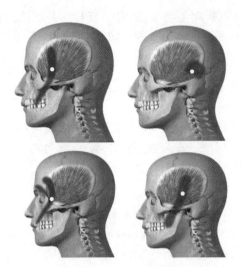

图 2-16　颞肌

图 2-17　颞肌触发点

（3）翼外肌（图 2-18）

起点：蝶骨大翼下面、蝶骨翼突外侧板的外侧面。

止点：下颌颈前面的翼肌凹及颞下颌关节的关节囊和关节盘。

主要作用：牵下颌头、关节囊及关节盘向前；两侧肌同时收缩，表现为张口和下颌前伸；单侧肌（与本侧翼内肌同时）收缩，使颏转向对侧，两侧的肌如此交替收缩，即完成咀嚼运动。

触发点：位于口内，需通过口内的触诊发现，大致位于翼外肌肌腹中部（图 2-19）。

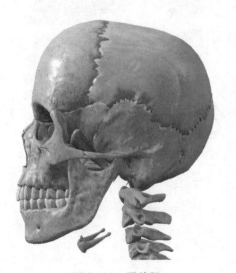

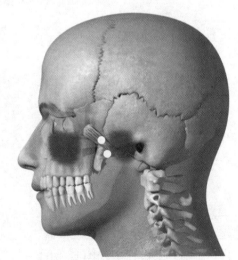

图 2-18　翼外肌

图 2-19　翼外肌触发点

（4）翼内肌（图2-20）

起点：翼突外侧板的内侧面及腭骨锥突。

止点：下颌支内面下颌舌骨沟后下方的骨面。

主要作用：上提下颌骨，使下颌骨向前移动；同侧的翼内、外肌同时收缩，使颏转向对侧。

触发点：位于口内（戴手套检查），大致位于翼内肌肌腹中部（图2-21）。

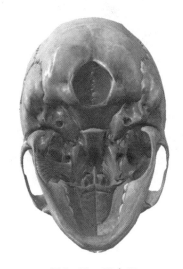 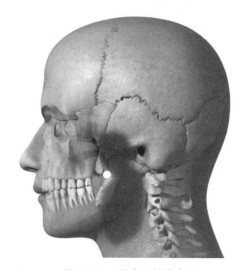

图2-20　翼内肌　　　　　　　　图2-21　翼内肌触发点

2. 胸锁乳突肌（图2-22）

起点：胸骨柄前面和锁骨的胸骨端。

止点：颞骨的乳突。

主要作用：一侧收缩，使头颈向同侧屈，并转向对侧；两侧收缩，肌肉合力作用线在寰枕关节额状轴的后面使头伸，肌肉合力作用线在寰枕关节额状轴的前面使头屈。上固定时，上提胸廓，助吸气。

触发点（图2-23）：深层胸锁乳突肌止于锁骨内1/3，即锁骨头；浅层止于胸骨柄及胸骨头，两层肌全程都可以发生触发点。浅层（胸骨头）胸锁乳突肌触发点的牵涉痛分为4支：一支到枕后，并弥散到头顶部；一支眉弓上部，呈弧形弯向颧弓后，然后弥散到面颊部；一支下颌下颈部和下颏角；最后一支弥散到胸锁关节。深层（锁骨头）胸锁乳突肌触发点的牵涉痛分2支走行：一支走到耳后和耳窝内的耳孔部，该部牵涉痛常诱发眩晕；另一支走向额结节部，有时双侧额结节受累。

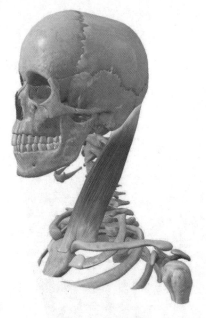

图 2-22　胸锁乳突肌

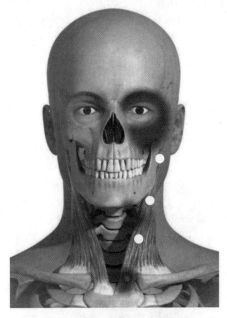

图 2-23　胸锁乳突肌触发点

4.头长肌(图 2-24)

起点:第 3~6 颈椎横突前结节。

止点:枕骨底部下面。

主要作用:头前屈及侧屈。

5.颈长肌(图 2-25)

上斜部:起自第 3~5 颈椎横突,斜向内上,以肌腱止于 C_1 的前弓。

下斜部:是 3 部分最小的部分,起自 T_1、T_2、T_3 椎体前面,止于第 5~6 颈椎横突。

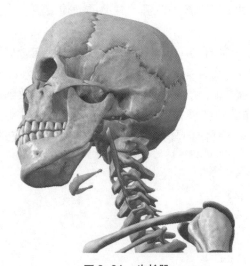

图 2-24　头长肌

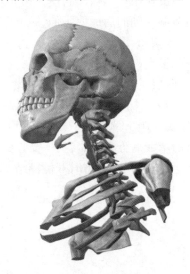

图 2-25　颈长肌

垂直部分:起自上 3 个胸椎和下 3 个颈椎,止于第 2~4 颈椎椎体。

主要作用:单侧收缩时,使颈侧屈;双侧收缩时,使颈前屈。

6. 头前直肌(图 2-26)

起点:寰椎横突。

止点:枕骨底下面,枕骨大孔前面。

主要作用:低头,侧屈。

7. 头外侧肌(图 2-27)

起点:寰椎横突。

止点:枕骨外侧部。

主要作用:低头、侧屈。

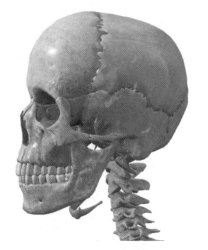 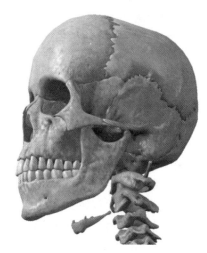

图 2-26　头前直肌　　　　　　　图 2-27　头外侧肌

8. 前斜角肌(图 2-28)

起点:第 3~6 颈椎横突前结节。

止点:第 1 肋斜角肌结节。

主要作用:一侧收缩使颈侧屈、旋转,两侧收缩使颈前屈,上提第 1、2 肋助吸气。

9. 中斜角肌(图 2-29)

起点:第 2~7 颈椎横突后结节。

止点:第 1 肋上面中份。

主要作用:一侧收缩使颈侧屈、旋转,两侧收缩使颈前屈,上提第 12 肋助吸气。

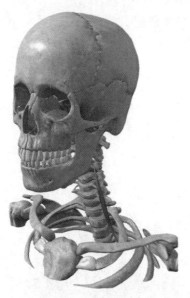

图2-28 前斜角肌

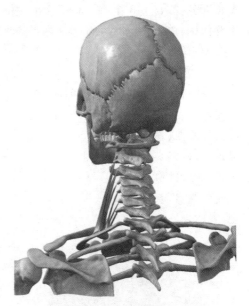

图2-29 中斜角肌

10.后斜角肌(图2-30)

起点:第4~6颈椎横突后结节。

止点:第2肋。

作用:一侧收缩使颈侧屈、旋转,两侧收缩使颈前屈,上提第1、2肋助吸气。

斜角肌触发点:前斜角肌有两个触发点,其中一个位于第6颈椎上,第二个触发点在第4颈椎的上方。前斜角肌触发点是最常见的。中斜角肌只有一个触发点。它位于第7节颈椎的下方,正好位于锁骨的上方。后斜角肌的触发点不太常见(图2-31)。

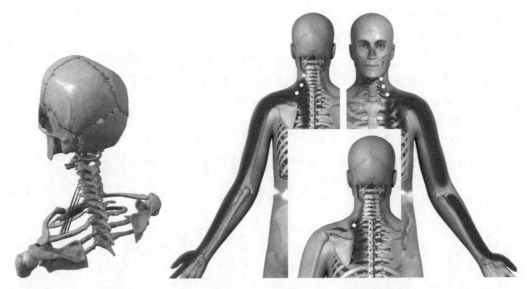

图2-30 后斜角肌

图2-31 斜角肌触发点

11. 头夹肌(图2-32)

起点:项韧带下部第7颈椎和$T_1 \sim T_3$棘突。

止点:颞骨乳突及枕骨上项线外侧1/3下方的部分。

主要作用:双侧收缩时,使头颈伸直;单侧收缩时,使头颈向同侧侧屈和回旋。

触发点:头夹肌触发点位于第2颈椎棘突旁开3 cm的位置,其牵涉痛在头顶部(图2-33)。

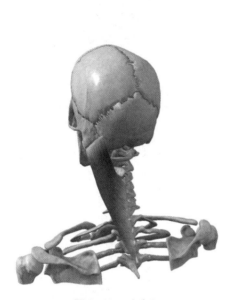

图2-32　头夹肌

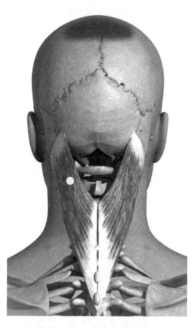

图2-33　头夹肌触发点

12. 颈夹肌(图2-34)

起点:$T_3 \sim T_6$棘突。

止点:$C_1 \sim C_3$横突。

主要作用:双侧收缩时,使头颈伸直;单侧收缩时,使头颈向同侧侧屈和回旋。

触发点:颈夹肌触发点有2个,一个在第3颈椎棘突旁开$2 \sim 3$ cm的位置,另一个在第5颈椎棘突旁开$2 \sim 3$ cm的位置,其上部触发点的牵涉痛位于同侧眼角,弥散到颞部、耳部和枕部,下部触发点的牵涉痛在颈角处(图2-35)。

13. 头最长肌(图2-36)

起点:中下颈椎的横突和小关节突、上胸椎的横突。

止点:颞骨乳突的后面。

主要作用:双侧收缩时,后伸脊柱,维持人体的直立躯体姿势,在脊柱屈曲时起稳定作用,来对抗腹肌和重力的作用;单侧收缩时,使脊柱向同侧侧屈,使脊柱向同侧旋转,对抗离心力以维持稳定。

14. 头后大、小直肌(图2-37)

头后大直肌:呈三角形,起自枢椎棘突,止于下项线的外侧部。

头后小直肌:亦呈三角形,较小,居内侧,起自寰椎后结节,止于下项线内侧部。
主要作用:两肌作用相同。一侧收缩头转向同侧;两侧收缩使头后仰。

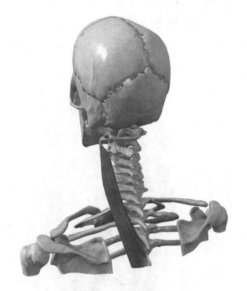

图2-34　颈夹肌

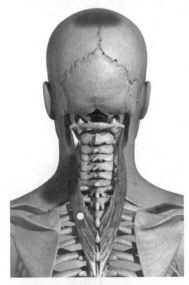

图2-35　颈夹肌触发点

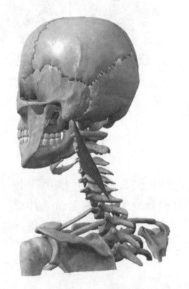

图2-36　头最长肌

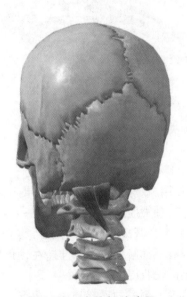

图2-37　头后大、小直肌

15. 头上斜肌(图2-38)

起点:寰椎横突。

止点:枕骨下项线上方的骨面。

主要作用:一侧收缩使头转向对侧并向同侧侧屈;两侧收缩使头后仰。

16.头下斜肌(图2-39)

起点:枢椎棘突。

止点:寰椎横突。

主要作用:一侧收缩使头转向同侧并屈;两侧收缩使头后仰。

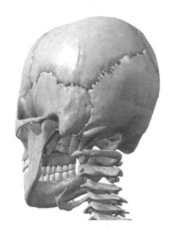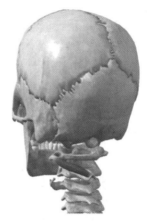

图2-38 头上斜肌　　　　　　　图2-39 头下斜肌

第二节　头颈部周围疾病的解剖学评定

一、头颈部疾病肌骨关节症状

(一)颞下颌关节紊乱综合征

颞下颌关节紊乱病有以下几种类型,致病因素不同,导致症状也有所差异。

1.咀嚼肌紊乱疾病　主要表现包括开口度异常(如开口过大或开口受限)、开口型异常、受累肌疼痛。患者咀嚼肌出现持续性疼痛,疼痛常沿肌肉走行区域放射到颞部、颈外侧或枕部。受累肌肉的区域触摸按压时肌肉发硬。晨起时疼痛相对比较轻微,在咀嚼和大张口时疼痛加剧,多伴有下颌运动受限。可伴有耳鸣、眩晕、牙痛、头痛等症状。

2.关节结构紊乱疾病

(1)可复性盘前移位:以关节弹响为主要症状,病变早期关节弹响发生在开口初、闭口末,一般无明显疼痛。关节软组织出现炎症和水肿时,关节可出现轻微疼痛。有时会发生关节绞锁,患者必须做一个特殊的动作,才能使关节正常运动。

(2)不可复性盘前移位:根据病程,3～6个月以内为急性,6个月以上为慢性。大多数患者有关节弹响的病史。由于持续损伤使关节盘韧带拉长失去弹性、关节盘变形,前移的关节盘不能自动恢复,使髁突的滑动运动受到障碍,出现开口受限或明显的张口疼痛。

3.炎性疾病 急性期关节区疼痛明显,下颌运动时疼痛加剧。由于关节腔内有渗出物,可出现关节区域肿胀,患侧后牙不能咬合、开口受限、开口型偏斜。

慢性期疼痛没有急性期剧烈,通常表现为下颌运动时如大张口或咀嚼时关节区疼痛。

4.骨关节病 急性期可出现关节疼痛,这种关节疼痛与退行性改变和滑膜炎症有关。关节疼痛多出现在开、闭口及咀嚼硬物时加重,所以也称为骨关节炎。存在骨质增生、骨赘的患者可闻及关节多声弹响、摩擦音和破碎音。

慢性期可无明显关节疼痛,所以称为骨关节病。由于关节骨质破坏明显,主要表现为下颌运动受限,晨起时开口受限明显,起床活动后逐渐缓解。也可以没有任何症状体征。

(二)颈椎病

根据受累组织和结构与临床表现的不同,颈椎病分为软组织型、神经根型、脊髓型、椎动脉型及交感型。如果两种以上类型同时存在,称为"混合型"。

1.软组织性颈椎病 软组织型颈椎病患者多较年轻,30~40岁女性多见。为颈椎病早期型。在颈部肌肉、韧带、关节囊急慢性损伤,椎间盘退化变性,椎体移位、小关节错位的基础上,机体受风寒侵袭、感冒、疲劳、睡眠姿势不当或枕高不适宜,使颈椎过伸或过屈,颈项部某些肌肉、韧带、神经受到牵张或压迫所致。多在夜间或晨起时发病,有自然缓解和反复发作的倾向。

(1)症状:主要表现为颈项强直、疼痛,可有整个肩背疼痛发板,约50%患者颈部活动受限或呈强迫体位。少数患者可出现反射性肩臂手疼痛、胀麻,咳嗽或打喷嚏时症状不加重。

(2)体征:颈椎活动受限,颈椎旁肌、$T_1 \sim T_7$椎旁或斜方肌、胸锁乳突肌压痛,冈上肌、冈下肌也可有压痛。X线片正常体位(正、侧位)一般无异常,或可有颈椎曲度变直。功能位片(过屈、过伸位片)可见颈椎节段性不稳定。

2.神经根型颈椎病 神经根型颈椎病是由于椎间盘突出、关节突移位、骨质增生或骨赘形成等原因在椎管内或椎间孔处刺激和压迫颈神经根所致。在各型中发病率最高,约占60%~70%,是临床上最常见的类型,好发于$C_5 \sim C_6$和$C_6 \sim C_7$间隙。多见于30~50岁者。

(1)症状:颈痛和颈部发僵,患侧上肢沉重、疼痛、麻木、肌肉萎缩。疼痛和麻木沿着受累神经根的走行和支配区放射。颈部活动、咳嗽、喷嚏、用力及深呼吸等,可以造成症状的加重。

(2)体征:查体可见颈部僵直、活动受限。患侧颈部肌肉紧张,棘突、棘突旁、肩胛骨内侧缘以及受累神经根所支配的肌肉压痛。C_6神经根受累时拇指痛觉减退,肱二头肌肌力减弱,肱二头肌反射减弱或消失。C_7或C_8神经根受累则中、小指痛觉减退,肱三头肌肌力减弱,握力差,手内在肌萎缩,肱三头肌反射消失。C_5神经根受累时,前臂外侧痛觉减退,三角肌肌力减弱。椎间孔挤压试验(压头试验)及臂丛神经牵拉试验常出现阳性。X线片可出现颈椎生理曲度异常、椎间孔狭窄、钩椎关节增生等。

3.脊髓型颈椎病 该型较少见,主要由于脊髓受到压迫或刺激而出现感觉、运动和反射障碍,特别是出现双下肢的肌力减弱是诊断脊髓型颈椎病的重要依据。以40～60岁的中年人多见。

（1）症状

1）下肢无力:双腿发紧、抬步沉重感,渐而出现跛行、易跪倒、足尖不能离地、步态拙笨等。

2）肢体麻木:主要由于脊髓丘脑束受累所致。出现一侧或双侧上肢麻木、疼痛,双手无力、不灵活,写字、系扣、持筷等精细动作难以完成,持物易落。躯干部出现感觉异常,患者常感觉在胸部、腹部或双下肢有如皮带样的捆绑感,称为"束带感"。同时,下肢可有烧灼感、冰凉感。

3）膀胱和直肠功能障碍:如排尿无力、尿频、尿急、尿不尽、尿失禁或尿潴留等排尿障碍,大便秘结;性功能减退。

（2）体征:颈部多无体征。上肢或躯干部出现节段性分布的浅感觉障碍区,深感觉多正常,肌力下降,双手握力下降。四肢肌张力增高,可有折刀感;反射障碍,肱二头肌反射、肱三头肌反射、桡反射、下肢的膝反射及跟腱反射早期活跃,后期减弱和消失。髌阵挛和踝阵挛阳性。病理反射阳性,以 Hoffman 反射阳性率为高,其次是髌、踝阵挛及 Babinski 征。浅反射如腹壁反射、提睾反射减弱或消失。屈颈试验阳性,X线可见椎管有效矢状径减小、椎体后缘明显骨赘形成、后纵韧带骨化等征象。

4. 椎动脉型颈椎病　该型是由于椎动脉遭受刺激或压迫,而造成以椎—基底动脉供血不全为主要特征的症候群。正常人头向一侧歪曲或扭动时,其同侧椎动脉受压、椎动脉血流减少,但是对侧的椎动脉可以代偿,从而保证椎-基底动脉血流不受太大的影响。当颈椎出现节段性不稳定和椎间隙狭窄时,可以造成椎动脉扭曲并受到挤压;椎体边缘及钩椎关节等处的骨赘可以直接刺激或压迫椎动脉周围的交感神经纤维,使椎动脉痉挛而出现椎动脉血流瞬间变化,导致椎—基底动脉系统供血不全而出现症状,因此不伴有椎动脉系统以外的症状。

（1）症状:①发作性眩晕,复视伴有眼震。有时伴随恶心、呕吐、耳鸣或听力下降。症状的出现与颈部位置改变有关。②下肢突然无力猝倒,但是意识清醒,多在头颈处于某一位置时发生。③偏头痛常因头颈部突然旋转而诱发,以颞部为剧,多呈跳痛或刺痛,一般为单侧。④偶有肢体麻木、感觉异常。可出现一过性瘫痪,发作性昏迷。

（2）体征:患者头部转向健侧时头晕或耳鸣加重,严重者可出现猝倒。X线片可见钩椎关节增生、椎间孔狭小(斜位片)或颈椎节段性不稳。

5. 交感型颈椎病　该型是由于椎间盘退变或外力作用导致颈椎出现节段性不稳定,从而对颈部的交感神经节以及颈椎周围的交感神经末梢造成刺激,产生交感神经功能紊乱。该型症状繁多,多数表现为交感神经兴奋症状,少数为交感神经抑制症状。由于椎动脉表面富含交感神经纤维,当交感神经功能紊乱时常常累及椎动脉,导致椎动脉的舒缩功能异常,因此交感型颈椎病在出现全身多个系统症状的同时,常常伴有椎—基底动脉系统供血不足的表现。

（1）症状:①头部症状。如头晕或眩晕、头痛或偏头痛、头沉、枕部痛,睡眠欠佳、记忆力减退、注意力不易集中等。偶有因头晕而跌倒者。②眼部症状。眼胀、干涩、视力变化、视物不清、视野内冒金星等。③耳部症状。耳鸣、听力下降、鼻塞、咽部异物感、口干、声带疲劳等。④胃肠道症状。恶心、呕吐、腹胀、腹泻、消化不良、嗳气及咽部异物感等。⑤心血管症状。心悸、胸闷、心率变化、心律失常、血压变化等。⑥神经症状。面部或某一肢体多汗、无汗、畏寒或发热，有时感觉疼痛、麻木但不按神经节段或走行分布。

以上症状往往与颈部活动有明显关系，坐位或站立时加重，卧位时减轻或消失。颈部活动多、长时间低头，如在电脑前工作时间过长或劳累时明显，休息后好转。

（2）体征：颈部活动多正常，有棘突位移征、颈椎棘突间或椎旁小关节周围的软组织压痛，膝反射活跃等。有时还可伴有心率、心律、血压等的变化。

6.混合型颈椎病　在实际临床工作中，混合型颈椎病也比较常见。常以某一类型为主，其他类型不同程度地合并出现，病变范围不同，其临床表现也各异。这是肩关节炎比较常见的症状。病情较轻时，患者只是在活动后，肩关节处出现刺痛、酸痛等症状，注意多休息或者对患处进行热敷，疼痛可以得到一定的缓解。随着病情的进展，患者肩关节处的疼痛会呈持续性，无论是活动还是休息，均有疼痛感。疼痛严重时还会向前臂、手、颈部、耳部等放射。

二、头颈部骨、韧带、肌、筋膜触诊

（一）骨性标志触诊

1.枕外隆凸　枕骨外面后中部的一个显著隆起，与枕骨内面的窦汇相对。枕外隆突向两侧的弓形骨嵴称上项线，为枕额肌枕肌腹和上斜方肌、帽状腱膜的起点。对于中枢敏化患者，此点为常用点（图2-40）。

2.枕骨大孔　枕骨大孔是脑颅后部的孔，连系颅腔与椎管，脑通过此孔移向脊髓，内涵椎基底动脉和延髓（图2-41）。

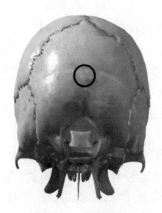
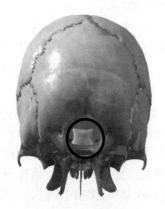

图2-40　枕外隆凸　　　　　图2-41　枕骨大孔

3.上项线　上项线是枕外隆突向乳突左右对称的隆起骨嵴，内侧端有斜方肌附着，外侧端上缘有枕肌，下缘有胸锁乳突肌、头夹肌和头最长肌附着。在长期单侧颈痛和情绪障碍人群中，双侧上项线经常厚度不一，往往患侧上项线更为明显（图2-42）。

4. 下项线　下项线平枕骨大孔上缘，为上项线下方的弓状线，距上项线约20 mm。其内侧附着头后小直肌，外侧部有头后大直肌，上缘有头上斜肌附着（图2-43）。

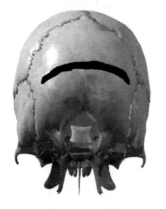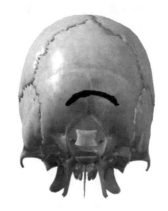

图2-42　上项线　　　　　　　　　　图2-43　下项线

5. 项平面　位于上、下平面之间，是头半棘肌附着点。在颈部旋转活动受限中损伤概率较大，表现为单侧旋转，同侧疼痛。

6. 颞骨乳突　乳突为颞骨的一部分，为圆锥状骨性突起，左右各一，位于耳垂后方。乳突的后下缘由浅入深为胸锁乳突肌、头夹肌、头最长肌起点，最前方为二腹肌后腹。该点在颈部旋转受限中常用，表现为单侧旋转，对侧疼痛；耳鸣、头痛患者中也可治疗该点（图2-44）。

7. 茎突　茎突位于乳突前深面，起于颞骨鼓部的下面，伸向前下方，呈细长形，长短不一，平均约25 mm，其远端附着有茎突咽肌、茎突舌肌、茎突舌骨肌、茎突舌骨韧带和茎突下颌韧带，深层有5根脑神经和颈内动脉穿过，是临床治疗头面部疾病、内脏系统疾病以及疑难杂症的基础点（图2-45）。

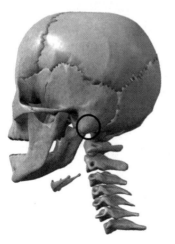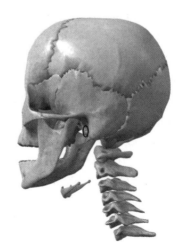

图2-44　颞骨乳突　　　　　　　　　图2-45　茎突

8.**寰椎横突** 寰椎横突在体表可于乳突尖与下颌角连线的中点触及,颞骨乳突向下摸到的第一个骨性标志即为寰椎横突。由于寰枢关节是颈椎旋转活动的重要关节,而寰椎横突上附着头上斜肌和头下斜肌,故在颈椎旋转活动中尤为重要(图2-46)。

9.**枢椎棘突** 自枕外隆凸沿后正中线向颈部触摸到的第1个骨性突起即枢椎棘突。枢椎棘突粗大,末端分叉,有众多肌肉附着,包括头后大直肌和头下斜肌。在侧位X线片上看到的颈椎上部最大的棘突即为枢椎棘突(图2-47)。

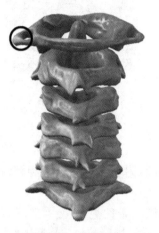 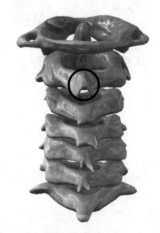

图2-46 寰椎横突　　　　　　　图2-47 枢椎棘突

10.**枢椎横突** 沿寰椎横突向下触摸到的突起即为枢椎横突。枢椎横突约与下颌角相平,也可自枢椎棘突向侧方稍上处触摸寻找到(图2-48)。

11.**颈椎关节突关节** 颈椎关节突关节是上位颈椎的下关节突与下位颈椎的上关节突构成的椎间关节。关节突关节的宽度约为10 mm,其内侧缘连线距正中线约15 mm,外侧缘连线距正中线约25 mm;其中C_1/C_2关节突关节位于C_2棘突上缘水平线(C_1后结节下方),其他的颈椎关节突关节位于相应下位的棘突尖水平线(如C_5、C_6关节突关节位于C_5棘突尖水平线)。关节突关节是神经减张疗法中非常重要的治疗部位,其上不仅包含着关节囊、韧带,也存在着多裂肌、回旋肌,脊神经后内侧支以及椎间节段动脉,对其定位一定要精准(图2-49)。

12.**隆椎棘突** 第7颈椎又称隆椎,是所有颈椎中最大的一个,低头时,颈后最为隆起的突起即隆椎棘突,可作为颈椎重要骨性标志定位(图2-50)。

棘突触诊:C_1无椎体棘突,故枕骨大孔向下触诊到的第一个骨性标志是C_2棘突。正常人能触诊到C_2、C_6、C_7棘突($C_3 \sim C_5$触诊不到原因是颈椎曲度向前)。如果每节椎体棘突都能触碰,说明患者可能颈椎曲度变直。

鉴别C_7棘突和T_1棘突:屈曲颈椎状态下旋转,运动的为C_7棘突,不动的为T_1棘突。

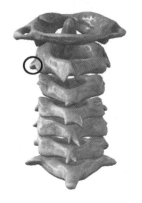 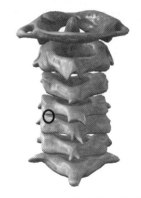 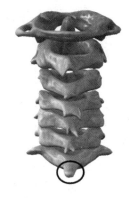

图2-48　枢椎横突　　　　　图2-49　颈椎关节突关节　　　　图2-50　隆椎棘突

（二）韧带触诊

项韧带浅层部分附着于枕外隆突和第7颈椎上。在棘突尖部和棘突之间很容易触到。在患者屈曲颈部时比较明显。韧带续于棘突上韧带和棘突尖韧带并向尾部延续。

（三）肌肉触诊

常见颈部肌肉触诊点如图2-51所示。

颈阔肌：将两侧唇角向下、外和后方即可以显示此肌。它紧张于上方的口唇和下颌骨下缘，下方的胸大肌和三角肌之间的皮肤，颈周肌位于皮下。此肌宽、薄，四方形，覆盖于颈前外侧区和面下部，扩展于胸与下颌骨和脸颊之间。

前斜角肌：触诊时患者头向健侧并稍侧屈，深吸气后闭气，以示指、中指在其锁骨上沿胸锁乳突肌外缘向内上方按压，可以触到前斜角肌的下端，轻轻触压来了解该肌的硬度及是否有压痛。如果由颈肋及颈椎病等引起的前斜角肌综合征，可以出现放射性压痛；颈心综合征者左前斜角肌多有明显压痛，并向腋部及胸前放射。该肌肉起于 $C_3 \sim C_6$ 横突前结节，斜行向下止于第一肋骨上缘的斜角肌结节，臂丛神经与锁骨下动脉在其后方，受 $C_3 \sim C_8$ 共 6 根神经的支配，临床上 $C_2 \sim C_7$ 任一颈椎节段病变，都可使斜角肌受累。故此处常为治疗的要点。

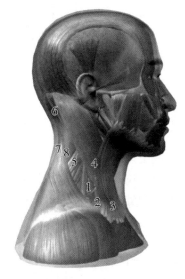

1.中后斜角肌共同肌腹；2.肩胛舌骨肌下腹；3.胸锁乳突肌锁骨头；4.胸锁乳突肌胸骨头；5.肩胛提肌；6.胸锁乳突肌锁骨枕骨肌头；7.颈部斜方肌；8.颈部夹肌。

图2-51　常见颈部肌肉触诊点

三、头颈部关节形态、功能检查

(一)观察

颈椎的检查从肉眼观察颈椎在矢状面、冠状面和横断面的准线和关节活动度开始。

准线在冠状面的评估是通过观察头部活动对躯干及肩部的影响,乳突是否平齐和颈部软组织的对称性实现的。通过观察颈椎屈曲的状态和患者下颌部的方向可以评估矢状面的准线。如果一名患者的颈椎生理曲度正常而在下颌部存在皱褶和隆起,则表明该患者的上颈椎可能存在功能障碍。从患者后面仔细观察,头部的任何旋转可评估头部在横断面的异常(图2-52)。

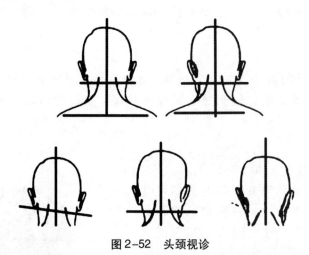

图2-52　头颈视诊

(二)动态触诊

对颈部软组织结构、张力以及骨的排列、压痛等进行触诊时,要依据患者情况决定是仰卧位或是坐位进行。

在仰卧位时,医生可以站或半蹲于患者头部方向;在坐位时,医生可以站在患者后侧。用手指尖的掌侧面触诊椎枕肌,对比双侧肌肉的肌力、肌张力和压痛点。

寰枕关节的肌韧带检查方法:将示指尖放在下颌骨与寰椎横突尖部和乳突与寰椎横突之间的区域触诊。位于寰椎横突、下颌骨之间的区域和乳突与寰椎横突之间的区域,双侧应该是对称的。

枕骨寰椎的错位可能会影响到下颌骨与第1颈椎横突之间的区域。位于下颌角与寰椎横突之间的区域可能在枕骨向后旋转时关闭而向对侧旋转时打开。在侧屈过程中,乳突可能会出现不平衡,并且位于寰椎横突与乳突之间的空隙可能会缩小。寰枢椎的骨性准线是通过比较寰椎横突与轴关节支柱是否相对平齐来评估的。检查者通过用示指和中指触诊双侧的结构来建立联系。寰椎后侧有凸起或在寰枢关节突触诊到阶梯状感觉则说明在寰枢椎间可能存在旋转错位。寰椎的后侧有凸起或寰枢椎之间的间隙变窄则说明可能存在寰椎的侧方移位。如果双侧枕骨下肌的紧张度和柔软度不一致或是椎枕肌明显紧张,则意味着上颈椎关节可能出现了某种功能障碍。然而,上颈椎位于动力学链条的末端,肌肉紧张度与准线不一致也是非常普遍的。这种情况可能是正常的变异或是身体的代偿性适应,而不代表关节的疾病。

下位颈椎 $C_2 \sim C_7$:在这一部位,需要触诊棘突间的区域、后关节支柱(脊柱)的骨轮廓、压痛点以及准线。在坐位时,棘突间的区域触诊方法为:将中指放在棘突上,示指与无名指放在两侧边缘侧,来比较邻近棘突间的韧带。由于棘突末端分叉,所以很难触诊到颈椎中间部。若颈部轻微前屈,将会变得容易触诊(图2-53)。

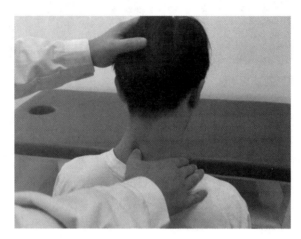

图2-53 颈部动态触诊

(三)颈椎病相关的体格检查

1. 侧位椎间孔挤压测试 检查者位于患者的后面,患者坐位,头向患侧倾斜并后伸,检查者用双手(手指交叉位)向下压按患者头顶部,如果颈部、上肢出现疼痛加重或者放射痛,即为阳性。机制是侧弯后伸并挤压头部时,使椎间孔变小,从而使颈神经根受压加重,出现疼痛或者反射痛,多见于颈椎病(图2-54)。

2. 后仰位椎间孔挤压测试 患者取坐位头稍微后仰检查者将手置于其头顶部并向施加压力,若出现患肢疼痛加重,反射痛,即为阳性,见于颈椎病。

3. 颈神经根牵拉测试 颈神经根分颈丛 $C_1 \sim C_4$ 及臂丛 $C_5 \sim T_1$ 以下 3 种试验方法不同,临床意义亦不同,三者互相参照,对定位诊断很有价值。

(1)臂丛神经牵拉测试:患者取坐位(站立位)稍微低头,检查者站立于患者患侧一手扶患侧头部,一手握患侧腕部,然后两手向相反方向推拉,若出现放射性疼痛肌麻木即为阳性,试验对诊断上、中、下 3 段神经根型颈椎病均有意义,即颈丛与臂丛病变均可表现为阳性。其中臂丛神经受累的中下段颈椎病最易出现阳性,故称臂丛神经牵拉测试(图2-55)。

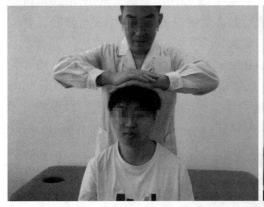

图2-54　椎间孔挤压测试

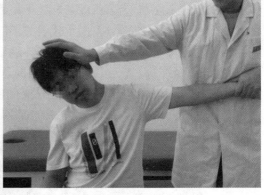

图2-55　臂丛神经牵拉测试

除神经根型者为阳性外,臂丛神经损伤、前斜角肌综合征者均可呈现阳性结果。若在牵拉的同时迫使患肢做内旋动作,Eaten 加强测试。

(2)推头压肩测试:检查者一手扶患侧头,另一手置患侧肩部,两手向相反方向用力,做推头压肩测试出现疼痛麻木为阳性,该测试主要用于诊断中、上段神经根型颈椎病或者颈型颈椎病,C_5 以下的颈椎病此试验多不明显。

(3)直臂抬高试验:患者坐位或立位,手臂下垂,术者站在患者的背后,一手扶其患肩,另一手据其腕部向外后方抬高手臂,若出现疼痛为阳性。此试验主要用于臂丛神经病变、C_5 以下的神经根型颈椎病、前斜角肌综合征、肋锁综合征,而 C_3 以上的颈椎病多为阴性。

4. 椎动脉扭曲试验　适用于有头晕症状者。术者一手扶患者头顶,另一手扶其颈部,使头向后仰并向左(右)侧旋转45°,约停 15 s,若出现头昏、头晕、眩晕、视物模糊、恶心、呕吐者即为阳性,为对侧椎动脉供血受阻,提示椎动脉综合征、椎动脉型颈椎病。

此试验应根据患者年龄和病情,对年龄大、头晕较重者,不要用力过猛,以防晕厥(图2-56)。

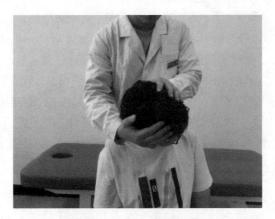

图2-56　椎动脉扭曲试验

5.颈椎间孔分离试验　对疑有颈脊神经根痛者令其端坐,检查时用双手分别托住患者下颌及枕部,逐步向上牵引,若原有上肢麻木疼痛减轻或消失为阳性,表明颈脊神经根在椎间孔内受到卡压,提示椎间盘病变,椎间孔缩小,椎动脉型颈椎病、椎动脉综合征发作期进行此项试验,头昏、头晕、耳鸣等常有减轻或消失,可作为颈部牵引治疗的指征之一。

6.颈屈伸试验　下列的3种方法,出现的反应不同,临床意义也不一样,对定位定性诊断有重要价值。

(1)力米特(heme)征:患者坐位或立位,屈颈低头,如出现沿肩背向下射至腰腿的疼痛或麻木即为阳性,此征曾被认为是多发性硬化的特异性体征,实际如脊髓型颈椎病、肿瘤、放射性脊髓病等都可出现阳性,其中以颈椎病最多见,如伸颈仰头试验也阳性,则多提示黄韧带肥厚。

(2)低头屈颈征:做法同Lhermitte征,但出现反应不同。

1)疼痛或麻木仅局限在颈肩手。

2)可出现头晕、耳鸣,提示颈椎椎体后外缘骨赘形成,或为后外型颈椎间盘突出(图2-57)。

(3)仰头伸颈征:做法与低头屈颈征相反,但出现症状相似,即仰头伸颈时出现疼痛、麻木或头晕、耳鸣,回到自然位或低头屈颈位则症状消失或缓解。本征主要提示上关节突移位或增生,故对诊断后关节病变有一定的特异性(图2-58)。

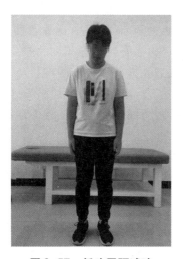

图2-57　低头屈颈试验

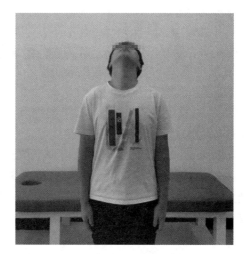

图2-58　伸颈仰头试验

7.颈静脉加压试验　患者取卧位或坐位,检查者用双手压住颈静脉,脑脊液压力升高,刺激蛛网膜下腔内的脊神经根而诱发出现上肢麻木疼痛者为阳性,可见神经根型颈椎病、急性椎间盘突出、颈脊髓硬膜下肿瘤等。

8.头前屈旋转(Femz)试验　嘱患者前屈头部,然后左右旋转,颈椎产生疼痛为阳性,多见于颈椎骨关节病。

9.Spuling试验　主要用于检查神经根在根管通路上是否受到压迫。方法:是头被动向一侧和后方压迫,出现同侧上肢放射样疼痛为阳性。此动作可以使同侧的神经根管明显变窄,神经根型颈椎病是由于在根管部位神经根受到增生的骨赘或膨出的间盘压迫而出现症状。此检查是通过促进压迫加重使症状表现出来。它是鉴别神经根型和脊髓型颈椎病的重要检查方法。

10. Barre-Lieou 征　主要用于诱发和证明交感神经型(或椎动脉型)颈椎病。方法:将头部向一侧旋转和侧屈并保持几秒钟,出现头晕目眩、恶心等症状为阳性。其机制为椎动脉型或交感型颈椎病的发病是由于椎动脉附近受到颈椎增生的压迫,此动作可以使压迫更加明显,诱发症状。实际上,Barre-Lieou 综合征的发病原因尚不清楚,此动作也不一定可以诱发症状,但确实有部分患者,头部向一侧倾斜或旋转时容易出现症状。

11. Lhermitte 征　本法是检查脊髓白质由于各种原因处于炎症状态。方法:让患者屈曲或后伸颈部,出现上述沿着颈背部放电样疼痛的状态为阳性。其机制为当颈椎病或脊髓其他原因造成脊髓白质出现炎症时,屈曲和伸展颈部可以使颈髓移动,而脊髓又是被齿状韧带固定于硬膜,因此会出现微小的牵动。正常时这样的牵动不会有异样的感觉,但是脊髓白质炎症状态时,兴奋阈值很低,会出现放电样的感觉。

12. 10 s 手指屈伸试验　判断脊髓内部髓间的联络功能。方法:让患者用最快的速度屈伸手指,每一次必须完全伸直和屈曲,如果 10 s 钟 20 次以下为异常。其机制为伸直手指时需要屈曲的拮抗肌同时松弛,反之亦然。这需要脊髓灰质的邻近髓节之间的迅速信息交换。如果脊髓受压导致髓节之间的联系不畅,手指屈伸的灵巧运动就会受限。

13. 小指逃避征　判断手的内在肌群是否存在肌力障碍。方法:让患者伸直双手手指,并手指并拢。如果小指不能并拢为阳性。其机制为当脊髓受压迫时,常常较早地出现手的内在肌的肌力下降,小指表现最明显。严重时各指并拢都比较困难。

14. 脊髓手　观察是否出现严重的脊髓受压。方法:让患者尽量伸直双手,并拢手指。观察患者的双手是否出现小肌肉萎缩和灵巧运动障碍,并检查是否存在感觉障碍,反射亢进。出现上述表现即为阳性。

15. Hoffmann 病理征　了解是否出现上位运动神经元的功能障碍。方法:将患者的中指掌指关节背伸,余指放松。迅速向掌侧弹拨中指末节,如果出现拇指内收动作为阳性。一般认为这是上肢的病理征的表现,但有人认为这其实只不过是上肢肌腱反射亢进的一种表现。因此阳性不一定有临床意义,但是如果强阳性或是单侧阳性就有重要的临床意义。

16. Wartenberg 征　了解是否出现上位运动神经元的功能障碍。方法:将检查者的示指放在患者的第 2 ~ 5 指的末节掌侧,用检查锤敲击,如果出现患者拇指屈曲动作为阳性。此征比 Hoffmann 反射更容易出现,一般认为这是上肢的病理征的表现,也有人认为其实只不过是上肢肌腱反射亢进的一种表现。因此阳性不一定有临床意义,但是如果强阳性或是单侧阳性就有重要的临床意义。

17. 上肢腱反射检查　主要检查肱二头肌及肱三头肌腱反射。支配肱二头肌的主要神经为 C_6 神经,肱三头肌为 C_7 神经。在早期病变,这些神经根如受到刺激可呈现腱反射活跃,损害性病变则腱反射减退或消失。

18.感觉检查 痛觉改变及肌萎缩根性病变时患者浅部痛觉改变及肌萎缩体征局限于相应的皮节和肌节。多数患者表现为颈肩部及上肢肌肉呈轻度肌力减弱和肌萎缩。

(四)关节活动度评定

1.颈椎前屈、后伸

体位:坐位或站立位,将一压舌板置于受试者齿间。

量角器放置:量角器的轴心对准肩峰,固定臂与腋中线平行,移动臂与第7颈椎与头顶中心连线平行。测量前屈时,受试者颈椎屈曲到下颌尽量贴近胸部,测量后伸时颈椎后伸使头的背侧尽量靠近胸椎。

正常范围:颈椎前屈、后伸均为0°~45°(图2-59、图2-60)。

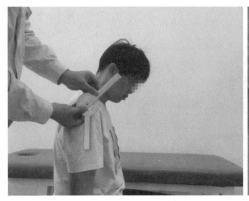

图2-59 颈椎前屈活动度测量

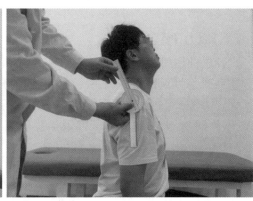

图2-60 颈椎后伸活动度测量

2.颈椎左、右侧屈

体位:坐位或站立位。

量角器放置:量角器的轴心对准第7颈椎棘突,固定臂放在肩上与地面平行或垂下与胸椎平行,移动臂对准枕后隆突。测量时令受试者颈椎左、右侧屈使耳朵尽量靠近肩部。

正常范围:颈椎左、右侧屈均为0°~45°(图2-61)。

3.颈椎左、右旋转

体位:仰卧位。

量角器放置:量角器的轴心对准头顶,固定臂与地面平行或与测量一侧的肩峰平行,移动臂对准鼻尖。

正常范围:颈椎左、右旋转均为0°~60°(图2-62)。

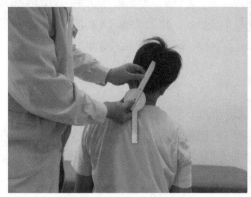 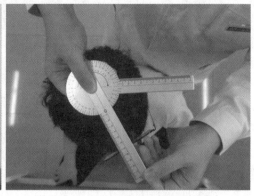

图 2-61　颈椎侧屈活动度测量　　　　　图 2-62　颈椎旋转活动度测量

（五）肌力评定

1. 颈椎前屈肌力评定

主动肌：斜角肌、颈长肌、头长肌、胸锁乳突肌。

评定方法：5、4 级：仰卧，抬头屈颈，一手固定胸廓，另一手阻力加于前额向下；3 级：体位同上，无阻力下可全范围抬头屈颈；2、1 级：侧卧，可屈颈或可触及肌肉收缩（图 2-63）。

2. 颈椎后伸肌力评定

主动肌：斜方肌、颈部骶棘肌。

评定方法：5、4 级：俯卧，前胸垫一枕头，抬头后伸，一手固定胸背，另一手阻力加于枕部向下；3 级：体位同上，无阻力下可全范围抬头伸颈；2、1 级：侧卧，托住头部可仰头或可触及肌肉收缩（图 2-64）。

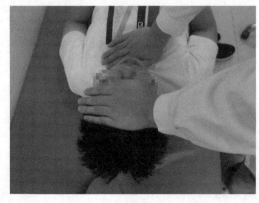 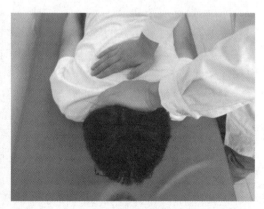

图 2-63　颈椎前屈肌力评定　　　　　图 2-64　颈椎后伸肌力评定

第三节　头颈部肌肉、关节功能康复策略

一、疼痛康复

疼痛是最常见的症状,疼痛的部位与病变的类型和部位有关,一般有颈后部和肩部的疼痛,神经根受到压迫或刺激时,疼痛可放射到患侧上肢及手部。若头半棘肌痉挛,可刺激枕大神经,引起偏头痛。

非手术疗法是疼痛康复的最基本疗法,包括围领及颈托、药物、注射疗法、颈椎牵引、理疗、针灸、手法按摩以及运动疗法等。上述方法可使颈椎病疼痛症状减轻、明显好转,甚至治愈。

(一)围领及颈托

围领和颈托可起到制动和保护颈椎,减少对神经根的刺激,减轻椎间关节创伤性反应,并有利于组织水肿的消退和巩固疗效,防止复发的作用。围领和颈托可应用于各型颈椎病患者,对急性发作期患者,尤其对颈椎间盘突出症,交感型及椎动脉型颈椎病的患者更为合适。长期应用颈托和围领可以引起颈背部肌肉萎缩,关节僵硬,非但无益,反而有害,所以穿戴时间不可过久,且在应用期间要经常进行医疗体育锻炼。在症状减轻时要及时除去围领和颈托,加强肌肉锻炼。

(二)药物治疗

药物在颈椎病的治疗中可以起到辅助的对症治疗作用,常用的药物有:非甾体类消炎止痛药、扩张血管药物、营养和调节神经系统的药物、解痉类药物、中成药、外用药。

(三)注射疗法

1.局部痛点封闭　常用药有醋酸泼尼松龙、醋酸可的松、利多卡因等,在患处找出压痛敏感点,行痛点注射,每隔5~7 d治疗1次,3~5次为1个疗程。一般1个疗程后症状基本消失,功能有所改善。

2.颈段硬膜外腔封闭疗法　适用于神经根型、交感型颈椎病和颈椎间盘突出症。采用低浓度的局麻药加皮质激素阻断感觉神经及交感神经在椎管内的刺激点,也可抑制椎间关节的创伤应激。常用氢化可的松、地塞米松、醋酸泼尼松龙、普鲁卡因、利多卡因等,一般为每周1次,2~3次为1个疗程。本项治疗要求备有麻醉机或人工呼吸器,在严格无菌条件下进行,要求穿刺技术熟练。

3.星状神经节阻滞　患者取仰卧位,头偏向对侧后仰,于胸锁关节上两横指可扪及第7颈椎横突,以示指深压把颈总动脉挤向外侧,与气管分开,用7号针垂直刺入直达横突。回吸无血,无气即注射1%利多卡因10 mL。数分钟后出现霍纳征为成功的标志。每隔5~7 d治疗1次,3~5次为1个疗程。

(四)颈椎牵引治疗

颈椎牵引疗法对颈椎病是较为有效且应用广泛的一种治疗方法,必须掌握牵引力的方向、重量和牵引时间3大要素,以保证牵引的最佳治疗效果。此疗法适用于各型颈椎病,对早期病例更为有效。对病程较久的脊髓型颈椎病进行颈椎牵引,有时可使症状加重,故较少应用。颈椎牵引的作用机制是:①限制颈椎活动,调整和恢复已被破坏的椎管内外平衡,消除刺激症状,恢复颈椎正常功能;②解除颈部肌肉痉挛,从而减少对椎间盘的压力;③增大椎间隙和椎间孔,减轻神经根所受的刺激和压迫,松解神经根和周围组织的粘连;④缓解椎间盘组织向周缘的外突压力,有利于外突组织的复位。牵引力使得后纵韧带紧张,有利于突出物回纳;⑤使扭曲于横突孔间的椎动脉得以伸张,改善脑部血供;⑥牵引被嵌顿的小关节滑膜,调整错位关节和椎体的滑脱,改善颈椎的曲度。

1. 颈椎牵引的方法　通常采用枕颌布带牵引法。通过枕颌牵引力进行牵引,患者可以坐位或卧位,衣领松开,自然放松。操作者将牵引带的长带托于下颌,短带托于枕部,调整牵引带的松紧,用尼龙搭扣固定,通过重锤、杠杆、滑轮、电动机等装置牵拉。轻症患者采用间断牵引,重症者可行持续牵引。每日1次,15~20次为1个疗程。

2. 颈椎牵引的参数选择

(1)牵引时间:从生物力学的观点来看,颈椎牵引是给颈椎施加牵张力,使其发生应变,椎间隙加宽,椎间盘压力减小,缓解神经根、脊髓和血管受压,调整颈椎血管和神经之间的关系,改善颈椎的生理功能。相对于椎间盘和韧带,椎体为刚性物体,在受到应力作用时,几乎不产生应变,而椎间盘属于黏弹性物质,所以牵引时主要是椎间盘和韧带发生蠕变。根据蠕变方程拟合曲线和实际测量的结果,在蠕变曲线最初的10~20 min内,椎间盘的应变随时间上升得较快,然后逐渐减慢,50 min后,即使时间再延长,应变也不增加。说明颈椎牵引时间以10~30 min较合适。

(2)牵引角度:关于牵引角度,大多认为以颈椎前倾10°~20°较合适。当牵引力向前倾斜一个小角度时,牵引力与颈椎的横截面垂直,能均匀加宽前后椎间隙,致使椎间孔与椎管均匀扩大,以减轻或消除颈肩部疼痛。前倾8°~10°的牵引力,对牵引被嵌顿的小关节也有作用,并使扭曲于横突孔中的椎动脉得以伸展,改善头部的缺血状况,使头晕、头痛得以减轻或消失。有观察表明,最大牵引力作用的位置与牵引的角度有关。颈椎前倾角度小时,牵引力作用于上颈椎,随颈椎前倾角度加大,作用力的位置下移。颈椎生理曲度改变时,最大牵引力的位置也有改变。有学者提出,应根据颈椎病的类型确定牵引的角度,颈型颈椎病牵引时颈椎宜前倾10°~20°,神经根型颈椎病前倾20°~30°,脊髓型颈椎病后仰10°~15°,在牵引过程中还应根据患者的反应做适当调整。

(3)牵引重量:牵引重量与患者的年龄、身体状况、牵引时间、牵引方式等有很大的关系,多数报道为6~15 kg。若牵引时间短,患者身体状况好,牵引的重量可适当增加,若牵引时间长,牵引重量要小些。在牵引时,可根据患者的反应作适当调整。牵引1~3次,可有颈部或上肢酸胀或疼痛轻度增加的情况,这是局部组织或神经根受到牵拉刺激的反应。若牵引后疼痛明显增加或头晕,应调整牵引参数或停止牵引治疗(图2-65)。

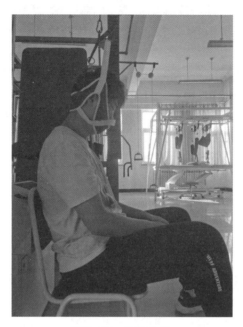

图 2-65　颈椎牵引

（五）物理因子治疗

在颈椎病的治疗中,物理治疗可起到多种作用,也是较为有效和常用的治疗方法。物理治疗可以消除神经根及周围软组织的炎症、水肿,改善脊髓、神经根及颈部的血液供应和营养状态,缓解颈部肌肉痉挛,延缓或减轻椎间关节、关节囊、韧带的钙化和骨化过程,增强肌肉张力,改善小关节功能,改善全身钙磷代谢及自主神经系统功能。常用的方法有直流电离子导入疗法、低中频电疗、高频电疗法、石蜡疗法、磁疗、超声波、光疗、水疗、泥疗等。

1. 直流电离子导入疗法　应用直流电导入各种中、西药物治疗颈椎病,有一定治疗效果。但要用能电离的药物,并明确药物离子的电性,因药物离子是根据"同性相斥"的原理导入皮肤的。可导入的药物有中药制剂(如乌头碱提取物)、维生素类药物、镇痛药、碘离子等,作用极置于颈后部,非作用极置于患侧上肢或腰骶部,电流密度为 $0.08 \sim 0.10 \ mA/cm^2$,每次 20 min,每日 1 次,7 ~ 10 次为 1 个疗程。

2. 高频电疗法　常用的有短波、超短波及微波疗法,通过其深部透热作用,改善脊髓、神经根、椎动脉等组织的血液循环,促进功能恢复。超短波及短波治疗时,颈后单极或颈后、患侧前臂斜对置,微热量,每次 12 ~ 15 min,每日 1 次,7 ~ 10 次为 1 个疗程。微波治疗时,将微波辐射电极置于颈部照射,微热量,每次 10 ~ 12 min,每日 1 次,7 ~ 10 次为 1 个疗程。

3. 低频调制中频电疗法　电极于颈后并置或颈后、患侧上肢斜对置,根据不同病情选择相应处方,如止痛处方、调节神经功能处方、促进血液循环处方,每次 20 min,每日 1 次,7 ~ 10 次为 1 个疗程。

4.超声波疗法 作用于颈后及肩背部,常用接触移动法,0.8～1.0 w/cm²,每次治疗8～10 min,每日1次,7～10次为1个疗程。可加用药物透入,常用维生素B、氢化可的松、双氯芬酸等。

5.磁疗 即利用磁场治疗疾病的方法。常用脉冲电磁疗,磁圈放置于颈部和(或)患侧上肢,每次20 min,每日1次,10次为1个疗程。

6.红外线照射疗法 红外线灯于颈后照射,照射距离30～40 cm,温热量,每次20～30 min,每日1次,7～10次为1个疗程。

7.石蜡疗法 石蜡的比热大,导热系数小,熔化时吸收大量的热量,冷却时慢慢将热量放出,热作用时间长、加热均匀。另外,石蜡有良好的可塑性、黏滞性和延伸性,可与治疗部位密切接触。将加热后的石蜡敷贴于患处,使局部组织受热、血管扩张,循环加快,细胞通透性增加,由于石蜡的热作用持续时间较长,故有利于深部组织水肿消散、消炎、镇痛。常用颈后盘蜡法,温度42 ℃,每次治疗30 min,每日1次,7～10次为1个疗程。

8.泥疗 泥疗是将具有医疗作用的泥类,加热37～43 ℃,进行全身泥疗或颈、肩、背局部泥疗。由于泥的热容量小,并有可塑性和黏滞性,可影响分子运动而不对流,所以其导热性低、散热慢,保温性好,能长时间保持恒定的温度。其次,由于泥中含有各种微小沙土颗粒及大量胶体物质当其与皮肤密切接触时,对机体可产生一定的压力和摩擦刺激,产生类似按摩的机械作用。另外,泥土中尚有一些化学作用和弱放射作用,通过神经反射、体液传导和直接作用对机体产生综合效应。每日或隔日1次,每次治疗30 min,7～10次为1个疗程。结束时要用温水冲洗。

(六)关节松动术

关节松动一方面能促进关节液的流动,改善关节软骨及软骨盘无血管区的营养,缓解疼痛;同时可防止因活动减少引起的关节退变。另一方面关节松动可抑制脊髓和脑干致痛物质的释放,可提高痛阈。多采用Ⅰ级手法缓解疼痛。

(七)松解触发点

先将手指放在要松解肌肉上,根据疼痛部位,可转动颈部查找触发点,让手的力量和头部力量相互对抗,同时进行相应触发点的按揉,可起到缓解疼痛的作用。

(八)传统康复

1.按摩 按摩常用于各期患者,多采用推、揉、捏、按、滚等手法作用于患部肌肉和痛点,以减轻疼痛。

2.针灸 针灸可舒筋通络、行气活血、止痛。选取夹脊穴、风池或颈肩部穴位达到治疗目的。若患者颈椎病时间较长,如果出现粘连,后背出现条索状物,通过三棱针点刺、刺络、拔罐,可以达到很好治疗效果。

二、活动范围受限康复

各型颈椎病患者的全身各部肌肉可因神经营养失调或失用等原因而发生明显肌肉萎缩,并引起肌肉劳损和肌筋膜炎等症状。颈椎周围之关节囊、韧带、肌肉等组织也可因炎性反应,缺少活动等原因发生粘连、显得僵硬,因而应鼓励患者积极进行功能锻炼。运动疗法可增强颈与肩胛带肌肉的肌力,保持颈椎的稳定,改善颈椎各关节功能,防止颈部僵硬,矫正不良体姿或脊柱畸形,促进机体的适应代偿能力,防止肌肉萎缩、恢复功能、巩固疗效、减少复发。故在颈椎病的防治中运动疗法起着重要的作用。颈椎的屈曲与伸展的活动度,枕寰关节占50%,旋转度寰枢关节占50%,所以,上颈椎的疾病最易引起颈椎活动度受限。神经根水肿或受压时,颈部出现强迫性姿势,影响颈椎的活动范围。可采用下列方法改善活动范围。

（一）关节活动技术

1. 被动运动　患者仰卧位,治疗师双手固定头部两侧,依次做颈的前屈后伸、左右侧屈和旋转运动。

2. 主动运动　患者坐位或站位,做颈椎的前屈后伸、左右侧屈和旋转运动。

（二）关节松动术

颈椎关节的生理运动包括前屈、后伸、侧屈,旋转运动。活动比较大的节段是 $C_4 \sim C_5$、$C_5 \sim C_6$、$C_6 \sim C_7$,一般从 $C_2 \sim C_6$ 屈曲程度大于伸直,而在 $C_6 \sim T_1$,伸直稍大于屈曲;附属运动包括相邻颈椎的分离牵引、滑动及旋转。分离是颈椎沿着长轴的牵伸运动,滑动是相邻椎体间的前后及侧方的移动,而旋转则是指相邻椎体间或横突间的转动。常见的颈椎关节松动技术如下。

1. 分离牵引

（1）作用:一般松动,缓解疼痛。

（2）患者体位:去枕仰卧位,头部伸出治疗床外,枕在治疗师的手掌上,颈部中立位。

（3）治疗师位置及操作手法:面向患者头部坐或站立,一手托住患者头后部,另一手放在下颌处。双手将头部沿长轴纵向牵拉,持续约 15 s,然后放松还原,重复 3 次。颈椎上段病变在颈部中立位牵引,中下段病变在颈部前屈10°～15°位牵引。

注意:治疗师每次施加的牵拉力量逐渐增加,依次为全力的1/3、2/3、3/3(图2-66)。

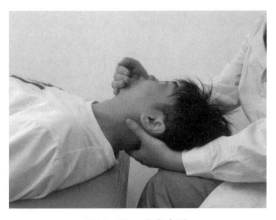

图2-66　分离牵引

2. 旋转摆动

(1)作用:增加颈椎旋转的活动范围。

(2)患者体位:同分离牵引。

(3)治疗师位置及操作手法:治疗师位置同分离牵引。向左旋转时,治疗师右手放在患者枕部托住其头部,左手放在其下颌,双手同时使头部向左缓慢转动。向右旋转时手法操作相反(图2-67)。

3. 侧屈摆动

(1)作用:增加颈椎侧屈的活动范围。

(2)患者体位:同上。

(3)治疗师位置及操作手法:治疗师位置同上。向右侧屈时,治疗师的右手放在患者的枕后部,示指和中指放在患者颈椎左侧拟发生侧屈运动的相邻椎体横突上,左手托住患者下颌。操作时治疗师上身稍微向左转动,使颈椎向右侧屈,向左侧屈时手法操作相反(图2-68)。

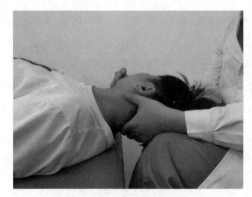

图2-67 颈椎旋转摆动

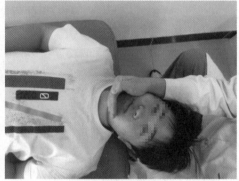

图2-68 侧屈摆动

4. 后伸摆动

(1)作用:增加颈椎屈、伸的活动范围。

(2)患者体位:同上。

(3)治疗师位置及操作手法:坐位,治疗师面对患者头部,一侧大腿支撑患者头后部。双手放在颈部两侧向上提,使颈椎被动后伸(图2-69)。

5. 垂直按压棘突

(1)作用:增加颈椎屈、伸的活动范围。

(2)患者体位:去枕俯卧位,双手五指交叉,掌心向上放在前额处,下颌稍内收。

(3)治疗师位置及操作手法:治疗师位置同上,双手拇指指尖相对放在同一椎体的棘突上,将棘突向腹侧垂直推动。C_2 和 C_7 的棘突在体表比较容易摸到,操作时可以 C_2 或 C_7 的棘突为标准,依次向下(从 C_2 开始)或向上(从 C_7 开始)移动(图2-70)。

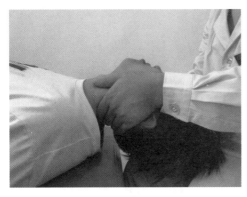

图 2-69　颈椎后伸摆动

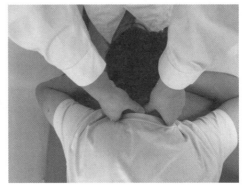

图 2-70　垂直按压棘突

6.垂直按压横突

（1）作用:增加颈椎旋转的活动范围。

（2）患者体位:同上。

（3）治疗师位置及操作手法:治疗师位置同上。双手拇指放在同一椎体的一侧横突上,拇指指背相接触,将横突垂直向腹侧推动。可以双手拇指同时推动,或内侧手拇指固定,外侧手推动。如果局部疼痛明显,外侧手的拇指可以靠近横突尖;如果关节僵硬明显,外侧手的拇指可以靠近横突根部(图 2-71)。

7.垂直松动椎间关节

（1）作用:增加颈椎侧屈和旋转的活动范围。

（2）患者体位:同上,但头部向患侧转动约30°。

（3）治疗师位置及操作手法:治疗师位置同上,双手拇指放在横突与棘突之间,向腹侧推动。如果在此体位上一时不能摸准,可先让患者头部处于中立位,治疗师一侧手拇指放在棘突上,另一侧手拇指放在同一椎体的横突,然后让患者头向患侧转动约30°,治疗师双手拇指同时向中间靠拢,此处即相当于椎间关节处。如果症状偏向棘突,可以外侧手固定,内侧手稍偏向棘突用力;如果症状偏向横突,可以内侧手固定,外侧手稍偏向横突用力(图 2-72)。

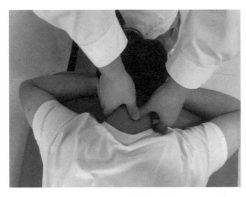

图 2-71　垂直按压横突

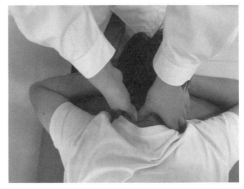

图 2-72　垂直松动椎间关节

（三）牵伸技术

1.徒手被动牵伸技术

（1）牵伸颈部伸肌群

1）牵伸目的：增加颈椎前屈的活动范围。

2）患者体位：坐位。

3）治疗师体位：站立位，上方手置于患者顶枕部，下方手置于上段胸椎部位。

4）牵伸手法：下方手固定脊柱，上方手轻柔地向下压使颈部屈曲至最大范围，保持15～30 s，重复3～5次（图2-73）。

（2）牵伸屈颈肌群

1）牵伸目的：增加颈椎后伸的活动范围。

2）患者体位：坐位。

3）治疗师体位：站立位，上方手置于患者前额部，下方手置于上段胸椎部位。

4）牵伸手法：下方手固定脊柱，上方手轻柔地向后推使颈部后伸至最大范围，保持15～30 s，重复3～5次（图2-74）。

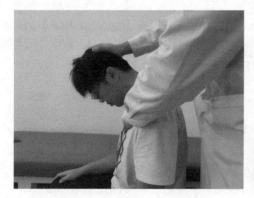
图2-73 牵伸颈部伸肌群

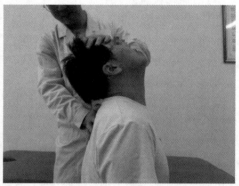
图2-74 牵伸屈颈肌群

（3）牵伸颈部侧屈肌群

1）牵伸目的：增加颈椎侧屈的活动范围。

2）患者体位：坐位。

3）治疗师体位：站立位，上方手置于牵伸侧的颞部，下方手置于同侧的肩部。

4）牵伸手法：下方手固定牵伸侧肩部，上方手缓慢地向对侧推动患者的头部，使颈椎侧屈至最大范围，保持15～30 s，重复3～5次（图2-75）。

2.自我牵伸技术

（1）自我牵伸颈椎后伸肌群：患者坐位或立位，双手交叉置于后枕部，缓慢地向前压使颈椎前屈，牵伸颈椎后伸肌群（图2-76）。

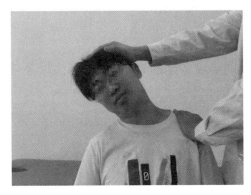

图2-75 牵伸颈部侧屈肌群

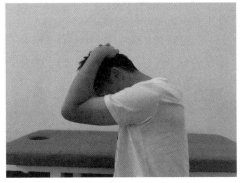

图2-76 自我牵伸颈椎后伸肌群

（2）自我牵伸颈椎前屈肌群：患者坐位或立位，双手交叉置于额头，缓慢地向后压使颈椎后伸，牵伸颈椎前屈肌群（图2-77）。

（3）自我牵伸颈部侧屈肌群：患者坐位或立位，一手固定牵伸侧肩部，另一手置于同侧颞部，置于颞部的手使头部向非牵伸侧屈曲，牵伸颈部侧屈肌群（图2-78）。

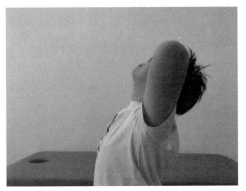

图2-77 自我牵伸颈椎前屈肌群

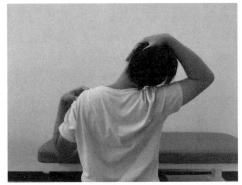

图2-78 自我牵伸颈部侧屈肌群

（四）麦肯基力学疗法

需要基于临床评定和力学诊断，同时密切关注治疗的反应。以下治疗技术为力学治疗中主要运用的方法，需要结合评定结果及治疗反应进行决策和调整。

1.坐位后缩（治疗技术1）

（1）坐位后缩基本动作

操作方法：患者高靠背椅坐位，腰背部有良好支撑使腰椎前凸。患者头部尽可能地向后运动，达到最大范围，在终点停留瞬间后放松回到起始位。有节律地重复，争取每次重复时运动幅度能进一步增加。注意在运动过程中头部必须保持水平，双眼平视前方。

技术类型：患者自我运动。

（2）力的升级坐位后缩自我加压

操作方法：起始方法同前。患者先进行后缩运动，如前所述，在运动范围终点时让患者用单手或双手在颏部加压。

技术类型:患者自我运动。

(3)力的升级坐位后缩治疗师过度加压

操作方法:同前。治疗师站在患者身旁,一只手放在患者 T_1 ~ T_2 椎体上保持躯干稳定,另一只手从患者的下颏处加压。患者进行后缩运动,达到运动范围终点时治疗师双手相向用力加压。

技术类型:治疗师治疗技术。

坐位后缩技术主要适用于下颈段后向移位综合征、上颈段屈曲功能不良综合征、下颈段伸展功能不良综合征。

2. 坐位后缩加伸展(治疗技术 2)

(1)坐位后缩加伸展基本动作

操作方法:同治疗技术 1。患者先进行后缩运动至最大范围,方法如治疗技术 1 中所述,从后缩位开始缓慢小心地进行头颈部全范围的伸展。在伸展终点停留 1 s 后,缓慢地回到起始位。有节律地重复。

技术类型:患者自我运动。

(2)力的升级坐位后缩伸展自我加压

操作方法:同前。在后缩加伸展至最大范围后,在伸展终点位进行小幅度的左右旋转 4 ~ 5 次,在旋转的过程中进一步加大头颈伸展幅度。

技术类型:患者自我运动。

坐位后伸加伸展技术适用于下颈段后向移位综合征、伸展功能不良综合征。

3. 仰卧位后缩加伸展(治疗技术 3)

(1)仰卧位后缩

操作方法:患者仰卧位,用枕部和下颏部同时尽量下压,达到后缩的效果,至后缩终点位后放松,回到起始位。重复数次后如果症状没有加重或外周化,继续下述运动。

技术类型:患者自我运动。

(2)仰卧位后缩加伸展

操作方法:从仰卧位起,让患者将一只手放置枕后,保持仰卧姿势朝头侧移动,使得头颈和肩部移至治疗床以外悬空,治疗床的边缘在患者第 3 或第 4 胸椎处。患者先进行充分后缩运动,在最大后缩位将支撑手放开,进行头后仰,让头尽量放松地悬挂在床头旁。1 s 后患者用手将头被动地回复起始位。有节律地重复 5 ~ 6 次。

技术类型:患者自我运动。

(3)力的升级仰卧位伸展自我加压

操作方法:后缩和伸展方法同前,在伸展的终点位进行小幅度的左右旋转 4 ~ 5 次,在旋转过程中,鼓励患者尽量增大伸展幅度,动作完成后回复至起始位。后缩加伸展加终点位旋转整个过程重复 5 ~ 6 次。

技术类型:患者自我运动。

仰卧位后缩加伸展适用于急性或顽固性后向移位综合征、屈曲功能不良综合征。

4. 手法牵引下后缩加伸展和旋转（治疗技术4）

应用此治疗技术之前，需要排除创伤或其他原因造成的骨折、韧带损伤等，一定要首先进行运动试验，以确保应用此治疗技术的安全性。

操作方法：患者仰卧位，头颈部在治疗床之外如仰卧位伸展时的体位。治疗师支托患者的头颈部，一只手托在患者的枕部，拇指和其余4指分开，另一只手置于患者下颏。治疗师双手在支托患者头颈部的同时，轻柔持续地施加牵引力。在维持牵引力的基础上，让患者进行后缩和伸展运动。患者要保持放松。在伸展的终点位，将牵引力缓慢地减小，但不完全松开，然后同治疗技术2和治疗技术3一样增加旋转。治疗师应在保持很小的牵引力的同时，小幅度地旋转患者的头部4~5次，以达到更大的伸展角度。治疗师的操作应该轻柔而缓慢，整个过程密切注意患者症状的变化。通常重复5~6次。

技术类型：治疗师治疗技术。

5. 伸展松动术（治疗技术5）

操作方法：患者俯卧位，双上肢置于体侧。上胸部放置一个枕头，枕头尽量向头侧放。治疗师站在患者的身旁。治疗师双拇指置于应治疗节段的棘突两旁，有节律地双侧对称地加压和放松。加压时要达到活动范围的终点，在终点维持该压力瞬间后放松，但放松时治疗师的手仍保持与患者皮肤的接触。重复5~15次，力度可逐渐增加，最终达到全范围。

技术类型：治疗师治疗技术。

技术4~5主要用于前述治疗效果不佳或有效但效果不能维持的患者。也用于存在颈椎前后向关节僵硬者。

6. 后缩加侧屈（治疗技术6）

（1）后缩加侧屈基本动作

操作技术：患者高靠背椅坐位，腰背部有良好支撑使腰椎前凸。患者先进行后缩，方法同治疗技术1，在后缩的基础上进行头侧屈运动，在侧屈终点停留1s后回复至起始位。重复5~15次。

技术类型：患者自我运动。

（2）力的升级侧屈自我过度加压

操作技术：患者高靠背椅坐位，腰背部有良好支撑使腰椎前凸，一只手抓住椅子以固定躯干，另一只手越过头顶置于对侧耳旁。患者先进行后缩加侧屈，在侧屈达到终点位用头上的手加压侧屈，尽可能至最大范围并停留1s后恢复至起始位。重复5~15次。

技术类型：患者自我运动。

后缩加侧屈技术适用于后向及侧向移位综合征、下颈段单侧疼痛、反复伸展运动后放射性症状无缓解的患者。

7. 侧屈松动术和手法（治疗技术7）

（1）坐位侧屈松动术

1）坐位侧屈松动术基本动作

操作方法：患者高靠背椅坐位，腰背部有良好支撑使腰椎前凸，双手相握放在大腿上。治疗师站在患者身后，一只手放在疼痛侧颈根部，拇指指尖位于棘突旁以固定患者的颈椎,另一只手置于疼痛对侧的耳部用于加压。治疗师一只手固定患者的颈椎,另一只手用力使患者头颈向疼痛侧侧屈,终点位加压,随后回复至起始位。有节奏地重复5～15次,根据患者的情况,力度可以逐渐增加。在治疗的全过程患者应该完全放松。注意在侧屈过程中不要发生明显的旋转和头前突。1周左右进行2～3次侧屈松动术。

技术类型:治疗师治疗技术。

2)力的升级坐位侧屈加扳法

操作方法:同松动术。先进行手法治疗前的安全性检测。应用伸展松动术时除了判定手法治疗的安全性必要性外,还要同时确定应该施加手法治疗的节段。在侧屈松动术之后,治疗师过度加压的手在患者侧屈的终点位沿侧屈方向施加一次瞬间、小幅度、快速的力。在治疗的全过程患者应该完全放松。

技术类型:治疗师治疗技术。

(2)仰卧位侧屈松动术

1)仰卧位侧屈松动术基本动作

操作方法:患者放松平卧在床上,头颈部悬在床头以外,由治疗师支托。治疗师站在患者的疼痛侧,一只手从疼痛侧的对侧握住患者的下颌,其前臂环绕在患者的枕部用以支托。另一只手置于颈椎疼痛侧,示指的掌指关节顶在应治疗节段棘突的侧方。治疗师用环绕患者枕部的上肢将患者头颈向疼痛侧侧屈,用位于棘突旁的手固定患者的颈椎,在患者侧屈终点位治疗师双手用力加压,随后放松恢复至起始位。有节律地重复5～15次。力可以逐渐地增加。在治疗的全过程患者应该完全放松。

技术类型:治疗师治疗技术。

2)力的升级仰卧位侧屈加扳法

操作方法:同仰卧位侧屈松动术。先进行仰卧位松动术测试,然后在患者侧屈终点位,治疗师用环绕患者枕部的上肢固定患者头颈部,用棘突旁的示指掌指关节施加一次瞬间、小幅度、快速的力。在治疗的全过程患者应该完全放松。

技术类型:治疗师治疗技术。

侧屈松动术和手法适用于中、下颈段后侧向移位综合征,中、下颈段侧屈、旋转功能不良综合征。

8.后缩加旋转(治疗技术8)

(1)后缩加旋转基本动作

操作方法:患者高靠背椅坐位,腰背部有良好支撑使腰椎前凸。患者先做后缩动作,在后缩的基础上转向疼痛侧,旋转过程中注意保持后缩。在后缩旋转的终点位停留1 s后恢复至起始位。整个过程重复10～15次。

技术类型:患者自我运动。

(2)力的升级旋转自我加压

操作方法:患者高靠背椅坐位,腰背部有良好支撑使腰椎前凸,非疼痛侧手置于脑后,手指达到疼痛侧耳部,疼痛侧手置于下颌。患者后缩并旋转,在后缩旋转终点位双手施加旋转力,1 s后恢复至起始位。重复5～15次。

技术类型:患者自我运动。

后缩加旋转适用于颈椎后向移位综合征,颈侧屈、旋转功能不良综合征,疼痛经反复矢状运动无缓解或向心化者,单侧颈源性疼痛屈曲运动无缓解者。

9.旋转松动术和手法(治疗技术9)

(1)坐位旋转松动术

1)坐位旋转松动术基本动作

操作方法:患者高靠背椅坐位,腰背部有良好支撑使腰椎前凸,双手握持放在大腿上。治疗师站在患者身后,一只手放在患者非疼痛侧的肩上,4指在肩前,拇指在应治疗节段的棘突旁,另一上肢环绕患者头面部,手的小指侧位于患者的枕骨粗隆下。患者向疼痛侧旋转头部至终点位,治疗师用环绕患者头部的上肢轻轻地施加牵引力,并同时施加旋力,用棘突旁的拇指固定并施加反作用力,然后恢复至起始位。有节律地重复5～15次。

技术类型:治疗师治疗技术。

2)力的升级坐位旋转加扳法

操作方法:同坐位旋转松动术。在旋转松动术确定安全性和治疗节段之后应用。在患者头颈旋转终点位,治疗师用固定患者颈椎的拇指在棘突旁施加一次瞬间、小幅度、快速的猛力。在治疗的全过程患者应该完全放松。

技术类型:治疗师治疗技术。

(2)仰卧位旋转松动术

1)仰卧位旋转松动术基本动作

操作方法:患者仰卧在治疗床上,头颈部在床头以外由治疗师支托。治疗师一前臂支托患者的枕部,手握持患者的下颏,另一只手在患者非疼痛侧的颈部,示指的掌指关节位于疼痛侧的棘突旁。治疗师将患者头颈转向疼痛侧,至终点后停留1 s,再恢复至起始位,有节律地重复。

技术类型:治疗师治疗技术。

2)力的升级仰卧位旋转手法

操作方法:同仰卧位旋转加猛力松动术。治疗师先进行松动术,然后在患者头颈旋转终点位,用棘突旁的示指掌指关节施加1次瞬间、小幅度、快速的猛力。在治疗的全过程患者应该完全放松。

技术类型:治疗师治疗技术。

旋转松动术和手法适用于上述治疗无效或疗效不能维持的移位综合征、颈段侧屈、旋转功能不良综合征。

10.屈曲颈椎(治疗技术10)

(1)屈曲颈椎基本动作

操作方法:患者放松坐位,主动低头至下颏接近胸骨,然后恢复至起始位,有节律地重复5～15次。

技术类型:患者自我运动。

(2)力的升级屈曲自我过度加压

操作方法:患者放松坐位,双手十指交叉置于颈后。患者尽量低头至屈曲颈椎终点位后,双手加压 1 s,然后恢复至起始位。重复 5~15 次。

技术类型:患者自我运动。

屈曲颈椎适用于前向移位综合征、屈曲功能不良综合征。

11.屈曲松动术(治疗技术 11)

操作方法:患者仰卧,头悬于床头以外,治疗师站在患者头侧,用一只手手掌支托患者枕部,拇指与其余 4 指分别在寰枢椎两侧,另一只手从支托手的下方穿过,手掌向下固定对侧的肩关节。治疗师用支托患者枕部的手用力屈曲患者头颈部,同时用固定肩部的手施加相反的对抗力,使得颈椎处于最大屈曲位,然后恢复至起始位,有节律地重复5 ~15 次。

技术类型:治疗师治疗技术。

屈曲松动术适用于颈部前向移位综合征、颈屈曲功能不良综合征。

三、肌力下降康复

由于疼痛或者粘连导致关节活动受限,严重者造成肌肉萎缩、肌力下降,需要较长时间的锻炼才能恢复。头、颈肌群主要包括颈前肌群、颈后肌群。颈前肌群包括头长肌、颈长肌、斜角肌、胸锁乳突肌;颈后肌群包括枕下小肌群、横突棘肌、斜方肌、颈部竖脊肌。

(一)颈前屈肌群肌力训练

1.主动肌　胸锁乳突肌。

2.正常活动范围　0°~35°或0°~45°。

3.训练方法

(1)肌力 1~3 级

患者体位:侧卧位,头下垫一枕头使头部保持水平,肩部放松。

治疗师体位:面向患者站立,一手托住患者头部,一手固定患者肩部。

方法:患者集中注意力,努力做全范围的颈前屈动作,然后复位,重复进行。1 级肌力时,治疗师给予助力帮助颈前屈;2 ~3 级肌力时,只固定肩部,不给予颈前屈的助力。

(2)肌力 4~5 级

患者体位:仰卧位,头下垫一枕头使头部保持水平,肩部放松。

治疗师体位:立于患者一侧,一手固定患者肩部,一手置于患者前额部并向下施加阻力。

等张抗阻力方法:患者抗阻力完成全范围颈前屈动作,然后复位,重复进行。

(二)颈后伸肌群肌力训练

1.主动肌　包括斜方肌、头半棘肌、头夹肌、颈夹肌、骶棘肌、颈髂肋肌、头最长肌、头棘肌、颈棘肌、颈半棘肌。

2.正常活动范围　0°~30°。

3.训练方法

(1)肌力 1~3 级

患者体位:侧卧位,头下垫一枕头使头部保持水平,肩部放松。

治疗师体位:面向患者站立,一手托住患者头部,一手固定患者肩部。

方法:患者集中注意力,努力做全范围的颈后伸动作,然后复位,重复进行。1级肌力时,治疗师给予助力帮助颈后伸;2~3级肌力时,只固定肩部,不给予颈后伸的助力。

(2)肌力4~5级

患者体位:俯卧位,肩部放松。

治疗师体位:立于患者一侧,一手固定患者肩部,一手置于患者后枕部并向下施加阻力。

等张抗阻力方法:患者抗阻力完成全范围颈后伸动作,然后复位,重复进行。

(董芳明)

第三章
肩部运动系统解剖与康复应用

第一节　肩部骨、关节、肌肉功能解剖

一、肩部骨结构与骨性标志

肩部骨包括肩胛骨、锁骨、肱骨(图3-1)。

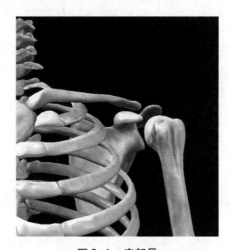

图3-1　肩部骨

1.肩胛骨　为三角形扁骨,贴于胸廓后外面,介入第2~7肋骨之间。可分为二面、三缘和三个角。前方凹面有利于和肋骨组成胸廓连接,后方为凸面。腹侧面或肋面与胸廓相对,为一大浅窝,称肩胛下窝,背侧面的横嵴称肩胛冈。冈上、下方的浅窝,分别称冈上窝和冈下窝。肩峰是三角肌中部肌束的起点,斜方肌的止点之一,同时是肩锁韧带的附着点。肩胛骨有三个角,上角平对第2胸椎水平。下角平对第7胸椎水平。肩胛骨外上方的梨形浅窝,称关节盂,与肱骨头相关节。盂上、下方各有一粗糙隆起,分别称盂上结节和盂下结节(图3-2、3-3)。

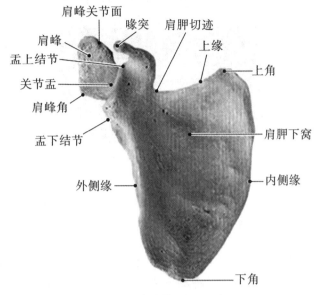

图3-2　肩胛骨正面观(左)

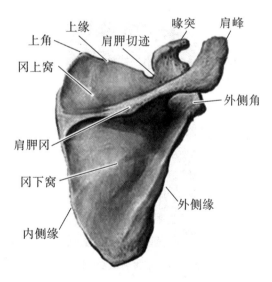

图3-3　肩胛骨后面观(左)

2.锁骨　在胸腔上部分左右各一个,可触及,为体表标志之一。它是上肢带的组成部分,为连结肩胛骨与胸骨的"～"形细长骨,横架于胸廓前上方,位于皮下,它的全长都能触摸到。

锁骨内侧钝圆称胸骨端,它与胸骨柄的锁切迹相关节。外侧端扁宽称肩峰端,它与肩胛骨的肩峰相关节。锁骨的外侧1/3上下扁平凸向后,内侧2/3呈三棱形凸向前,上面光滑,下面粗糙(图3-4)。

锁骨是体内最常发生骨折的骨。锁骨中1/3与外1/3交界处是最薄弱部位,人跌倒肩或手着地时,向躯干传递的暴力大于该薄弱部骨强度时即发生骨折。

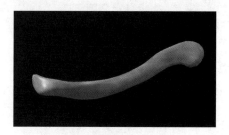

图3-4 锁骨上面观

3. 肱骨　肱骨上端由肱骨头、肱骨颈、大结节和小结节组成。球形的肱骨头与肩胛骨的关节盂相关节。肱骨头周围的环状浅沟,分隔肱骨头与大、小结节之间的稍细部分,称为肱骨解剖颈。头、颈与肱骨体的结合部是大、小结节(粗隆),为一些肩胛肱骨肌提供附着点和杠杆。大结节位于肱骨外侧,而小结节位于肱骨前方。大结节和小结节向下各延伸一嵴,称大结节嵴和小结节嵴。两结节间有一纵沟,称结节间沟,其分隔大、小结节。肱骨外科颈是大、小结节远侧稍细的部分,侧面与结节间沟相接,外科颈是肱骨的常见骨折部位(图3-5)。

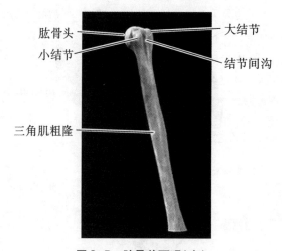

图3-5 肱骨前面观(左)

二、肩部关节结构与功能

肩关节有广义与狭义之分,"广义的肩关节"指的是由胸骨、锁骨、肩胛骨、肋骨、肱骨所组成的肩关节复合体;"狭义的肩关节"则单指肩胛骨与肱骨构成的关节(盂肱关节)(图3-6)。

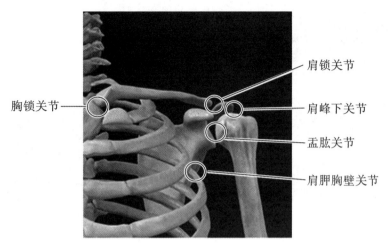

胸锁关节

肩锁关节

肩峰下关节

盂肱关节

肩胛胸壁关节

图3-6　肩部关节(左)

1. 盂肱关节　肩胛骨关节盂与肱骨之间的关节(狭义的肩关节)。为球窝关节,全身活动度最大的关节,稳定性差,在矢状面、额状面、水平面3个平面上都可以运动。

2. 肩锁关节　由锁骨外侧端和肩峰外侧缘向内2～3 cm部分形成的滑膜关节,可运动范围小。

3. 胸锁关节　由锁骨内侧端,第1肋软骨和胸骨柄外上缘构成的滑膜关节,形状为鞍形,可滑动。它是体内唯一连接中轴骨和上肢的关节,可运动范围小。

4. 肩峰下关节　位于肱骨盂上头的肩峰之间的滑动处,就功能上来说,肩峰下关节非常重要,但这个部位也非常容易受伤。

5. 肩胛胸廓关节　肩胛骨前侧与胸廓后外侧之间的机能性关节(肩胸关节),让肩胛骨能在肋骨上方的肌肉中滑动。这个部位的可动性,使肩关节复合体能够有更大的活动范围。

日常生活中我们依靠上述关节高度协调完成各种肩部动作,主要包括绕额状轴的屈伸运动,绕矢状轴的外展、内收运动,绕垂直轴的内旋外旋运动,此外可做水平屈伸和环转运动。

三、肩部肌肉起止点、主要作用、触发点

1. 喙肱肌(图3-7)

起点:肩胛骨喙突。

止点:肱骨中部内侧。

主要作用:屈肩及上臂内收。

触发点:在腋窝前上方,三角肌与胸大肌之间触诊,可找到触发点(图3-8)。

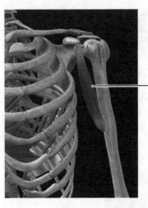
图 3-7　喙肱肌

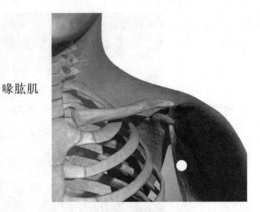
图 3-8　喙肱肌触发点

2. 肩胛下肌(图 3-9)

起点:肩胛下窝。

止点:肱骨小结节。

主要作用:肩关节内收、内旋。

触发点:肩胛下窝内,靠近肩胛骨外侧缘的部位。此外,还可在肩胛下窝里,靠近肩胛骨内上角的部位找到触发点(图 3-10)。

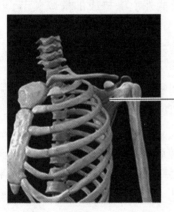
图 3-9　肩胛下肌

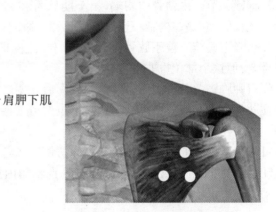
图 3-10　肩胛下肌触发点

3. 胸小肌(图 3-11)

起点:第 3~5 肋骨。

止点:肩胛骨喙突。

主要作用:肩胛骨下拉。

触发点:起自肩胛骨喙突的肌腱近尾端与肌腹的移行处和靠近第 4 肋骨的肌肉起点处(图 3-12)。

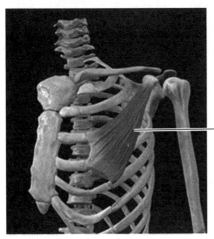

图 3-11　胸小肌

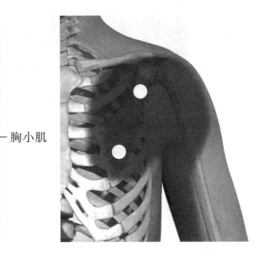

图 3-12　胸小肌触发点

4. 前锯肌(图 3-13)

起点:第 1~8 肋骨外侧面。

止点:肩胛骨内侧缘及下角。

主要作用:肩胛骨前拉。

触发点:在肌肉的第 6 或第 6 肋骨起点处,接近腋中线(图 3-14)。

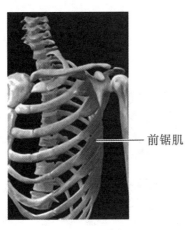

图 3-13　前锯肌

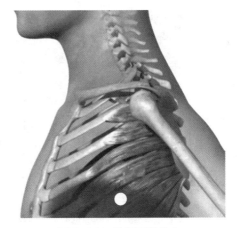

图 3-14　前锯肌触发点

5. 冈上肌(图 3-15)

起点:肩胛骨冈上窝。

止点:肱骨大结节上部。

主要作用:肩关节外展。

触发点:两个触发点可以在肩胛冈上窝很容易地被触诊到(图 3-16)。

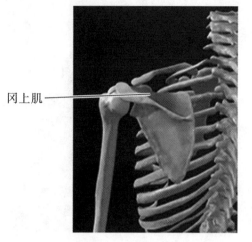

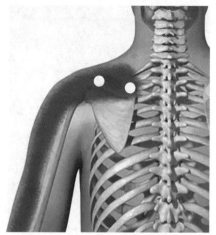

图 3-15　冈上肌　　　　　　　　　　图 3-16　冈上肌触发点

6. 冈下肌(图 3-17)

起点:肩胛骨冈下窝。

止点:肱骨大结节中部。

主要作用:肩关节外旋。

触发点:位于肩胛冈下方的冈下窝近肩胛骨内侧区域(图 3-18)。

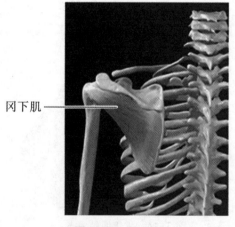
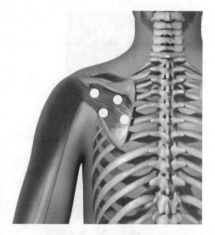

图 3-17　冈下肌　　　　　　　　　　图 3-18　冈下肌触发点

7. 小圆肌(图 3-19)

起点:肩胛骨外侧缘背面。

止点:肱骨大结节下部。

主要作用:肩关节外旋。

触发点:冈下肌与大圆肌之间,肩胛骨外侧缘的外侧(图 3-20)。

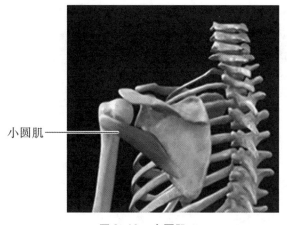

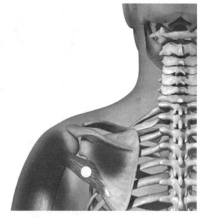

图 3-19　小圆肌　　　　　　　　　　图 3-20　小圆肌触发点

8. 大圆肌(图 3-21)

起点:肩胛骨下角背面。

止点:肱骨小结节嵴。

主要作用:肩关节后伸、内收、内旋。

触发点:肩胛下角附近;大圆肌外侧缘与腋后襞交界处(图 3-22)。

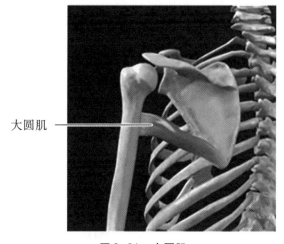

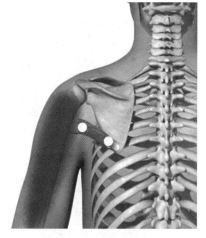

图 3-21　大圆肌　　　　　　　　　　图 3-22　大圆肌触发点

9. 肱三头肌(图 3-23)

起点:内侧头——桡神经沟内下方的骨面、外侧头——桡神经沟外下方的骨面、长头——肩胛骨盂下结节。

止点:尺骨鹰嘴。

主要作用:伸肘关节、肩关节后伸及内收。

触发点:位于长头与大圆肌交界远端数厘米处的长头内(图 3-24)。

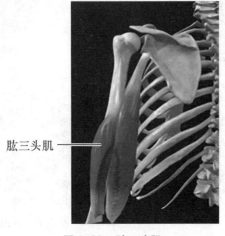 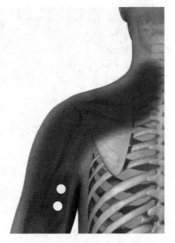

图 3-23　肱三头肌　　　　　　图 3-24　肱三头肌触发点

10.肱二头肌(图 3-25)

起点:短头——肩胛骨喙突、长头——肩胛骨盂上结节。

止点:桡骨粗隆。

主要作用:屈肘关节、前臂旋后。

触发点:在该肌肉远端 1/3 的位置(图 3-26)。

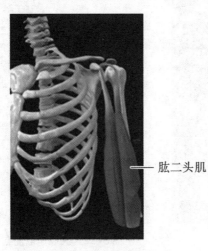 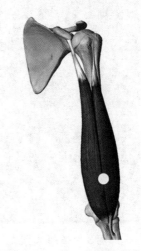

图 3-25　肱二头肌　　　　　　图 3-26　肱二头肌触发点

11.胸大肌(图 3-27)

起点:锁骨内侧缘、胸骨、第 1～6 肋软骨。

止点:肱骨大结节嵴。

主要作用:肩关节前屈、内收、内旋。

触发点:触发点分布于整个肌肉,更多的是位于腋窝旁,并且很容易被捏夹触诊找到,而靠近胸骨的位点易于被浅触诊发现(图 3-28)。

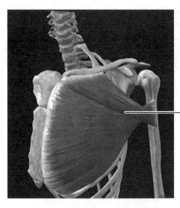

图 3-27　胸大肌

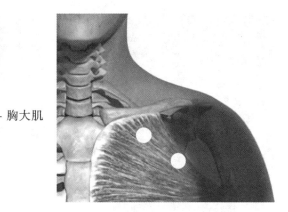

图 3-28　胸大肌触发点

12. 三角肌（图 3-29）

起点：锁骨外侧 1/3（前束）、肩峰（中束）、肩胛冈（后束）。

止点：肱骨三角肌粗隆。

主要作用：肩关节前屈内旋（前束）、外展（中束）、后伸旋后（后束）。

触发点：三角肌前束；肌腹的上 1/3，盂肱关节的前方，肌束的前缘附近（图 3-30）。

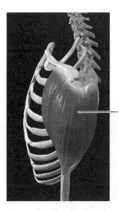

图 3-29　三角肌

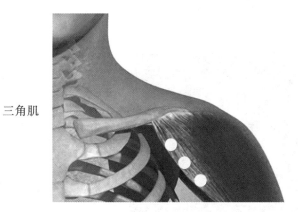

图 3-30　三角肌触发点

13. 斜方肌（图 3-31）

起点：上颈线、枕外隆凸、全部胸椎棘突。

止点：锁骨外 1/3、肩峰、肩胛冈。

主要作用：肩胛骨内收、上部纤维提肩胛骨、下部纤维降肩胛骨。

触发点：斜方肌降部边沿处，可触及张力较高的条索状区域（图 3-32）。

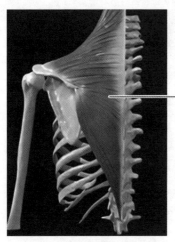

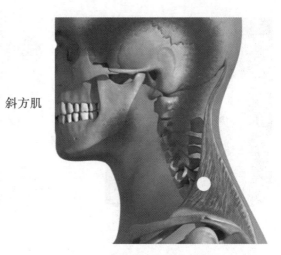

图 3-31　斜方肌　　　　　　　　图 3-32　斜方肌触发点

14. 背阔肌（图 3-33）

起点：下 6 个胸椎棘突、全部腰椎棘突、髂嵴。

止点：肱骨小结节嵴。

主要作用：肩关节后伸、内收、内旋。

触发点：腋后襞下方，肩胛骨外侧缘附近（图 3-34）。

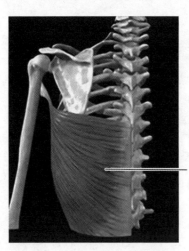

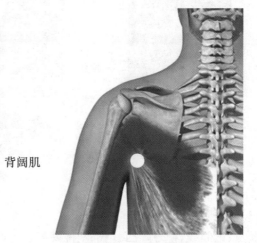

图 3-33　背阔肌　　　　　　　　图 3-34　背阔肌触发点

15. 小菱形肌（图 3-35）

起点：第 6、7 颈椎棘突。

止点：肩胛骨内侧缘。

主要作用：肩胛骨内收、上提。

触发点：肩胛骨内缘和附近区域（图 3-36）。

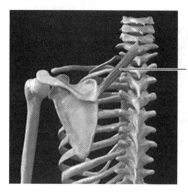

图 3-35　小菱形肌

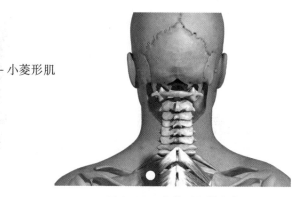

图 3-36　小菱形肌触发点

16. 大菱形肌（图 3-37）

起点：第 1～4 胸椎棘突。

止点：肩胛骨内侧缘。

主要作用：肩胛骨内收、下旋。

触发点：肩胛骨内缘和附近区域（图 3-38）。

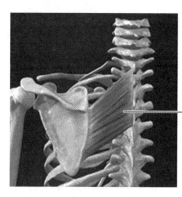

图 3-37　大菱形肌

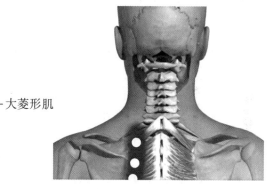

图 3-38　大菱形肌触发点

17. 肩胛提肌（图 3-39）

起点：上位 4 个颈椎横突。

止点：肩胛骨的上角。

主要作用：上提肩胛骨，并使肩胛骨下角转向内侧，如肩胛骨固定，可以使颈部向同侧侧屈。

触发点：位置自下向上，肩胛内上角上方约 1.3 cm 的位置；位于颈部和肩部的交界区；脊柱颈椎 C_4/C_5 水平至肌肉上（图 3-40）。

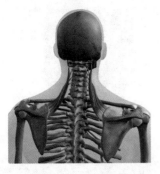

图 3-39　肩胛提肌

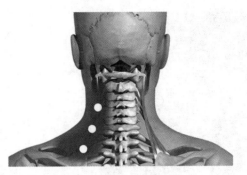

图 3-40　肩胛提肌触发点

第二节　肩部周围疾病的解剖学评定

一、常见肩部疾病肌骨关节症状

1.肩关节疼痛　这是肩关节炎比较常见的症状。病情较轻时,患者只是在活动后,肩关节处出现刺痛、酸痛等症状,多注意休息或者对患处进行热敷,疼痛可以得到一定的缓解。随着病情的进展,患者肩关节处的疼痛会呈持续性,无论是活动还是休息,均有疼痛感。疼痛严重时还会向前臂、手、颈部、耳部等放射。

2.关节肿胀　关节处常常有肿胀感。一般在患病初期,患者肩关节周围的软组织会出现肿胀感;随着病情的加重,关节内的积液增多,患者腋窝下部有饱胀感,触压时有波动感。

3.关节活动受限　患者的上肢在进行外展、上举等运动的时候,会出现明显的卡顿症状,因患肩疼痛,不敢随意活动,日久肩关节会出现粘连,使患肩关节的活动受限,如刷牙、洗脸、梳头、脱衣等动作均难完成。

4.肌肉萎缩　因患肩关节疼痛,长时间不敢活动,肌肉出现失用性萎缩,肌肉萎缩又会加重关节活动受限程度,出现恶性循环。

5.肌肉无力　如果因为肩关节疼痛不敢活动,肩部的肌肉除萎缩外,肌张力下降,肌肉过度松弛,出现肌无力的表现,使肩关节的功能受到严重的影响。

二、肩部骨、韧带、肌触诊

(一)骨性标志触诊

1.胸锁关节　触摸位于锁骨内缘、胸骨头切迹外侧可感知,触诊关节时通常会施加微小的力以检查关节的附属运动,其可能因肩关节损伤或姿势不良活动度胸锁关节脱臼、胸锁关节活动度不足(图 3-41)。

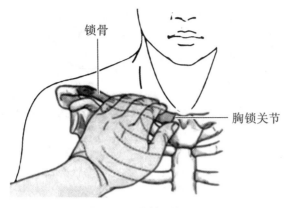

图 3-41　胸锁关节触诊

2. 锁骨　锁骨是"S"形长骨,内侧 1/3 上方有胸锁乳突肌附着,内侧 1/2 下方有胸大肌附着,外侧 1/3 前方是三角肌前束的起点,后方是上斜方肌止点,因此其为上肢及肩胛带与躯干连接的重要骨性结构,触诊时从胸锁关节向外,沿锁骨表面触诊,对比左右两侧差异,检查有无旋转(图 3-42)。

3. 肩锁关节　触摸肩峰前方向内约 2 cm 可感知,对比两侧差异。若肩锁关节活动度过大,可能为肩锁韧带或喙肩韧带损伤、关节半脱位;若诱发疼痛,则可能为锁骨远端骨裂或骨折、肩锁关节炎等(图 3-43)。

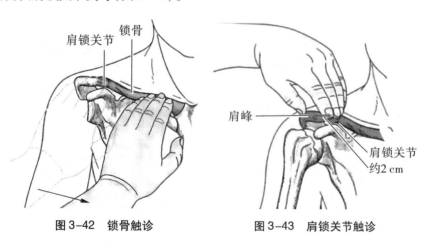

图 3-42　锁骨触诊　　　　**图 3-43　肩锁关节触诊**

4. 喙突　一手大拇指或双手示指和中指触诊锁骨前外侧缘下方 1~2 cm 处可感知。其为喙肱肌、胸小肌、肱二头肌短头的附着点,若肌肉张力过大可能导致骨骼位置不正或压痛(图 3-44)。

5. 肱骨头　检查者的手呈"马蹄形"控制着被检查者的肱骨头,要求被检查者肘关节屈曲 90°,肩关节交替旋内和旋外,检查者的手指即能感觉到肱骨头在旋转。对比两侧肱骨头位置,是否位于躯干两侧,有无前移(图 3-45)。

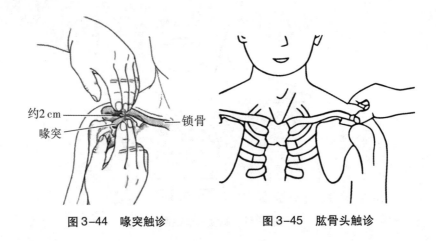

图 3-44　喙突触诊　　　　　　　　图 3-45　肱骨头触诊

6.结节间沟　被检查者坐位,上臂紧贴躯干,肘关节屈曲 90°,前臂旋后,此时检查者用一只手带动被检查者肩关节外旋,触诊肱骨头前外侧,大结节与小结节间的凹陷位置,其中有肱二头肌长头肌腱和滑膜。若出现压痛、异常活动或肱二头肌短头异常隆起,则说明患者可能有肱二头肌长头肌腱损伤(图 3-46)。

7.肱骨小结节　肩关节外旋约 20°,触摸肩关节前侧即可感知。若出现压痛或异常结节,可能为肩胛下肌的张力过高或损伤(图 3-47)。

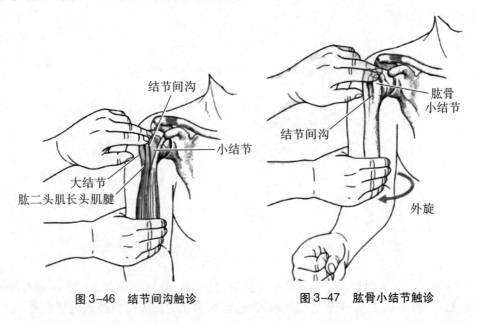

图 3-46　结节间沟触诊　　　　　　图 3-47　肱骨小结节触诊

8.肱骨大结节　触摸肩峰下方 1 cm 可感知。若诱发疼痛可能为肩袖肌群损伤或肩周炎等,肱骨头上方的压痛可能为冈上肌损伤,肱骨头后方的压痛更可能为冈下肌或小圆肌的损伤(图 3-48)。

9.肩胛骨上角　触摸肩胛骨内上缘,约在第 2 肋骨高度,其为肩胛提肌的止点,若有压痛或左右两侧位置不正,可能为周围肌肉张力改变的原因(图 3-49)。

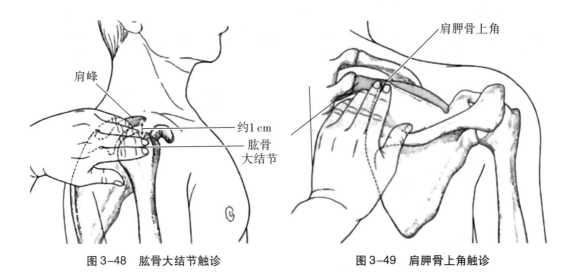

图 3-48　肱骨大结节触诊　　　　　　　　　图 3-49　肩胛骨上角触诊

10. 肩胛骨内侧缘　沿着肩胛骨上角向下触诊,即为肩胛骨内侧缘,约平齐第 2 肋到第 7 肋,其为大小菱形肌附着处,使用 4 指将手深入肩胛骨下方,可触诊肩胛下肌或前锯肌。若有压痛,可能为肌肉张力过高的表现,若两侧肩胛骨内侧缘到脊柱的距离不一致,则可能为脊柱或肋骨等骨骼位置不正的原因。若肩胛骨内侧缘一侧过于突出或翘起,则可能为前锯肌、菱形肌等肌肉张力低或太弱导致,需进一步检查(图 3-50)。

11. 肩胛骨下角　触摸肩胛骨内侧缘至最低点位置为肩胛骨下角,其约平齐第 7 肋骨,为大圆肌、背阔肌的附着点,触诊主要检查两侧肩胛骨下角位置及距离脊柱的距离是否一致,检查是否有压痛(图 3-51)。

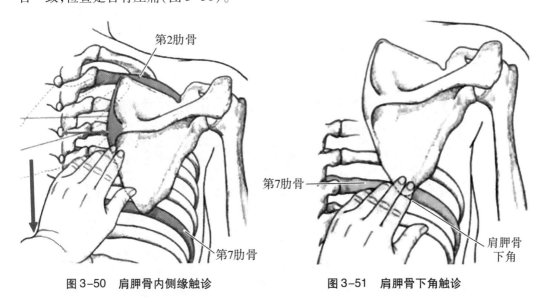

图 3-50　肩胛骨内侧缘触诊　　　　　　　　图 3-51　肩胛骨下角触诊

12. 肩胛骨外侧缘　沿着肩胛下角向外上方走行即为肩胛骨外侧缘,外侧缘下 1/3 为小圆肌起点,上方接近关节盂位置为肱三头肌长头附着点(图 3-52)。

13. 肩胛冈　肩胛冈是一个三角形的骨性结构,横向位于肩胛骨后,把肩胛骨后面分为上 1/4 和下 3/4 2 部分。冈上窝是冈上肌的附着处,冈下肌是冈下肌的附着处,浅层上方被斜方肌覆盖,外侧为三角肌后束的附着点(图 3-53)。

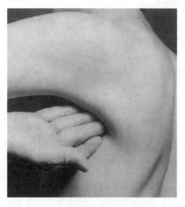

图 3-52　肩胛骨外侧缘触诊

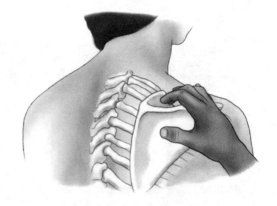

图 3-53　肩胛冈触诊

(二)韧带触诊

1. 喙突肩峰韧带

起点:喙突的外侧上方。

止点:肩峰的前面。

喙突肩峰韧带、喙突、肩峰合称为喙突肩峰弓。喙突肩峰弓和肌腱一起形成了第二肩关节。

喙突肩峰韧带有防止肱骨头向内上方脱位的作用,肩关节损伤或脱位可损害此韧带。

让患者仰卧,先确认喙突外侧上方和肩峰前缘,把它们连成一线,然后压迫中间部位。当手指在深部触诊到某个有弹性的组织时,手指会反弹回来,该组织即为喙突肩峰韧带。已变形肥厚的喙突肩峰韧带会硬化,特征是不具将压迫力反弹回去的弹性(图 3-54)。

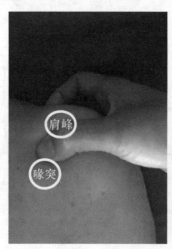

肩峰

喙突

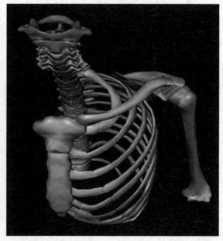

图 3-54　喙突肩峰韧带触诊

2. 喙锁菱形韧带

起点:喙突的内侧上方。

止点:锁骨的斜方线。

患者坐姿上肢下垂,诊疗者将手指放其喙突的上方,从喙突尖端开始往内侧方向移动,如此便能触到菱形韧带。接着被动移动肩胛骨向下旋转,便能触摸到菱形韧带紧绷增加的状态(图3-55)。

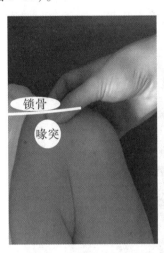
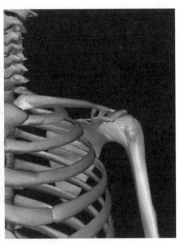

图3-55 喙锁韧带触诊

3. 喙锁圆锥韧带

起点:喙突的基底。

止点:锁骨的锥形结节。

将手指放在喙突基地的内侧时,可以触摸到圆锥状韧带。接着被动移动患者肩胛骨向上旋转,如此便能感觉到圆锥韧带紧绷增加的状态(图3-56)。

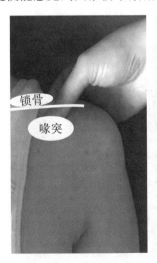
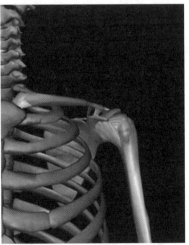

图3-56 喙锁圆锥韧带触诊

4. 喙突肱骨韧带

起点：喙突的基底。

止点：肱骨的大结节、小结节。

喙突肱骨韧带一部分是和胸小肌的纤维合并所构成的。喙突肱骨韧带会随肩关节的内收、外展、水平伸展运动而产生紧绷状态，可抵抗骨头下方的不稳定性。

让患者呈仰卧并调整姿势，让诊疗者可以从床边操作患者的上肢。稍微伸展患者的肩关节，将手指放在大结节和小结节的上面。接着让患者的肩关节伸展、内收、外旋，并对开始紧绷的喙突肱骨韧带进行触诊（图3-57）。

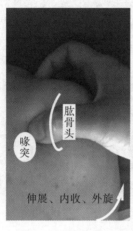
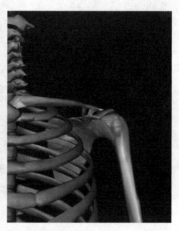

图3-57 喙肱韧带触诊

5. 肩峰锁骨韧带

起点：锁骨肩峰端上方。

止点：肩峰的上方。

让患者侧卧，诊疗者用一只手包住患者的锁骨肩峰端，而另一只手包住肩峰，以此状态触诊。用一只手固定患者的锁骨肩峰端，让肩峰沿着锁骨的曲线往前方和后方滑动，以此方式对肩峰锁骨韧带的裂缝进行触诊（图3-58）。

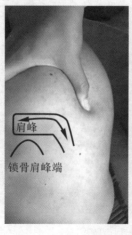
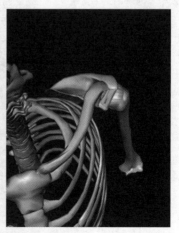

图3-58 肩峰锁骨韧带

6. 前胸锁韧带

起点:锁骨的胸骨端前方。

止点:胸骨柄的前方。

患者侧卧,诊疗者用一只手固定患者锁骨的肩峰端部位,另一只手放在锁骨的胸骨端前方,以此为触诊起始位置。下压锁骨,并同时往后方伸展,如此可以触诊到前胸锁韧带的紧绷状态(图3-59)。

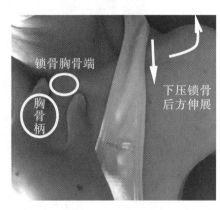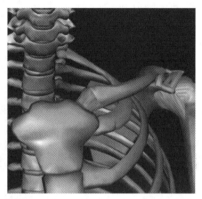

图 3-59　胸锁韧带触诊

7. 肋锁韧带

起点:第1肋软骨内侧端的上方。

止点:锁骨的肋锁韧带压痕。

患者侧卧,诊疗者一手支撑住患者的锁骨肩峰端部位,并上举约20°,让其产生某种程度紧绷状态。诊疗者另一手放在第1肋软骨的内侧上方处,让锁骨往后伸展,就可以触诊到肋锁韧带的紧绷状态(图3-60)。

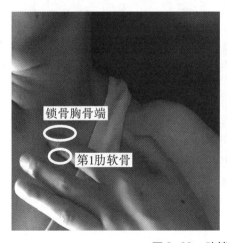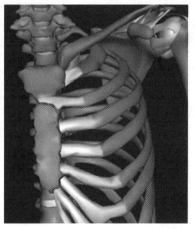

图 3-60　肋锁韧带触诊

8. 肩关节囊状韧带

起点:肩胛颈、关节唇与关节唇外围。

止点:肱骨的解剖颈与大小结节(图3-61)。

(1)后下部肩关节囊状韧带:诊疗者用一手固定其肩胛骨,另一手让患者的肩胛骨呈外旋位,并进行被动水平屈曲运动,确认其可动范围和抵抗感。接着让患者肩关节呈内旋位,并同样进行肩关节的水平屈曲运动,在可动范围明显减少的同时可以感觉到强烈的抵抗感(图3-62)。

(2)前下部肩关节囊状韧带:患者仰卧位,操作者一手固定其肩胛骨,一手让肩关节呈内旋位并进行被动水平伸展,确认其可动范围和抵抗感。接着让患者肩关节呈外旋位并进行被动水平伸展运动,确认其可动范围和抵抗感。和内旋比,明显感觉到可动范围减少,且抵抗程度增强(图3-63)。

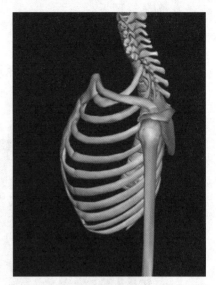

图3-61 肩关节囊状韧带

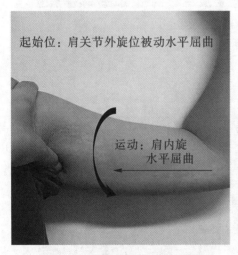

起始位:肩关节外旋位被动水平屈曲

运动:肩内旋水平屈曲

图3-62 后下部肩关节囊状韧带触诊

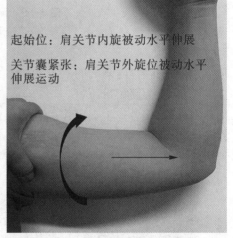

起始位:肩关节内旋被动水平伸展

关节囊紧张:肩关节外旋位被动水平伸展运动

图3-63 前下部肩关节囊状韧带触诊

(3)后上方部肩关节囊状韧带:患者仰卧,上肢倾斜于胸部前方。诊疗者一手固定其肩胛骨,一手让患者的肩关节呈外旋位并进行被动内收,确认其可动范围和抵抗感。接着让肩关节呈内旋位进行被动内收,确认其可动范围和抵抗感。和外旋相比,明显感觉到可动范围减少,且抵抗程度增强(图3-64)。

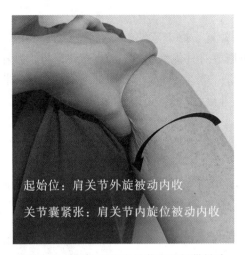

起始位：肩关节外旋被动内收

关节囊紧张：肩关节内旋位被动内收

图 3-64 后上方部肩关节囊状韧带触诊

（三）肌肉触诊

1. 冈上肌

体位：受检者俯卧，手臂放于体侧。

触诊方法：拇指扣及肩胛骨上缘，向上移动拇指置于肩胛冈上，扣及冈上窝，在冈上窝扣及其肌腹，在喙突下沿冈上肌的肌腱扣及至肱骨大结节，受检者抵抗肩关节外展，以确认正确触诊位置（图 3-65）。

2. 冈下肌

体位：受检者俯卧，两臂置于检查床外。

触诊方法：拇指扣及肩胛骨外侧缘，用同一手的手指向内上方扣及冈下肌，在肩胛骨的冈下窝定位该肌腹，顺着冈下肌的肌腱向上外方扣及肱骨头周围，直至肱骨大结节，受检者拮抗肩关节外旋，以确认正确触诊位置（图 3-66）。

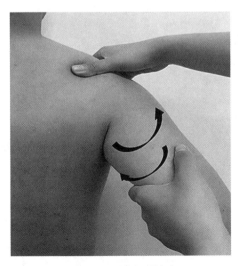

图 3-65 冈上肌触诊

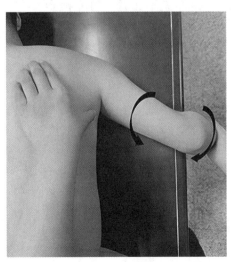

图 3-66 冈下肌触诊

3. 小圆肌

体位:受检者俯卧,两臂置于检查床外。

触诊方法:拇指扪及肩胛骨外侧缘,在内上方移动拇指扪及小圆肌,在冈下窝下方找到小而圆的肌腹,沿肩胛骨外侧缘,扪及小圆肌肌腱,上外方为肱骨头周围,再至肱骨大结节。受检者拮抗肩关节外旋,以确认正确触诊位置(图3-67)。

4. 肩胛下肌

体位:受检者俯卧,两臂置于检查床外。

触诊方法:用4个手指掌侧扪及肩胛骨外侧缘,向后内方下压背阔肌,两者组成腋窝的后界,用另一只手在侧面扣住肩胛骨,以利于扪及肩胛骨的前面,受检者拮抗肩关节内旋,以确认正确触诊位置(图3-68)。

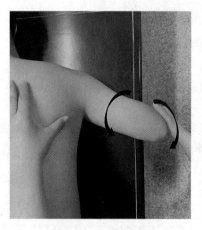 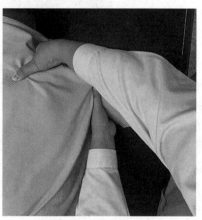

图 3-67　小圆肌触诊　　　　　图 3-68　肩胛下肌触诊

三、肩部关节形态、功能检查

肩关节检查内容:视、触、动、量及特殊检查。

肩关节检查原则:充分暴露、双侧对比、定位清楚、综合判断。

(一)视诊

1. 坐姿,如何放置患肢,怎样活动上肢。

2. 站立位,姿势,双肩的高度、位置(图3-69)。

3. 行走时,是否摆动上臂。

4. 患者活动时,观察患者是否使用患肢及活动协调性。

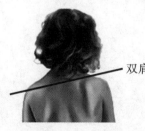

双肩不等高

图 3-69　双肩不等高

5. 从前面观察锁骨,肩锁关节及胸锁关节是否同一高度。后面看肩胛骨,与脊柱距离,有无畸形(图3-70)。

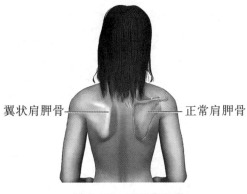

图3-70　翼状肩胛骨

6. 观察盂肱关节有无脱位,三角肌外形,肌肉有无萎缩(图3-71~图3-74)。

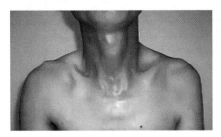

图3-71　垂肩:斜方肌瘫痪

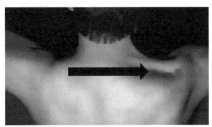

图3-72　冈上肌萎缩

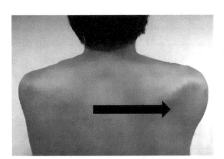

图3-73　冈下肌萎缩

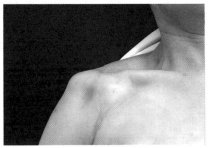

图3-74　方肩:肩关节脱位、三角肌萎缩

（二）触诊（图3-75、图3-76）

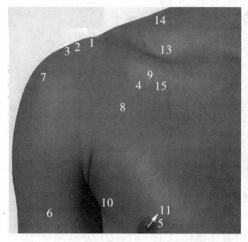

部位:1. 锁骨肩峰端;2. 肩锁关节;3. 肩峰;4. 三角肌前缘;5. 乳晕;6. 肱二头肌;7. 覆盖在肱骨大结节上的三角肌;8. 三角肌胸大肌间沟和头静脉;9. 锁骨下窝;10. 胸大肌下缘;11. 乳头;12. 前锯肌;13. 锁骨上窝;14. 斜方肌;15. 胸大肌上缘。

图3-75　前面观

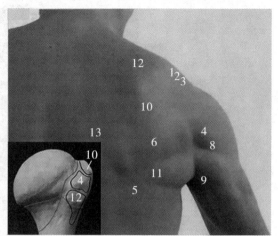

部位:1. 锁骨肩峰端;2. 肩锁关节;3. 肩峰;4. 三角肌;5. 肩胛下角;6. 冈下肌;7. 背阔肌;8. 肱骨后方腋神经平面;9. 肱三头肌长头;10. 肩胛冈;11. 大圆肌;12. 斜方肌;13. 肩胛骨椎骨（内侧）缘。

图3-76　后面观

（三）活动度

肩关节活动范围见表3-1。

表3-1　肩关节活动范围

运动	活动度	运动	活动度
前屈	180°	后伸	60°
内收	45°	外展	180°
内旋	90°	外旋	90°
水平内收	30°	水平外展	90°

注意:活动度检查分主动活动度与被动活动度。

（四）量诊

为了与颈椎病等疾病鉴别,需要检查患侧手部的感觉、肌力等。另外需要重点检查肩袖的肌力、撞击试验、盂肱关节稳定性等。有时还需要测量上肢长度等检查。

（五）特殊检查

1. 肩袖损伤　肩袖由冈上肌、冈下肌、小圆肌、肩胛下肌组成。这之中冈上肌可使肩外展;冈下肌、小圆肌可使肩外旋;肩胛下肌可使肩内旋。

肩袖作用:保持肩关节稳定性,参与肩关节运动。

损伤原因:常发生在需要肩关节极度外展的反复运动中(如棒球,自由泳、仰泳和蝶泳,举重,球拍运动)。

(1)冈上肌检查

Jobe 试验:肩部外展90°前屈30°拇指向下,检查者用力向下按压上肢,患者抵抗,与对侧相比力量减弱或者提示肩袖病变或者冈上肌腱病变或者撕裂(图3-77)。

患者双上肢垂于体侧外展 0°~15°时作外展抗阻试验,可检查冈上肌情况(图3-78)。无需过多抬肩,排除了肩峰下撞击引起的疼痛。

落臂征:检查者将患者肩关节外展至90°以上,嘱患者自行保持肩外展90°~100°的位置,患肩无力坠落者为阳性。该试验对诊断冈上肌损伤具有高度的特异性,但阳性率不高,多见于冈上肌完全撕裂的病例(图3-79)。

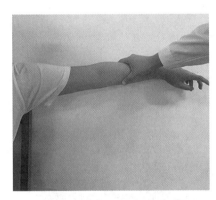 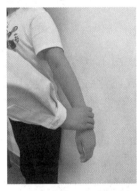 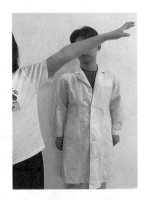

图3-77 0°外展抗阻试验　　图3-78 冈上肌检查　　图3-79 落臂征

(2)冈下肌、小圆肌检查:0°外展外旋抗阻(图3-80)。

吹号征:正常做吹号动作时需要一定程度的肩关节外旋,如果主动外旋肌力丧失,需要外展肩关节以代偿,即为阳性表现。提示冈下肌、小圆肌的巨大损伤(图3-81)。

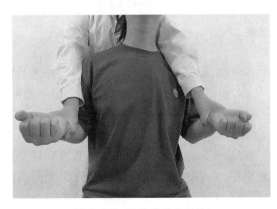 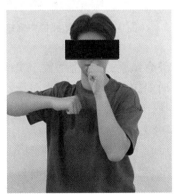

图3-80 0°外展外旋抗阻　　图3-81 吹号征

外旋衰减征:患者肘关节屈曲90°,肩关节在肩胛骨平面外展20°,检查者一手固定肘关节,另一手使肩关节保持最大外旋,然后放松嘱患者自行保持最大外旋,外旋度数逐渐减少为阳性,提示冈下肌、小圆肌损伤(图3-82)。

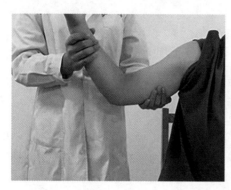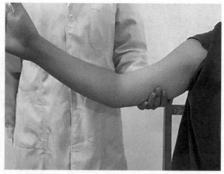

图3-82　外旋衰减征

(3)肩胛下肌检查

0°外展位内旋抗阻试验(图3-83)。

推背试验:将患者的手放在背后且向后离开身体,撤去外力后无法维持此位置而贴住躯干,提示肩胛下肌损伤(图3-84)。

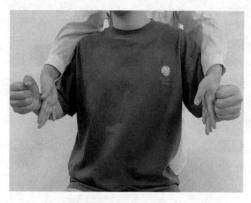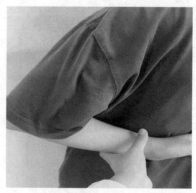

图3-83　0°外展位内旋抗阻试验　　　　图3-84　推背试验

拿破仑试验:患者将手置于腹部,手背向前,屈肘90°,注意肘关节不要贴近身体。检查者手向前拉,嘱患者抗阻力做压腹部动作,可能因姿势类似拿破仑的典型姿态而得名。两侧对比,阳性者力量减弱,或屈腕代偿。阳性提示肩胛下肌(肩关节内旋肌)损伤(图3-85)。

2.肩峰下撞击综合征的特殊检查　肩峰下撞击综合征是指各种原因导致的肩峰下通道狭窄,当肩峰上举或外旋时,肩袖软组织结构被挤压在肩峰与肱骨头之间而受到反复的、微小的撞击和拉伸引起的一系列临床症状(图3-86)。肩峰下撞击综合征是肩部常见疾患之一。比通常所谓的"肩周炎"要常见的多,很多情况下被误诊为"肩周炎"。

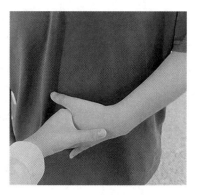

图 3-85 拿破仑试验

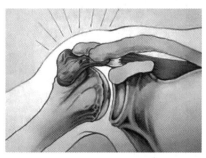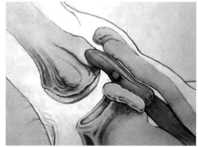

图 3-86 肩峰下撞击综合征

（1）Neer 试验：肩极度内旋，肩胛骨平面前屈上举，当出现疼痛时，将肩外旋继续上抬，疼痛减轻或消失为阳性（图 3-87）。提示肩峰撞击综合征、肩袖撕裂、肱二头肌长头腱病变。

（2）霍金斯试验（Hawkins test）：检查者立于患者后方，使患者肩关节内收位前屈90°，肘关节屈曲 90°，前臂保持水平。检查者用力使患侧前臂向下致肩关节内旋，出现疼痛者为试验阳性（图 3-88）。该试验的机理是人为地使肱骨大结节和冈上肌腱从后外方向前内撞击肩峰、喙突、喙肩韧带形成的"喙肩弓"。内旋使二头肌腱到达喙肩弓内侧，该检查基本可以排除二头肌腱与喙肩弓撞击引起的疼痛的干扰。

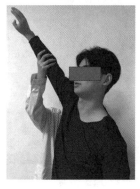

图 3-87 Neer 试验

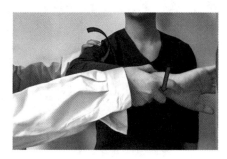

图 3-88 霍金斯试验

（3）疼痛弧：肩外展60°~120°时出现疼痛。因为在肩外展60°~120°时肩峰下间隙中肩峰与冈上肌腱最贴近,提示冈上肌肌腱炎或损伤（图3-89）。

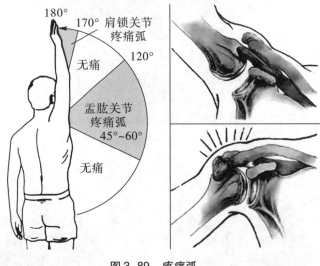

图3-89 疼痛弧

（4）封闭试验：用于检查外展抗阻疼痛。用1%利多卡因10 mL,进行肩峰下滑囊封闭。封闭后外展抗阻疼明显减轻或消失（图3-90）。

（5）盂唇损伤的特殊检查：肩关节关节盂小而浅,关节头大,关节盂周围有纤维软骨构成的盂唇,使之略为加深,仍仅能容纳关节头的1/4~1/3（图3-91）。

SLAP损伤：是指肩胛盂缘上唇自前向后的撕脱,累及肱二头肌长头腱附着处（图3-92）。临床表现无特异症状,主要表现为肩部疼痛,尤其肩部处于外展外旋位时明显。还可以出现肩部卡别感、绞锁、弹响、活动受限、无力等症状。

挤压旋转试验：患者仰卧位,肩外展90°,检查者对肩关节施以轴向挤压力,此时若能感觉到撕裂的上方盂唇被挤压出现弹响或引出肩关节疼痛为阳性（图3-93）。

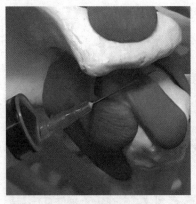

图3-90 封闭试验

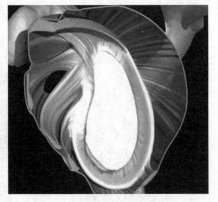

图3-91 肩关节盂

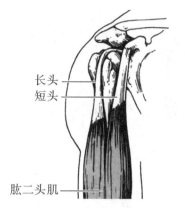

长头
短头

肱二头肌

图 3-92　SLAP 损伤

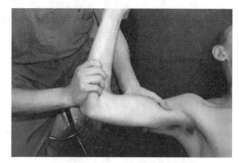

图 3-93　挤压旋转试验

动态挤压试验:肩关节前屈90°,极度内旋,抗阻上抬出现疼痛,然后极度外旋肩关节抗阻上抬疼痛消失或减轻为阳性(图3-94)。

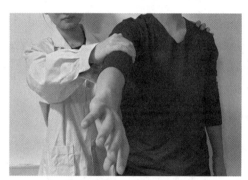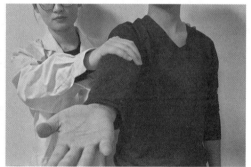

图 3-94　动态挤压试验

Clunk 试验:患者仰卧位,检查者一手使患者肩关节外展160°,另一手置于患者肩关节后方施以向前推力,若此过程中出现肩关节疼痛或绞索,或关节内有弹响,则为阳性(图3-95)。

仰卧位抗屈曲试验:患者仰卧位,双上肢前屈上举置于检查床上,检查者站在患者患侧,用手压住患侧肘关节以远的前臂部位,使患者下压患肢,而检查者给予对抗阻力、如果可以引出位于肩关节深方或后方的疼痛且同样动作健侧无痛,则结果为阳性(图3-96)。

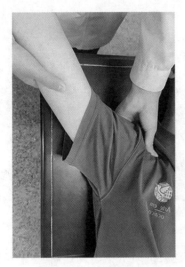
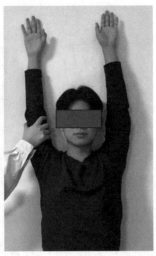

图 3-95　Clunk 试验　　　　图 3-96　仰卧位抗屈曲试验

（6）肱二头肌长头腱

Speeds 征：为前臂旋后，前屈肩 90°，伸肘位，阻抗位屈肘，出现肩痛为阳性（图 3-97）。

Yergason 征：为屈肘 90°，阻抗屈肘时结节间沟产生疼痛为阳性，提示肱二头肌腱鞘炎（图 3-98）。

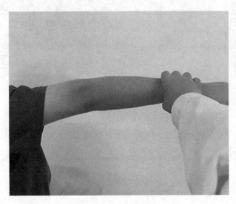
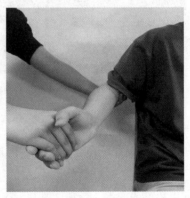

图 3-97　Speeds 征　　　　图 3-98　Yergason 征

（7）盂肱关节脱位及不稳

1）脱位

杜加征（Dugas sign）：又称搭肩试验。患肢肘关节屈曲，手放在对侧肩关节前方，如肘关节不能与胸壁贴紧为阳性，提示肩关节脱位（图 3-99）。

直尺试验（Hamilton sign）：正常人肩峰位于肱骨外上髁与肱骨大结节连线的内侧。用直尺贴在上臂的外侧，下端靠近肱骨外上髁，上端如能与肩峰接触则为阳性征，表示肩关节脱位。

脱位程度的判断：加载—移位试验（load and shift test）。

患者仰卧位,检查者一手抓住患肢前臂近肘关节处,另一手置于患肢肱骨头下方;抓住前臂的手施力将肱骨头压迫进盂窝,然后另一手向前后方移动肱骨头,并判断肱骨头移位程度(图3-100)。

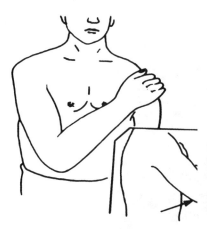

图3-99 杜加征

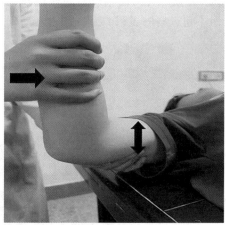

图3-100 直尺与移位试验

Hawkins评分:1级肱骨头前后移位并骑跨于盂唇缘,不超过25%~50%;2级肱骨头有脱位,但可自己恢复,超过50%;3级肱骨头脱位,不能自行恢复,完全脱于关节盂外(图3-101)。

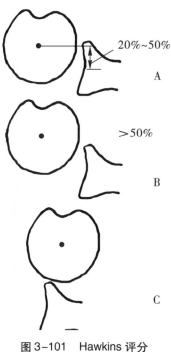

图3-101 Hawkins评分

A.一级;B.二级;C.三级。

前抽屉试验:患肩置于外展80°~120°,前屈0°~20°,外旋0°~30°。后抽屉试验,患肩外展80°~120°,前屈20°~30°,屈肘120°,检查者一手固定患侧肩胛,一手抓住上臂向前牵拉肱骨头或在患肩前屈至60°~80°时施于肱骨头向后的应力。

Altchek根据肱骨头前向或后向移位程度将肩关节脱位分为三级:1级肱骨头移位大于健侧,但不超过肩胛盂;2级肱骨头移位并骑跨在肩盂缘;3级肱骨头嵌卡在肩盂缘外(图3-102)。

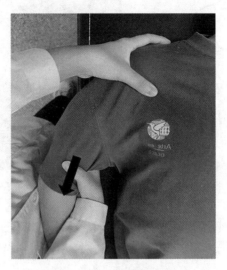

图3-102   前抽屉试验

2)前方不稳

恐惧试验与复位试验:主要用于检查前方不稳。患者仰卧位,检查者一手握住患者的前臂,另一只手在后方托起患者的上臂,轻而慢地外展和外旋上臂,当患者感到肩后疼痛并有即将脱位的预感而产生恐惧,拒绝进一步外旋时,恐惧试验阳性。在肩关节外展外旋的同时对肱骨头再施加向前的应力,可进一步引发患者恐惧感或疼痛,为加强试验阳性。在做恐惧试验后,于肱骨头施加向后的应力,当患者恐惧感减轻或消失,即复位试验阳性(图3-103)。

3)后方不稳

Jerk试验:患者处于坐位,患肩前屈,内旋,屈肘90°,检查者沿上臂轴线施加向后的外力,之后伸展肩关节超过肩胛骨平面,若存在后方不稳定,则在肩关节外展的过程中可触及或听到肱骨头复位时跨越肩盂后缘回到肩盂内的弹响,通常伴有疼痛(图3-104)。

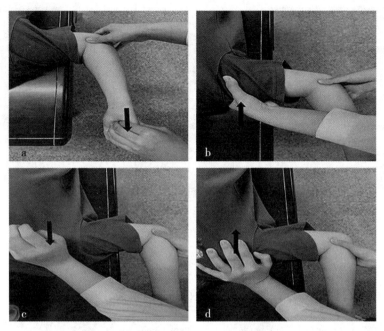

图 3-103 恐惧与复位试验

a. 恐惧试验；b. 恐惧试验加强试验 c. 复位试验；d. 复位试验加强试验。

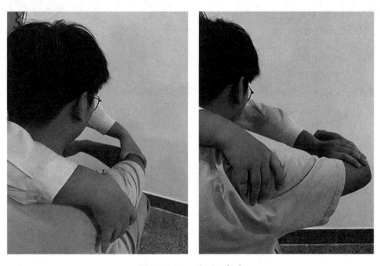

图 3-104 Jerk 试验

4）下方不稳

沟槽征（sulcus sign）：患者坐位，放松肩部肌肉，检查者一手固定肩胛骨，一手在患者肘部施加向下的力，如果肩峰下出现横沟，>2 cm 者为阳性。阳性结果说明下方不稳，一般均有多向性不稳存在（图 3-105）。

5）多方不稳：检查肱骨头前、后、上、下异常移动，表现为多方恐惧试验阳性。

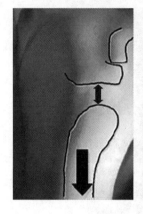
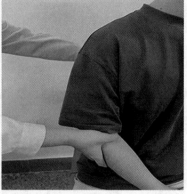
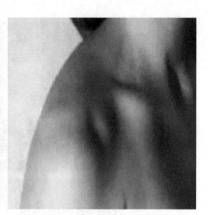

图3-105　沟槽征

（8）肩锁关节脱位

1）琴键征（piano key sign）：漂浮感（图3-106）。

2）水平内收试验：肩部前屈90°，水平内收肩部，肩锁关节出现疼痛为阳性（图3-107）。

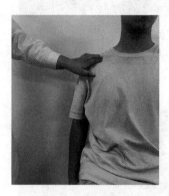
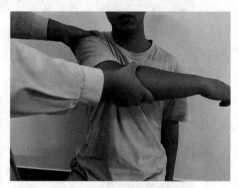

图3-106　琴键征　　　　　　　　图3-107　水平内收试验

第三节　肩部肌肉、关节功能康复策略

一、疼痛康复

主要表现为肩部周围阵发性疼痛，常因天气变化及劳累而诱发，以后逐渐发展到持续性疼痛，并逐渐加重。疼痛性质可呈钝痛、刀割样痛和刺痛等，夜间往往加重而不能入睡，不能向患侧侧卧。肩部受牵拉时，可引起剧烈疼痛，有时可放射到前臂和手。此状态以减轻疼痛为主，可应用药物、理疗、关节松动、运动疗法、按摩、针灸等疗法。

（一）药物治疗

急性期患者疼痛明显，需用药物控制，可选用消炎镇痛、缓解肌肉痉挛的药物，如水杨酸制剂、吲哚美辛(消炎痛)、布洛芬、双氯芬酸(扶他林)等。对疼痛明显并有固定压痛点者可用局部注射,该方法能止痛,松弛肌肉和减轻炎症水肿。常用醋酸泼尼松龙0.5~1.0 mL,加1%普鲁卡因2~5 mL混合液,作痛点注射,每周1次,2~3次为1个疗程。

(二)感觉性控制

闸门学说发表以来对疼痛的研究和治疗产生了极大影响。闸门学说强调兴奋性和抑制性影响的动态平衡,包括脊髓和脑水平的相互作用,是治疗疼痛的新概念性措施的基础,并由此提出新的治疗方式——调节感觉输入。

局部神经阻滞:采取喷雾局部注射硬膜外注射局药都可以消除疼痛一段时间。我国已有埋藏导管后连续应用短效药物治疗术后及伤后剧痛的报道,均已取得显著疗效,但因为其往往阻断某区域内所有的神经传导,可引起该神经分布区域的完全麻木和运动麻痹,所以其应用受到一定的限制。尽管如此,由于局麻药消除疼痛达一小时或一小时以上,人们还是努力研究延长局麻药的作用方式。为避免这类药的毒性作用和损伤神经的作用,现常采用埋藏导管连续应用短效局麻药的方法可连续几天甚至几十天取得镇痛的效果,一旦发现并发症,须立即终止。肩部不适、肩僵或其他病理性肩痛的患者,周围神经阻滞(例如肩胛上神经阻滞)也非常有效。

(三)理疗

在肩部疼痛康复中应用较为广泛,具有改善局部血液循环、解除肌肉痉挛、松解粘连及减轻疼痛等作用,常用理疗方法有:

1. 短波疗法　可止痛、改善局部血液循环,松解粘连。两个电极于肩关节前后对置,温热量,每次20 min,每日1~2次15~25次为1个疗程。

2. 超声波疗法　可消炎、松解粘连。肩部接触移动法治疗,1.0~1.5 W/cm²,每次8~10 min,每日1~2次。

3. 半导体激光　止痛。取穴以阿是穴为主,辅以肩贞、肩井、天穴等穴。每个靶穴位各照3 min,每日1次,3~5次为1个疗程。

4. 中频电疗　用以止痛。电极对置于肩部,电量以患者耐受为度,每次20 min,每日1次。

(四)关节松动

关节松动一方面能促进关节液的流动,改善关节软骨及软骨盘无血管区的营养,缓解疼痛;同时可防止因活动减少引起的关节退变。另一方面关节松动可抑制脊髓和脑干致痛物质的释放,可提高痛阈。多采用Ⅰ级手法缓解疼痛。

(五)运动疗法

疼痛期的运动疗法主要是促进血液循环和炎症吸收、防止组织粘连和肌肉萎缩、预防关节活动受限。

(六)按摩

按摩常用于各期患者,多采用推、揉、捏、按、滚等手法作用于患部肌肉和痛点,以减轻疼痛,松解粘连、改善关节活动范围。

（七）针灸

针灸可舒筋通络、行气活血、止痛。取穴一般以肩关节局部穴为主：肩髃、肩贞、阿是穴及阳陵泉、中平穴（足三里下 1 寸）。若肩前部疼痛，后伸疼痛加剧者加尺泽、阴陵泉；肩外侧疼痛、三角肌压痛、外展疼痛加剧者加手三里、外关；肩后部疼痛、肩内收时疼痛加剧者加后溪、大杼、昆仑、条口透承山。

二、活动范围受限康复

由疼痛期肌保护性痉挛造成的关节功能受限已发展到关节挛缩性功能障碍，肩关节功能活动严重受限，肩关节周围软组织广泛粘连、挛缩，呈"冻结"状态。各方向的活动范围明显缩小，以外展、外旋、后伸等最为显著，严重时影响日常生活，如梳理头发、穿脱衣服、举臂抬物、向后背系扣、后腰系带等活动均受限。外展及前屈运动时，肩胛骨随之摆动而出现"扛肩"现象。此状态应以主动或被动运动为主，使粘连减少到最低程度，恢复肩关节活动功能。

（一）理疗

主要作用是促进血液循环，消炎止痛，松解粘连。可采用超短波、微波、音频、红外线、超声波等疗法。

（二）运动疗法

松解粘连，从而逐步增加肩关节的活动度。

1.徒手操

（1）立位，腰前屈 90°上肢放松下垂，患前后、左右摆动与画圈活动。

（2）立位，面向，足尖更墙 20~30 cm，以患侧手指尖触增、并作手指攀高运动。

（3）立位，双手在体后相握，伸肘，以健肢带动患肢后伸。

（4）立位，患手触摸腰背部并逐渐上移。

（5）立位，双手在体前相握，上举过头顶，然后屈肘，触摸枕部。

上述各动作各重复 10~20 次。

2.器械操

（1）体操棒：双手持体操棒由健肢帮助患肢做肩各轴位的助力运动。

（2）肩关节活动器：患侧手握活动器手柄进行肩部的圆弧运动。

（3）吊环：双手握吊环，用健侧带动患肢进行外展、前、后伸等活动。

（三）关节松动术

多用Ⅱ、Ⅲ级手法，即在肩关节活动范围内大幅度地松动，Ⅱ、Ⅲ级手法以是否接触关节活动的终末端来区别。

（四）作业疗法

1.改善关节活动度的动作，选择以肩关节内、外旋为中心的作业。

2.改善肩关节内、外旋的作业活动。

3.不同位置或动作改善肩关节伸展的作业 如砂纸磨光、推拉锯、推重物或推车等。

三、肌力下降康复

由于疼痛或者粘连导致关节活动受限,严重者造成肌肉萎缩、肌力下降,需要较长时间的锻炼才能恢复。

（一）等长抗阻训练

1.基本方法 使肌肉在对抗阻力下进行无关节运动仅维持其固定姿势收缩的训练,这种训练不能使肌肉缩短,但可使其内部张力增加。

2."tens"方法 即每次肌肉收缩10 s后休息10 s,重复10次为一组训练,每次训练10组,可在关节处于不同角度时进行,这种训练方法对肌力恢复更为有效。

3.多角度等长训练(multi-angle isometric exercise,MIE) 为克服等长收缩的角度特异性,扩大等长训练的作用范围,可在整个关节活动范围内,每隔20°~30°做一组等长收缩,使关节处于不同角度时肌力都有所增长。可在任意设定关节角度的等速训练器上进行。

4.训练的形式 ①徒手等长收缩:受训肢体不承担负荷,而保持肌肉的等长收缩活动。②肌肉固定训练:适用于固定在石膏中的肢体,肌肉收缩时不能引起关节的任何运动。③利用器具:利用墙壁、地板、平行杆、肋木和床等固定不动的器械和物品,保持肢体肌肉的等长收缩训练。

（二）等张抗阻训练

等张抗阻训练可改善肢体的血液循环,提高肌肉运动的神经控制,有效地增强肌力。

1.基本方法 举哑铃、沙袋等;通过滑轮及绳索提起重物;拉弹簧、橡皮条等;专门的器械训练;将自身重量作为负荷,进行俯卧撑、下蹲起立等练习。

2.渐进性抗阻训练法 即逐渐增加阻力进行训练。此法采用大负荷,少重复的原则。每次训练3组,重复10次,各组间休息1 min。第1、2、3组训练所用阻力负荷依次为10 RM的50%、75%、100%。即第1组运动强度为50%的10 RM,重复10次,休息1 min;第2组运动强度为75%的10 RM,重复10次,休息1 min;第3组运动强度为10 RM,重复10次,完成。每周复测10 RM值,并相应调整负荷量,使肌力增强训练更为有效。

3.训练的形式等张抗阻训练可以是离心的、向心的,或两者都有,即阻力可在肌肉伸长或缩短时施加。向心性或离心性收缩可用徒手或器械阻力,依患者的肌力和功能需要,大部分等张抗阻训练同时包括有向心或离心训练。在早期训练中,肌力很弱时,最适合采用轻度徒手抗阻的离心性收缩。当肌力改善时,可加用徒手抗阻的向心性收缩训练。当患者持续进步时,可采用机械抗阻的向心性或离心性收缩训练。

4.短暂最大负荷练习 是一种等张和等长训练相结合的肌肉训练方法。即在抗阻力等张收缩后维持最大等长收缩5~10 s,然后放松,重复5次,每次间隔20 s,每次增加负荷0.5 kg。等长收缩不能维持5~10 s者,则不加大负荷。

（三）等速抗阻训练

等速抗阻训练又称为可调节抗阻运动或恒定角速度运动,是在专门的等速运动仪上进行的抗阻训练。

（徐 昂）

第四章
肘部运动系统解剖与康复应用

第一节　肘部骨、关节、肌肉功能解剖

一、肘部骨结构与骨性标志

肘部骨包括肱骨、尺骨、桡骨(图4-1)。

右侧肘部

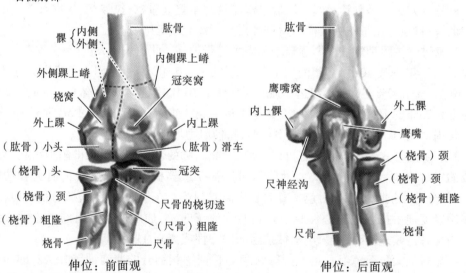

图4-1　肘部骨

左图标注（伸位：前面观）：
髁{内侧 外侧}、肱骨、内侧髁上嵴、冠突窝、外侧髁上嵴、桡窝、外上髁、内上髁、(肱骨)小头、(肱骨)滑车、(桡骨)头、冠突、(桡骨)颈、尺骨的桡切迹、(桡骨)粗隆、(尺骨)粗隆、桡骨、尺骨

右图标注（伸位：后面观）：
肱骨、鹰嘴窝、内上髁、外上髁、鹰嘴、(桡骨)颈、(桡骨)颈、尺神经沟、(桡骨)粗隆、尺骨、桡骨

1. 肱骨(图4-2)

肱骨体有2个显著特征。

(1)三角肌粗隆,位于外侧,为三角肌的附着点;斜行的桡神经沟,位于后面,有桡神经和肱深动脉经过。肱深动脉先穿过肱三头肌的内侧头和长头之间,继而穿过肱三头肌的外侧头。

（2）肱骨下端宽,有锐利的内侧和外侧髁上嵴形成,然后在远端终止其内侧,尤其明显的是向外侧延伸的上髁,为肌肉提供了附着点。肱骨的远端,包括上髁、滑车、肱骨小头、鹰嘴窝、冠突窝和桡骨窝构成肱骨髁。此髁有 2 个关节面,外侧的小头与桡骨头相关节;内侧的滑车,与尺骨近端(滑车切迹)相关节。滑车上方,前面是冠突窝,完全屈肘时容纳尺骨的冠突,后面是鹰嘴窝,完全伸肘时尺骨的鹰嘴嵌入。小头上方前面有一浅的桡窝,当前臂完全屈曲时,桡骨头的前缘与此窝相接。

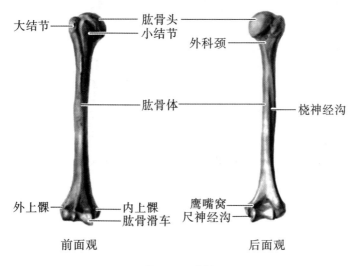

图 4-2　肱骨

2.尺骨　尺骨为前臂的稳定骨,是两根前臂骨中位于内侧且较长的骨,分二端一体(图 4-3)。它的近侧端有一半月形凹陷的滑车切迹。切迹上下两端有两个突起,上方的为鹰嘴,下方的为冠突。冠突外侧的浅凹为桡骨切迹与桡骨头相关节。冠突下方有一粗糙的尺骨粗隆。尺骨体呈三棱柱形,外侧缘锐利为骨间嵴与桡骨的骨间嵴相对。远侧端细小,呈圆盘状称尺骨头。从尺骨头后内侧发出一小而圆的突起为尺骨茎突,尺骨茎突的位置较桡骨茎突高 1 cm。

在尺骨外侧面桡切迹下方有一明显的嵴,称为旋后肌嵴。旋后肌嵴与冠突的远侧部之间有一凹陷,即旋后肌窝。旋后肌的深部附着于旋后肌嵴与窝。尺骨体近端粗壮且呈圆柱状,但向远端逐渐变细,直径逐渐变小。在其窄小的远侧端突然变得稍膨大,形成圆盘状的头和一个小的圆锥状的茎突。注意尺骨头位于远侧(如在腕部)。虽然前臂在旋前和旋后时有轻微的外展—内收的"摆动",但尺骨与肱骨之间的关节只允许肘关节做屈和伸运动。

尺骨位于前臂内侧,桡骨在外侧,两者通过骨间膜相互连接。

3.桡骨　桡骨位于前臂外侧部,分一体两端(图 4-3)。上端膨大称桡骨头,头上面的关节凹与肱骨小头相关节;周围的环状关节面与尺骨相关节;头下方略细,称桡骨颈;颈的内下侧有突起的桡骨粗隆;桡骨体呈二棱柱形,内侧缘为薄锐的骨间缘。下端前凹后凸,外侧向下突出,称茎突,下端内面有关节面,称尺切迹,与尺骨头相关节,下面有腕关节面与腕骨相关节。桡骨茎突和桡骨头在体表可扪到。人跌倒手过伸着地时,间接暴力可引起桡骨小头骨折或下端骨折(colles)骨折。

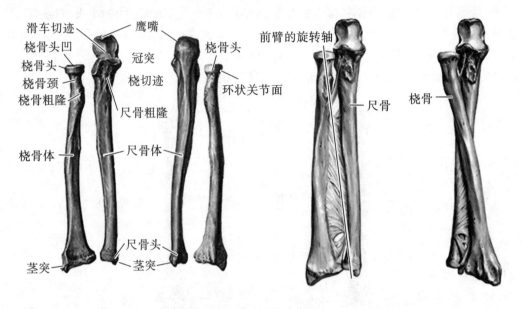

图 4-3　尺骨和桡骨

二、肘部关节结构与功能

肘关节由 3 个关节构成:肱尺关节、肱桡关节、桡尺近侧关节。

1. 肱尺关节　由肱骨滑车和尺骨滑车切迹构成滑车关节(图 4-4、图 4-5),尺骨滑车切迹包裹桡骨滑车约 190°,使肘关节成为人体内最受限制的关节之一,并在很大程度上赋予其具有良好的内在稳定性。

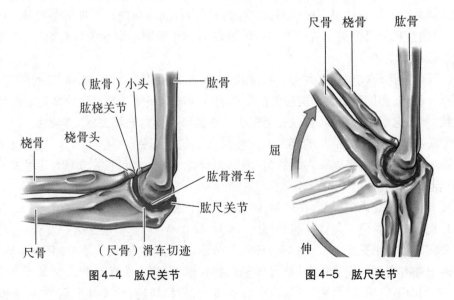

图 4-4　肱尺关节　　　　图 4-5　肱尺关节

2. 肱桡关节 由肱骨小头与桡骨头关节凹构成的球窝关节(图4-6),本应有3个方位的运动,但由于受尺骨的限制,不能做内收外展运动。肘关节在伸肘时,肱骨小头与桡骨小头并不接触,当半屈位或前臂向外方移位时,关节面接触最密切。

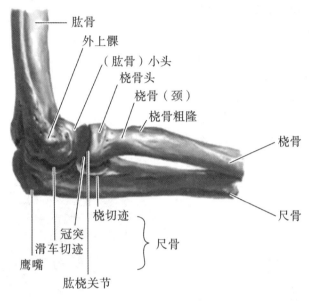

图4-6 肱桡关节

3. 桡尺近侧关节 尺骨和桡骨在靠近肘关节的部位所形成的一个关节,由桡骨的环状关节面与尺骨的桡骨切迹构成的圆柱关节(图4-7)。此处的关节主要由桡骨小头和尺骨的近端共同构成,可实现旋前、旋后的动作。

肘关节功能包括屈曲、伸直和旋转功能,旋前、旋后发生在桡尺近侧关节,屈曲和伸直发生在肱尺关节和肱桡关节。各关节之间依靠桡侧副韧带、尺侧副韧带、桡骨环状韧带等连接来加固和稳定。

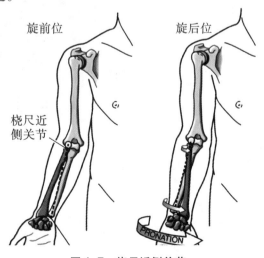

图4-7 桡尺近侧关节

三、肘部肌肉起止点、主要作用、触发点

1. 肱二头肌(见第三章第一节肩部肌肉)
2. 肱三头肌(见第三章第一节肩部肌肉)
3. 肱肌(图4-8)

起点:前肱骨。

止点:尺骨结节和尺骨冠突。

主要作用:屈肘关节。

触发点1:上臂前面,肘关节上方数厘米处(图4-9)。

触发点2:位于肱肌肌腹的上1/2内(图4-10)。

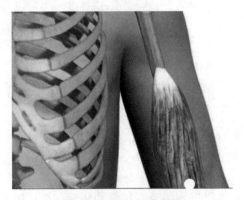

图4-9　肱肌触发点1

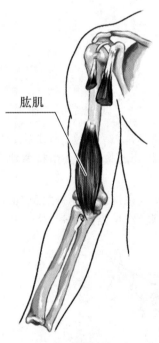

图4-8　肱肌

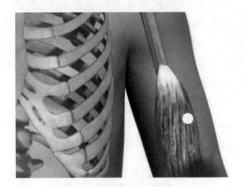

图4-10　肱肌触发点2

4. 肱桡肌(图4-11)

起点:肱骨外侧髁嵴远端2/3处。

止点:桡骨茎突。

主要作用:屈肘关节、前臂旋外。

触发点:前臂桡侧桡骨头远端的1~2 cm处,约在肌腹的正中(图4-12)。

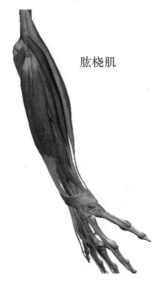

肱桡肌

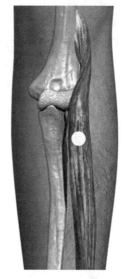

图4-11　肱桡肌

图4-12　肱桡肌触发点

5. 旋前圆肌(图4-13)

起点:肱骨内上髁前臂筋膜。

止点:桡骨外侧面的中部。

主要作用:屈肘关节、前臂旋前。

触发点:接近手肘内侧,偏向尺侧到肱二头肌腱膜(图4-14)。

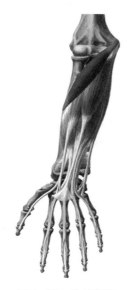

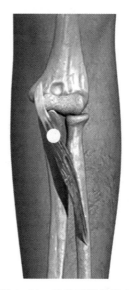

图4-13　旋前圆肌

图4-14　旋前圆肌触发点

6. 旋后肌(图4-15)

起点:肱骨外上髁、桡侧副韧带等。

止点:桡骨上 1/3 的前面。

主要作用:前臂旋后。

触发点:肱二头肌肌腱稍外侧和远侧,桡骨前面肌肉的浅部(图 4-16)。

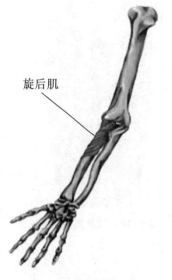

图 4-15　旋后肌

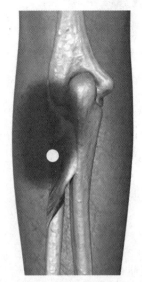

图 4-16　旋后肌触发点

旋后肌

第二节　肘部周围疾病的解剖学评定

一、常见肘部疾病肌骨关节症状

(一)拉伤

年轻运动员的肘关节损伤通常是由摔倒时手臂伸直着地,或投掷动作时肘部直接、间接受到打击所致。大多数运动员没有去看医生,因为主观症状常常很和缓和短暂。多数肘关节创伤只造成轻微的损伤,如关节囊损伤、韧带部分撕裂、微细的软骨损伤和小的骨软骨骨折等。这类小的骨折在初次放射学检查时常常不被发现。由于早期开始活动就是一种治疗,因此很少需要对这类骨折进行附加的诊断性影像检查。这种损伤并发的肿胀和疼痛一般在几天后就会消失。诊断肘部拉伤时,首次 X 线检查必须排除骨骼损伤的直接征象和韧带损伤的间接征象(附着在骨骼部分的错位)。这类损伤的疼痛程度因人而异。

症状:疼痛、压痛、肿胀和活动受限。

(二)外侧韧带损伤——肘关节脱位

韧带拉伤可以根据相关关节的稳定程度进行分级(图 4-17)。Ⅰ级和Ⅱ级损伤没有明显的关节失稳,多数被诊断为拉伤,而没有真正看到外侧韧带的损伤。Ⅲ级损伤有内侧韧带同时损伤的危险。部分韧带断裂可能是微细创伤(如过度伸展)后肘部外侧疼痛的一个原因。外侧肘关节失稳也可能是肘关节脱位的一种合并症,或者是手术后外侧韧带过度松弛的表现。

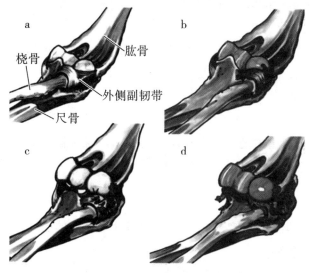

a.肘关节正常结构;b.Ⅰ级损伤;c.Ⅱ级损伤;d.Ⅲ级损伤。

图4-17　肘关节韧带拉伤分级

症状:Ⅰ级和Ⅱ级损伤会造成外上髁的肿胀、压痛以及偶尔的皮肤淤癍。Ⅲ级损伤会引起排列不齐和严重的活动受限。如果患者有Ⅲ级损伤,临床是无法排除并发骨折的。请注意,有些肘关节脱位患者只有轻微的疼痛,仍然有90°的活动范围。要注意检查肢体远端的脉搏和外周神经的功能。

（三）内侧副韧带断裂

内侧副韧带断裂的常见原因是外翻引起的应力,如过度伸展和摔倒造成的应力。多数情况下,只有韧带的部分撕裂。脱位和骨折时也可以合并内侧韧带损伤(图4-18)。

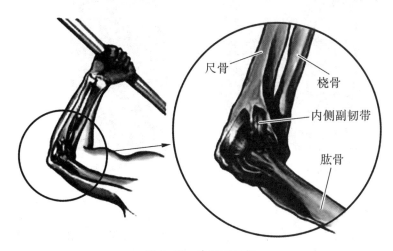

图4-18　内侧副韧带

症状:主要症状是活动时肘部内侧疼痛。检查时的主要发现是局部压痛以及外翻时疼痛。如果是完全性断裂,急性疼痛将合并肿胀、淤癍和失稳的感觉。有些患者在手指尺侧有麻刺感,这是尺神经受到刺激的征象。

(四)骨折合并脱位

肘关节脱位最常见的合并症是骨折,波及尺骨冠突、桡骨头和尺骨小头。骨折可以是单纯的,也可以是复合的,合并或者不合并脱位。

症状:典型的症状包括疼痛、肿胀和活动范围减小。

(五)骨突骨折

儿童摔倒时手臂伸直着地可能会在屈肘肌腱和伸肘肌腱的附近区造成撕脱性骨折(图4-19)。儿童也可能因长时间的反复投掷动作在生长区发生部分撕脱性损伤,其发病率尚不清楚,是约12%生长区的损伤发生在肘关节,年龄在2~15岁。与其他生长区损伤不同,男孩肘关节生长区损伤多于女孩。

症状:主要症状和体征是在内上髁或者外上髁上有明显的压痛。

(五)肱骨髁上骨折

在儿童中,髁上骨折、跨髁骨折、经髁骨折和髁间骨折占肘部所有骨折的50%~60%。男孩的左侧肘部骨折比较多见,说明男孩用左手来防止摔倒的比较多。由于在肱骨附近有血管和神经通过,因此必须仔细检查是否有血管和神经的损伤。

症状:症状包括明显的肿胀,如果骨折有移位,则出现明显的排列不齐(图4-20)。为了减少皮肤损伤,患者去医院X线检查之前或者在采取其他措施之前,要立即对移位的髁上骨折复位并予以固定。

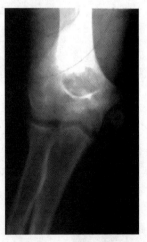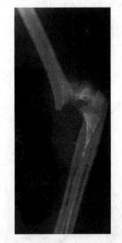

图4-19　骨突骨折　　　　图4-20　肱骨髁上骨折

(六)鹰嘴骨折

由于鹰嘴位置比较表浅,如摔倒时肘部着地,容易受到直接的创伤(图4-21)。根据梅奥分类系统,鹰嘴骨折被分为三型。Ⅰ型骨折没有移位,只有很少或者没有相关组织的挤压伤。Ⅱ型骨折是稳定的,有移位,有或没有相关组织的挤压伤。Ⅲ型骨折(较少见)是不稳定的,有或没有相关组织的挤压伤,可能合并桡骨头骨折。在这种情况下,很难对Ⅲ型鹰嘴骨折和蒙泰贾骨折进行鉴别。

症状:如果没有骨折移位,肿胀一般是中等程度的。如果发生移位,因出血和移位的鹰嘴碎片使肿胀变得明显。肘关节的伸展受限。在骨折部位压痛极为明显。由于鹰嘴的位置很表浅,常常能够触及缺损部分。

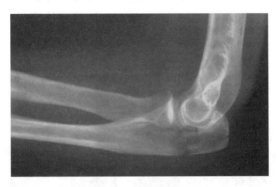

图 4-21　鹰嘴骨折

（七）前臂骨折

前臂骨折包括桡骨和尺骨骨干的骨折(图 4-22)。最常见的是儿童摔倒引起的骨折。直接创伤(如打击和脚踢)也能够造成前臂两根或者一根骨骼的骨折。单纯尺骨骨干骨折可能提示存在蒙泰贾骨折,尤其是骨折位于尺骨的近端时。

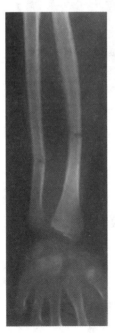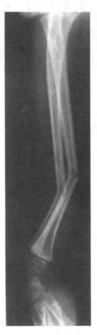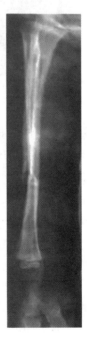

图 4-22　前臂骨折

症状：中度的肿胀、明显的排列不齐、运动功能丧失和明显的疼痛。如果严重的损伤可能危及循环和皮肤时，患者送往医院之前必须立即进行复位和固定。

（八）蒙泰贾骨折

蒙泰贾骨折的原因尚有争议，但是很可能是直接创伤或者摔倒所致。蒙泰贾骨折是尺骨1/3的近端处骨折合并桡骨近端的脱位（图4-23）。这种损伤很少见（仅占尺骨骨折的7%，肘关节损伤的0.7%），但其后果可能十分严重。如果只对手腕进行影像检查（不包含前臂和肘部），或者如果桡骨头在X线检查时没有恰当显示，这种损伤容易被忽略。临床上还可能存在艾塞克斯-罗普列斯提骨折（桡骨头骨折合并远端桡尺关节脱位）和加莱亚齐骨折（桡骨干骨折合并远端尺桡关节脱位）。加莱亚蒂骨折是摔倒时手臂伸直着地所致。由于患者的手腕症状很突出，医生很容易忘记对肘关节进行临床检查和必要的放射学检查。

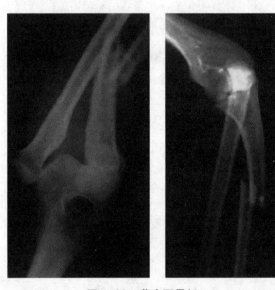

图4-23　蒙泰贾骨折

症状：包括前臂的局限性明显疼痛、肿胀、皮肤变色、排列不齐和严重的功能障碍。同时存在桡神经深部分支损伤的可能，应进行伸腕力量的测试。

（九）二头肌腱远端断裂

二头肌腱远端断裂很少见，主要涉及男子，80%的断裂位于优势臂。当肘关节屈曲90°时，肘部用力伸展（屈肘肌离心收缩）就会突然发生损伤（图4-24）。有腱病的肌腱更容易发生断裂。滥用合成类固醇药物会明显增加肌腱断裂的危险性。

症状：肘部突然发生剧烈疼痛，接着出现前臂或者上臂远端的不适。数小时内剧痛被酸痛所替代，并持续数周。如果肌腱不进行缝合，会发展为慢性疼痛。屈肘力量下降，但是随着时间的推移力量将逐渐增强。旋后力量相对减弱，表现为握力下降。肱二头肌发力时，二头肌腱远端处可以触及凹陷，并且屈曲和旋后力量减弱。

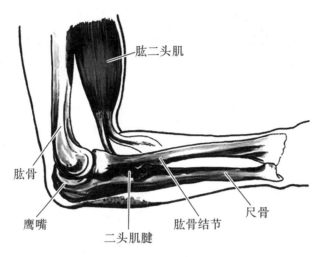

图 4-24 二头肌腱远端断裂

（十）三头肌腱断裂

三头肌腱断裂不常见，男女均可发生。摔倒时手臂伸直着地（肘关节受到突然的离心负荷）或者直接创伤是损伤常见的机制（图 4-25）。

症状：疼痛、瘀斑、肿胀。若三头肌腱完全断裂，则伸肘肌的功能丧失；部分肌腱断裂也会造成肌肉无力。仔细触诊有可能发现鹰嘴后面有凹陷。

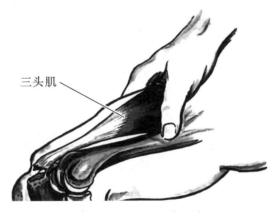

图 4-25 三头肌腱断裂

（十一）急性鹰嘴滑囊炎

打击和摔倒容易使鹰嘴滑囊受伤，造成出血性滑囊炎。如果滑囊受到持续的刺激会发展为慢性炎症。滑膜破裂能够引起上臂和前臂的肿胀和疼痛。

症状：在鹰嘴滑囊上方的压痛、肿胀和波动感。皮肤颜色通常会发生改变。化脓性滑囊炎会引起局部发红及体温升高。

（十二）急性血管和神经损伤

急性血管和神经损伤是严重的损伤,常常与严重的上臂、肘部和前臂损伤合并发生。即使是轻微的创伤也可能发生血管和神经损伤。在检查肘部损伤时,须检查血管和神经,尤其在骨折复位和脱位复位前后要进行血管和神经检查。

急性血管损伤可以是血管破裂,症状发展很快;或者血栓形成,病程比较缓慢(如锁骨下动脉栓塞,受伤手臂在高于水平面以上工作时才能够引发症状)。

症状:动脉损伤的最早症状是受伤部位出现疼痛。外周血管搏动减弱或者消失,皮肤苍白,皮肤温度下降。肌肉力量减弱和皮肤感觉下降按"手套样"区域分布。

（十三）创伤后关节强直

肘关节从伸展30°到屈曲130°,旋前和旋后达到90°就能够满足日常活动的需要。由于关节囊有发生挛缩的倾向,因此肘关节很容易发生创伤后关节强直。强直的程度取决于创伤的范围以及修复后关节面的相适性。

症状:主要为肘关节僵硬。疼痛提示有关节内的损伤,如骨关节炎。

二、肘部骨、韧带、肌触诊

（一）骨性标志触诊

1. **肱骨外上髁**　肱骨外上髁为肘关节外侧、肱骨远端的骨性突起,较容易触诊(图4-26)。其为绝大多数前臂及手指伸肌群的起点,亦为外侧副韧带及环状韧带的附着点。若长期较为频繁地进行伸腕或手伸直的动作,容易造成肱骨外上髁的慢性炎症或损伤退化,外侧副韧带或环状韧带损伤时,触诊有压痛的感觉。

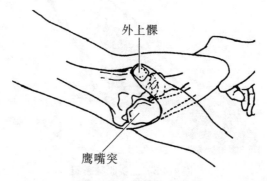

外上髁

鹰嘴突

图4-26　肱骨外上髁

2. **肱骨外侧髁上嵴**　肱骨外侧髁上嵴是一个薄的骨嵴,直接位于肱骨外上髁上方皮下。如图4-27所示,检查者的示指指示着外侧髁上嵴。

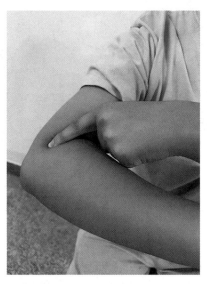

图 4-27　肱骨外侧髁上嵴

3. 桡骨头　肘关节屈曲90°左右,检查者由外上髁往远端方向移动手指即可触摸感知(图4-28),若不确定,可在此姿势下令患者进行前臂的旋前旋后动作,使桡骨头旋转,检查者可感受到桡骨头在手指下旋转。

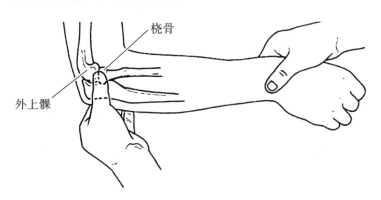

图 4-28　桡骨头

4. 鹰嘴突　鹰嘴突位于肘关节后侧,尺骨的近端(图4-29)。当肘关节屈曲时,较容易在后侧触摸到,其为一个鸟嘴样的尖端向前的突起(图4-30),当肘伸直时,嵌入肱骨的鹰嘴窝内,其为伸肘肌的肌肉止点。鹰嘴与肱骨内上髁、肱骨外上髁的位置关系是肘关节的重要骨性结构(肘伸直时,三者在同一直线上,肘关节屈曲90°时,其三点构成等腰三角形)。

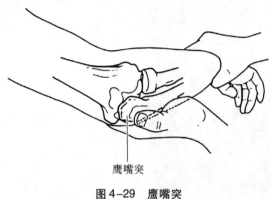

图 4-29　鹰嘴突　　　　　　　　　图 4-30　鹰嘴突

5. 鹰嘴窝　鹰嘴窝位于肱骨远端的后方（图 4-31），肘关节伸直姿势下和鹰嘴突契合的部位，因为被肱三头肌和腱膜包裹，难以触诊凹陷部位，若肘关节过度屈曲，肱三头肌腱膜的张力会过强，肘关节伸直时鹰嘴则会进入鹰嘴窝，都将造成触诊的困难。触诊的最佳姿势为肱三头肌放松情况下肘关节屈曲 45°左右。

6. 肱骨内上髁　位于肱骨远端内侧，较突起的骨性标志，很容易于皮下触诊（图 4-32）。为绝大多数手指及前臂屈肌的起点，亦为尺侧副韧带的起点，长期做屈腕屈指的动作容易引起内上髁炎症或退变，尺侧副韧带拉伤后，触诊时可产生压痛。

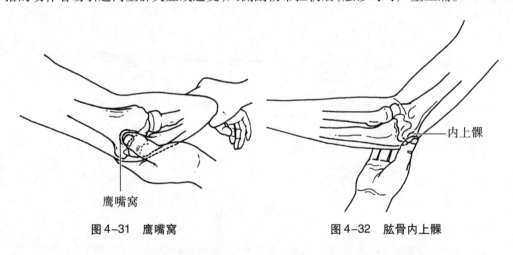

图 4-31　鹰嘴窝　　　　　　　　　图 4-32　肱骨内上髁

7. 肱骨内侧髁上嵴　与肱骨外侧髁上嵴相比，肱骨内侧髁上嵴非常不明显，它是内上髁上方一个微钝的骨性突起（图 4-33）。

8. 桡骨头　检查者拇、示指钳状置于肱骨小头（肘部屈曲 90°），然后紧贴皮肤向远端移动（图 4-34）。当触及肱桡关节间隙后，捏住桡骨头，要求被检查者做前臂旋前、旋后运动，即能在手指下感觉到桡骨头的转动。

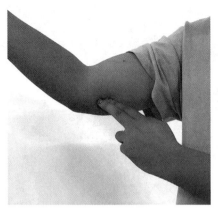
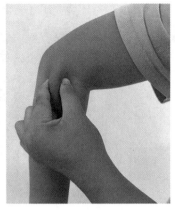

图 4-33　肱骨内侧髁上嵴　　　　　　　图 4-34　桡骨头

9. 肱骨　滑车被检查者肘关节后伸,检查者置手于其肱骨内上髁,拇指位于内上髁和肱二头肌肌腱之间的肱二头肌内侧沟内(图 4-35)。检查者手指下可以触及肱骨滑车光滑的关节面。

10. 桡骨粗隆　检查者置拇指(图 4-36)于肘窝底的外侧沟,拇指能触及肱二头肌肌腱的远端和外侧,此肌腱的附着点即桡骨粗隆。被检查者的前臂应该由旋前位变为旋后位,以便带动此骨性结构靠近触诊的手指。

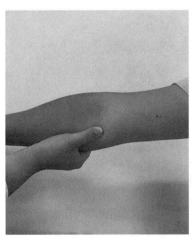
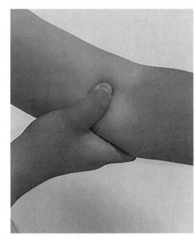

图 4-35　肱骨滑车　　　　　　　　　　图 4-36　桡骨粗隆

11. 尺骨冠突　尺骨冠突在前臂前肌群的深面。检查者的左手放在被检查者肘关节后面的鹰嘴,使其肘关节微屈,右手定位尺骨近端的内侧缘,用拇指触摸肱二头肌远端肌腱的内侧,其余的手指握住尺骨的后缘(图 4-37)。检查者能感觉到拇指正对着尺骨冠突,此骨性结构只能间接触诊。

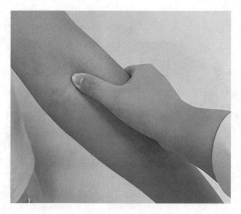

图4-37　尺骨冠突

（二）韧带触诊

1. 内侧（尺侧）副韧带　内侧副韧带由前束和后束组成,两束之间通过横纤维束连接（图4-38）。前束起自肱骨内上髁止于冠突,后束起自内上髁止于鹰嘴。韧带维持肘关节的内侧稳定性,其完整性可以通过肘关节外翻应力试验来检测。韧带不能被明显地触摸到,但应检查关节内侧间隙是否存在继发于扭伤的压痛区域。

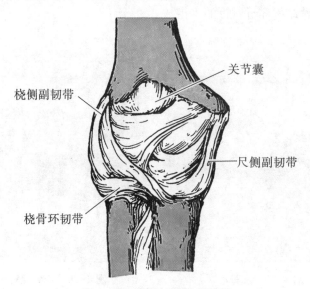

图4-38　内侧（尺侧）副韧带

2. 外侧（桡侧）副韧带　外侧副韧带起自外上髁止于环状韧带（图4-39）。韧带维持肘关节外侧的稳定性,其完整性可以通过肘关节内翻试验来检测。韧带不能明显地触及,但应该检查外侧关节间隙有无继发于扭伤的压痛区域。

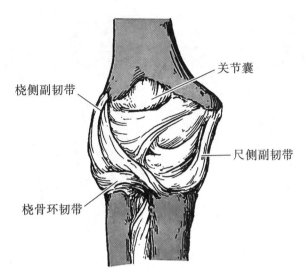

图 4-39　外侧（桡侧）副韧带

3. 环状韧带　环状韧带环绕着桡骨头颈部并保持桡骨头与尺骨的联系,其浅表的纤维与外侧副韧带相混合（图 4-40）。该韧带不能被扪及。

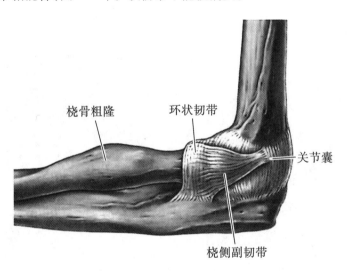

图 4-40　环状韧带

（三）肌肉触诊

1. 肱二头肌长头　肘屈曲 90°,令被检查者反复进行强烈的旋后运动,此时肌腹会在上臂隆起,将手指放在肌腹的外侧往近端移动,可触诊到长头肌腱通过结节间沟（图 4-41）。

2. 肱二头肌短头　在前臂旋后运动中,从内侧开始沿着肌肉的隆起移动,可触到肱二头肌短头。近侧触诊要用手指进入胸大肌下方并往喙突的方向对短头肌腱进行触诊（图 4-42）。

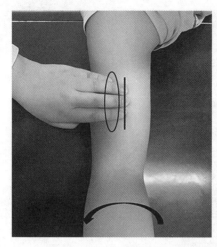
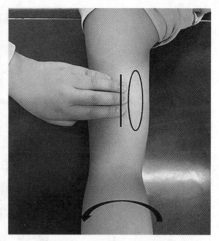

图 4-41　肱二头肌长头触诊　　　　　图 4-42　肱二头肌短头触诊

3. 肱肌　被检查者仰卧,肩屈曲 90°,肘屈曲 100°,前臂旋前位。诊疗者手指放在外上髁和内上髁稍近端的腹侧位置,在前臂旋前的屈曲中从外、内侧对肱肌收缩进行触诊(图 4-43)。

4. 肱桡肌

坐位,肘屈曲 90°,前臂中立位。在桡骨远端施加抵抗进行屈肘运动(图 4-44)。

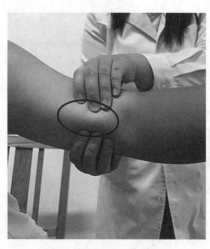
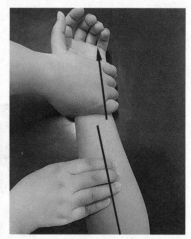

图 4-43　肱肌收缩触诊　　　　　　图 4-44　肱桡肌触诊

5. 肱三头肌长头　坐位,肩屈曲约 45°,用手支撑住肘关节近侧的位置,反复进行肩关节伸展运动,对肱三头肌长头进行触诊(图 4-45)。

6. 肱三头肌外侧头　肩伸展至最大范围,肘稍屈曲位。手指放在鹰嘴外侧近侧位置,肩关节稍微外旋,肘反复做伸展运动(图 4-46)。若对肘关节施加内翻力矩,则更容易触诊外侧头。

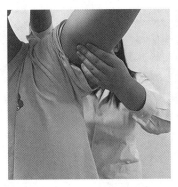
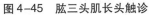

图4-45　肱三头肌长头触诊

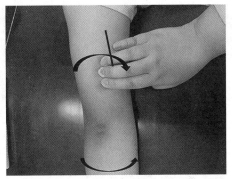

图4-46　肱三头肌外侧头触诊

7.肱三头肌内侧头　肩伸展至最大范围,肘稍屈曲位。手指放在鹰嘴内侧近侧位置,肘反复做伸展运动(图4-47)。肩关节稍微内旋对肘关节施加外翻力矩,则更容易触诊内侧头。

8.肘肌　肩屈曲90°,肘屈曲,前臂旋后位,手指置于外上髁后方,边做前臂旋前边进行肘伸直运动。从外上髁往尺骨近侧移动,可以观察到三角形形状的肘肌(图4-48)。

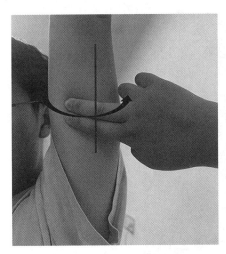

图4-47　肱三头肌内侧头触诊

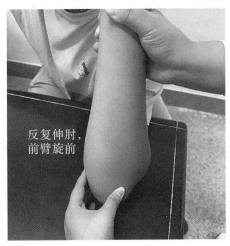

图4-48　肘肌触诊

9.旋前圆肌　坐位,肘屈曲90°,前臂旋后,腕关节掌屈到极限位置。诊疗者手指放在患者内上髁的内侧,腕关节保持在掌屈位,并反复进行前臂旋前运动,触诊到斜线走向的旋前圆肌(图4-49)。

10.旋前方肌　患者仰卧,肘关节屈曲90°,前臂旋后,腕关节完全掌屈位,诊疗者将手指放在尺侧方向上,并避开屈指深肌腱,让患者反复进行前臂旋前运动。旋前超过中间位置时就可以强烈感受到旋前方肌所产生收缩现象(图4-50)。

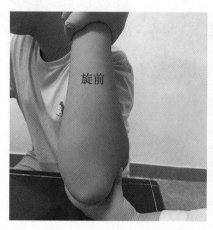
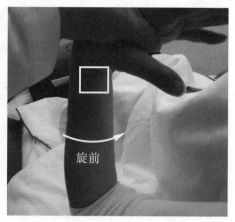

图 4-49　旋前圆肌触诊　　　　　　　　图 4-50　旋前方肌触诊

11. 旋后肌　仰卧,肘屈曲 90°,前臂旋前,腕关节背屈到极限位置,将手指放在患者的外上髁,使患者的腕关节保持于背屈位,反复进行前臂旋后运动(图 4-51)。可触诊到起始于肱骨的旋后肌。

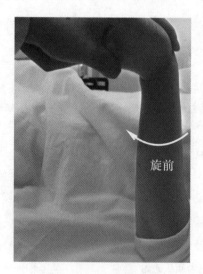

图 4-51　旋后肌触诊

三、肘部关节形态、功能检查

(一)望诊

1. 畸形正常人体上臂的纵轴与前臂的纵轴相交,在肘部形成一个外翻角,称为携带角,男性 5°~10°,女性 10°~15°。

(1)肘外翻:因肘部骨骼先天性发育异常,肱骨远端骨折复位不良或损伤了肱骨远端骨骺,在生长发育中逐渐形成畸形,肘部携带角超过 15°,即为肘外翻畸形。

（2）肘内翻:因肱骨髁上骨折复位不良形成发育性畸形,或创伤中损伤了肱骨远端骨骺造成生长发育障碍,引起肘部携带角变小、消失甚至出现向内翻的角度,即为肘内翻畸形。

（3）肘反张:肘关节向后过伸超过100°即为肘反张。多数是由于肱骨髁上骨折复位不佳,没有保证正常的前倾角所致。

（4）靴形肘:当肘关节发生后脱位时,屈曲90°,肘关节呈靴形,故得此名,有时也见于肱骨髁上骨折。

（5）矿工肘:尺骨鹰嘴突部局限性隆起,犹如半个乒乓球扣在肘部,实为尺骨鹰嘴滑囊炎,因矿工多发生此病而得名。

（6）肘关节轮廓改变。

1）肘前凹陷消失:可见于外伤性肿胀和桡骨头脱位。

2）肘关节骨性轮廓增大:骨突明显,肌肉萎缩,则是大骨节病的表现。

3）肘部各类骨折都有其不同的局部轮廓的改变。

2. 肿胀　对于肘关节肿胀应区别是关节肿胀,还是软组织肿胀,是局部肿胀还是全关节肿胀。另外还要根据具体情况区分是外伤性肿胀,还是炎症性、肿瘤性肿胀等。

（1）关节肿胀:表现为尺骨鹰嘴两侧正常凹消失或丰满,因为此处的滑膜腔最为表浅,况且肘后皮肤宽松,故最易发生肿胀;积液量较多时,则肱桡关节出现肿胀;积液量多时肘关节常处于半屈曲姿势,因为此姿势下关节的容量最大。较持久的关节积液,应鉴别是结核性或类风湿性。

（2）软组织肿胀:肘部弥漫性肿胀,不符合肘关节界限,即属于软组织肿胀。在急性损伤中,严重的软组织肿胀,提示有骨折和骨折移位,如肱骨髁上骨折,尺骨鹰嘴骨折等。

（3）局部肿胀:有时局部肿胀不明显而被忽视。在肘关节外翻损伤时,桡骨头与肱骨外髁顶撞,引起肱桡关节局部肿胀,需要仔细检查才能发现。尺骨冠突骨折时,肘前部也有轻微的肿胀。肱骨内上髁撕脱骨折,常伴有肘关节内侧关节囊破裂,局部血肿较大,易被发现。尺骨鹰嘴骨折亦表现有局部血肿。

3. 瘢痕　肘部因创伤造成皮肤缺损、溃烂、烧伤等,可产生皮肤瘢痕。

（二）运动检查

肘关节的运动包括4种:屈肘、伸肘、前臂旋后、前臂旋前。屈伸运动主要由肱尺关节和肱桡关节完成。旋和旋后运动主要是上、下尺桡关节的联合活动。

1. 屈肘运动　肘关节屈伸运动以肘关节伸直位为0°计算,检查时患者取坐位或站立位。嘱患者肘关节完全伸直后再屈肘,正常可达140°。

2. 伸肘运动　患者体位与检查屈肘运动相同。检查时嘱患者作最大限度地屈肘,然后再伸直,正常为0°~5°,有的人(多为女性)可过伸10°。

3. 旋后运动　患者取坐位或站立位,前臂置中立位,屈肘90°,两上臂紧靠胸壁侧面,两手半握拳,拇指向上,嘱患者前臂作旋后动作,正常可达90°。两侧对比检查。

4. 旋前运动　患者体位及双上肢放置位同检查旋后运动,然后嘱患者作旋前动作,正常可达80°~90°。两侧对比检查。

(三)触诊

1. 骨触诊 通过骨触诊了解肘部骨结构有无变化,检查时注意有否压痛、骨擦音等情况。

对肘部的骨性突起依次触诊,包括肱骨内上髁、尺骨鹰嘴及肱骨外上髁,检查其骨轮廓有无改变,有无压痛、异常活动等。

将肘关节屈曲90°,检查肱骨外上髁、内上髁和尺骨鹰嘴3点连线构成的等腰三角形(肘后三角)有无变化。当肘关节伸直时3点是否在一条直线上。

2. 软组织触诊 肘部软组织触诊分4个区:内、外、后、前侧。

检查肘关节内侧时,肘关节作屈伸活动,触诊尺神经位置有无变动。检查旋前圆肌、桡侧腕屈肌、掌长肌、尺侧腕屈肌起点的附着部有无压痛,将肘部外翻,检查肘关节内侧副韧带有无触痛,沿肱骨内上髁向上检查髁上嵴处是否有淋巴结肿大。

检查肘关节后侧尺骨鹰嘴滑液囊有无增厚。触诊肱三头肌有无触痛或缺损。

检查肘关节外侧,桡侧腕长、短伸肌有无压痛,当伸腕抗阻力试验时肱骨外上髁处有无疼痛加剧。检查肘部外侧副韧带有无压痛。触诊环状韧带时,结合前臂旋后、旋前,检查局部是否有触痛及松弛,以判断环状韧带是否有损伤。

检查肘关节的前侧,触诊前外侧缘的肱桡肌、前内侧缘的旋前圆肌及通过肘窝的肱二头肌腱、肱动脉、正中神经。

将前臂旋后,屈曲肘关节,略加阻力,触诊肱二头肌,了解肌张力,注意有无触痛,于肱二头肌腱内侧触诊肱动脉搏动。在肱动脉的内侧可触及圆索状的正中神经,检查有无触痛及瘢痕压迫。

3. 压痛点 一般由病变引起的压痛范围常较广泛,而损伤所引起的压痛范围比较局限而固定。肘部常见压痛点:

(1)肱骨外上髁处,常见于肱骨外上髁炎(即网球肘)。

(2)肱骨内上髁处,常见于肱骨内上髁炎(即高尔夫球肘)。

(3)肘外侧副韧带处,常见于肘外侧副韧带损伤等。

(4)尺神经沟处,多见于迟发性尺神经炎、复发性尺神经脱位等。

4. 肿块 如有肿块应注意肿块的部位、硬度和活动度。鹰嘴突部位囊肿,多为鹰嘴滑囊炎,肘后部有圆形的肿块多为游离体;肘前部肌肉内形成大小不一的硬块,可能是骨化性肌炎。

(四)特殊检查

1. 腕伸肌紧张试验 检查时一手握住患者肘部,屈肘90°,前臂旋前位,掌心向下半握拳,另一手握住手背部使之被动屈腕,然后于患者手背部施加阻力,嘱患者伸腕,此时肱骨外上髁处发生疼痛则为阳性,表明有肱骨外上髁炎。

2. 肘关节侧副韧带稳定性试验 一手握住肘部的后面,另一手握住腕部,让受检者伸直肘关节并使前臂内收,握肘部的手推肘关节向外,在肘关节外侧产生内翻应力,前臂有内收活动,表明有外侧副韧带断裂。若握腕部的手使前臂外展,握肘部的手拉肘关节向内,在肘关节内侧产生外翻应力,若前臂有外展活动,表明有内侧副韧带断裂。做以上试验时,若出现肘关节外侧或内侧疼痛,未发现前臂内收或外展活动,虽然肘外、内侧副韧带未达到断裂的程度,也要考虑该部的韧带损伤。

3. 叩诊试验　又称替尼征(Tine sign)。本试验是用来检查神经内有无神经瘤的一种方法。当轻叩到神经结节处时,会产生向远端放射痛,提示有神经瘤存在。

4. 髁干角　正常肱骨长轴与内外上髁连线成直角。如髁上骨折移位或先天性畸形时,此髁干角改变,成锐角或钝角。

5. 伸肘试验　取坐位或站位,手掌放在头顶上,然后主动伸肘,若不能主动伸肘,可能为肘关节后脱位、鹰嘴骨折、桡骨头半脱位等。若不能主动伸肘,或伸肘时因臂丛神经牵拉出现疼痛,称拜克尔征(Bikbles sign)阳性。可能为臂丛神经炎或脑膜炎,原因是伸肘时对臂丛神经有明显的牵拉作用。

6. 密勒征(Mill sign)　将肘关节伸直,腕部屈曲,同时将前臂旋前,如果出现肱骨外上髁部疼痛即为阳性,对诊断肱骨外上髁炎有意义。

7. 屈肌紧张试验　令患者握住检查者的手指,强力伸腕握拳,检查者手指与患者握力作对抗,如出现内上髁部疼痛即为阳性,多见于肱骨内上髁炎。

肘关节是由肱骨下端、桡骨头和尺骨鹰嘴组成,分别组成肱尺关节、肱桡关节和上尺桡关节。由于肘关节处肌肉较少,活动范围较肩关节小,因此发生在此处的疾病较肩关节易于诊断。

第三节　肘部肌肉、关节功能康复策略

一、疼痛康复

(一)药理学控制

在疼痛的临床处理中可遇到两类患者。一类是由于肘部疾病造成疼痛的患者,如骨折、拉伤等,基本治疗通常是直接指向疼痛原因。当对疾病的治疗成功时,疼痛一般也趋于缓解。另一类是没有器质性病变的疼痛。疼痛的治疗药物可分为3类:非类固醇抗炎药、麻醉止痛药和辅助药物。非类固醇抗炎药包括阿司匹林(治疗慢性疼痛很好)、对乙酰氨基酚等,对皮肤、肌肉、关节和骨骼的疼痛疗效较好,是最好的间歇性使用药物。

在对没有器质性病变的慢性疼痛的治疗中,应避免使用麻醉类药物,长期使用麻醉类药物常常产生行为并发症,而后者比最初的疼痛问题更难处理。

阿片类药物如吗啡,对慢性持续性疼痛和反复性痛有明显镇痛作用。要注意开始使用时在安全剂量范围内用足量,使其作用及早、有效地发挥,既可取得好的镇痛效果又可防止成瘾。其中盐酸吗啡片为阿片受体激动剂,有强大的镇痛作用,对持续性钝痛比间断性锐痛的效果更好。止痛维持时间4~6 h。口服一次5~15 mg,一日15~60 mg;极量一次30 mg,一日100 mg。一般疼痛使用药物的原则是先用非阿片类药物(非类固醇抗炎药),疗效不佳再采用阿片类药。

在对所有疼痛的治疗中,口服药物是最好的。对于疼痛药物,全天控制用量情况下的随时使用要比仅按常规应用要好得多。后者会导致药物依赖、成瘾和焦虑。在慢性疼痛的处理中通常首选作用期长的药物。应按每个患者具体情况决定药的剂量。

(二)物理因子治疗

1. 经皮神经电刺激(transcutaneous electric nerve stimulation, TENS) 以低频脉冲电作用于皮肤刺激感觉神经从而达到镇痛的效果。刺激电极可放于疼痛部位或邻近部位,或神经干、神经丛的投影区,刺激参数为波宽 $100 \sim 500$ μs,频率 $2 \sim 160$ Hz,波形常用单向或双向不对称方波,多用连续脉冲。

目前认为,不同频率可引起体内不同肽类物质的释放。高频刺激(100 Hz 左右)使脑脊液中强啡肽释放增加,低频刺激(2 Hz 左右)使脑脊液中脑啡肽释放增加, 15 Hz 刺激可使体内以上两种阿片肽都有轻度升高,刺激还可兴奋粗纤维传入,使闸门关闭而起到镇痛作用。TENS 的频率、波宽及电压均可调,可通过不同的刺激参数使体内粗纤维兴奋,并释放内源性阿片类物质,而避免耐受现象,取得较强且作用时间较长的镇痛效果。TENS 还具有扩张血管、促进血液循环的作用,可加速局部致痛物质的排除。

通用型 TENS 频率为 $50 \sim 100$ Hz,波宽 $40 \sim 75$ μs,电流强度 $10 \sim 30$ mA,镇痛作用发生快,后作用较短,很舒适,使痛区获得有效镇痛效果又不引起局部肌肉明显收缩。针刺型 TENS 频率 $1 \sim 4$ Hz,波宽 $150 \sim 250$ μs,电流 $30 \sim 80$ mA,缓解疼痛的后作用长。使用时将表面电极用导电胶合在触发点、有关穴位、运动点或病应神经节段上,每次治疗半小时至 1 h,每日 $1 \sim 2$ 次,每周 $3 \sim 6$ 次。对于肘部术后痛,在术后 3 d 内可每次治疗 2 h,休息 2 h,反复进行;治疗骨折后骨不连接时,电极在病灶外对置或交叉,有石膏时则应置于石膏的远近端,每日 $3 \sim 4$ 次,每次 $30 \sim 60$ min,连续治疗数月。

TENS 适用于各种肘部急慢性疼痛患者。国外报道,对于幻肢痛和周围神经受损有较显著疗效。若患者带有心脏起搏器者、妊娠、患皮肤病者禁用。

2. 其他 除了 TENS 外,还可采用间动电、干扰电、调制中频电、超短波、微波等低、中、高频电疗法及药物离子导入疗法。

(三)运动疗法和手法治疗

现代康复医学生物力学认为,某些骨骼肌肉疾患的慢性疼痛的发生主要是由于长期维持某一不良姿势或反复进行某一动作造成局部慢性劳损,致使骨骼肌肉的力量关系不平衡所引起。运动疗法(PT)中所用的医疗体操、治疗性锻炼及关节松动术手法主要是纠正紊乱关系以止痛。

在骨骼肌肉系统的急性损伤中,由于对疼痛的保护性反射,肌肉可能缩短。常规采用固定,配合压迫和冷冻疗法。疼痛逐渐好转后,运动的灵活性逐渐恢复。如果不能达到运动的正常范围,肌肉可能变成慢性缩短而导致疼痛。治疗性锻炼的基本目标是帮助患者控制疼痛。可以通过恢复正常的肌肉长度、肌力和最佳的关节活动度来控制疼痛。在正规的治疗结束后,应继续进行家庭治疗计划。

在疼痛的慢性治疗阶段最佳的治疗方法是在理疗(冷、热)基础上的综合逐步拉伸运动和按摩。应该教育患者学习正确的机体力学,执行正规治疗的治疗性锻炼处方。治疗性锻炼由被动运动、积极辅助运动、主动运动拉伸和放松训练组成。要达到预期的效果,可以单独使用一种方式或综合使用。

（四）针刺、按摩

针刺能够兴奋神经释放肽类物质以镇痛,针刺有关部位及痛区局部阿是穴,取得镇痛效果。按摩是用不同强度手法的按压刺激兴奋或抑制感觉传入。

（五）热敷

热敷是治疗疼痛的常见方式。一般认为,在疾病过程的亚急性和慢性阶段,采取热疗法是最好的。热产生的生理反应可以增加胶原质的延展,增加血流和代谢率,减少关节僵硬、肌痉挛和疼痛。热疗法可以直接降低肌梭的敏感性,皮肤的表浅热疗也可以间接减少肌梭的兴奋性。热的直接和间接作用可以提高痛阈。延展性牵拉中使用的深部热疗对于治疗骨骼肌肉也有好处。浅表热疗对与慢性炎性病相关的关节强直（尤其是影响肢体的僵直）可减轻疼痛、增加运动范围,提高功能。热疗对亚急性和慢性黏液囊炎也可以减轻疼痛。

（六）冷疗

冷疗适用于患者刚受伤或急性发炎期,如扭伤导致肘部红肿,48 h 内可以进行局部冷敷从而让局部体温下降,使血管收缩从而起到消肿止痛的作用,冷疗时可以在患处垫上毛巾,避免冻伤皮肤。

二、活动范围受限康复

肘关节活动受限的康复是一个长期的过程,首先应考虑功能锻炼等保守治疗方法,针对肘关节的活动度和周围肌肉力量训练。要在确定病因的情况下采用相应的功能锻炼治疗,不能盲目进行手法治疗,避免加重病情。

（一）肘关节周围肌肉群牵伸锻炼

1. 肘关节屈曲功能锻炼　若有明显疼痛出现应暂停练习,待疼痛消失组织适应后再加大训练。

2. 肘关节伸直功能锻炼　肘关节伸直功能锻炼能帮助肘关节前方软组织的伸展,练习时应以低负荷,长时间持续训练为原则,避免突然用力。

3. 肘关节前臂旋前锻炼　在早期康复阶段比较容易被忽视,患者借助手中重物的重力持续缓慢向内侧牵引倾倒。

4. 肘关节前臂旋后锻炼　动作与旋前锻炼相似,只是方向相反。

（二）肘关节松动术

通过关节松动术,松解粘连,从而扩大关节活动范围。

1. 分离牵引——增加屈肘位前臂旋后

患者仰卧位,前臂垂直平面90°,治疗师一手固定患者上臂,一手握住前臂和手腕,下方手侧推桡骨,上方手固定肘关节。

2. 长轴牵引——增加屈肘位前臂旋前

患者仰卧位,肩关节外展,前臂旋后。治疗师内侧手固定肱骨远端位置,外侧手沿桡骨前轴向远端牵拉。

3. 侧方滑动——增加肱尺关节的侧方活动前臂旋后

患者取仰卧位,肩关节外展,治疗师一手托住肘关节位置,一手握住前臂远端位置。固定前臂远端,进行侧方滑动。

4. 屈肘摆动——增加肘关节的屈曲角度

患者取仰卧位,前臂旋前屈肘。治疗师一手放在患者肘窝处固定,另一手握住前臂远端位置,将前臂稍作长轴牵引后再屈曲肘关节。

5. 伸肘摆动——增加伸肘活动前臂旋后

患者仰卧位,前臂旋后。治疗师坐于患侧,上方手放在肘窝,下方手握住前臂远端尺侧。上方手固定,下方手在伸肘活动受限的终点摆动。

6. 前臂转动——增加前臂旋转角度

患者取仰卧位或坐位,前臂屈肘90°,垂直于平面。治疗师在患侧一手放在肱骨远端固定肱骨,一手握住前臂远端腕关节处,将前臂旋前或旋后。

7. 前后向滑动——增加前臂旋前,伸肘前臂旋后

患者取坐位,前臂旋后伸肘。治疗师双手分别握住桡骨和尺骨近端,拇指在上,4指在下。一手固定尺骨,一手向背侧推动桡骨。

8. 后前向滑动——增加前臂旋后角度

患者取仰卧位,前臂中立位稍屈肘。治疗师面向患者而坐,上方手拇指放在桡骨小头处,四指放在肘窝,下方手握住前臂远端和腕部。上方手向掌侧推桡骨小头。

肘关节的功能练习有很多,不止于以上举例,还有针对肌力的练习,关节稳定性的练习等。经过康复功能锻炼治疗力争使肘关节功能范围恢复到主动屈曲大于130°,主动伸直受限小于40°,主动旋后大于60°,主动旋前大于60°,期间可以配合中药烫洗、按摩、理疗等。

如果经过康复性功能锻炼后1年,仍不能恢复肘关节功能范围,可能要考虑进行手术松解术,来促进肘关节功能恢复正常。

三、肌力下降康复

(一)增强肌力训练的准备

1.通常可根据患者不同肌肉功能障碍情况选用不同训练方法和训练仪器。

2.要向患者说明治疗目的、方法和注意事项,以充分取得患者的合作。训练时需按照肌力水平选择。

(1)肌力为0级时,宜进行电刺激疗法、被动运动及神经冲动传递训练(即患者在思想上用力试图做肌肉收缩活动)。传递冲动训练与被动运动结合进行,效果较好。

(2)肌力为1~2级时,宜进行电刺激疗法、肌电生物反馈电刺激疗法。此时肌肉已有一定的肌电活动,肌电生物反馈电刺激疗法效果较佳,同时配合助力运动训练和其他免荷运动训练。

（3）肌力为 3~4 级时,宜进行徒手抗阻训练和各种器械的抗阻训练。

（4）耐力较差的肌肉群,宜进行肌肉耐力训练。

（二）徒手抗阻训练

1. 训练前首先评定患者的肌力和关节活动度情况,明确功能受限程度,以确定适宜的抗阻运动形式和运动量。

2. 使患者处于适合训练的舒适体位,以被动运动形式向患者演示所需的运动,告诉患者尽最大努力但在无痛范围内完成训练,训练过程不要憋气;治疗师只起指导、监督作用。

3. 将阻力置于肢体的远端,确定阻力的方向,一般为所需运动的相反方向,避免替代运动。

4. 提供的阻力应适合患者现有的肌力水平,初始为次最大阻力,以后逐渐增大阻力;训练中动作宜平稳,患者的最佳反应为无痛范围的最大用力。

5. 患者如不能全关节活动范围运动、训练中有明显疼痛、收缩的肌肉发生震颤、发生替代运动时,应改变施阻的方向或降低阻力力量。

6. 训练中应适当提供语言指令,以增加训练效果。

7. 每一运动可重复 8~10 次,并有一定的休息,逐渐增加训练次数。

（三）器械抗阻训练

主要由训练器械施加阻力,以增加患者的肌力和肌肉耐力,恢复肢体运动功能的训练方法。适用于肌力在 3 级以上者。根据肌肉收缩不同方式,器械抗阻训练分为等长抗阻训练、等张抗阻训练和等速抗阻训练。

1. 等长收缩肌力训练　利用等长收缩进行的抗阻训练,肌肉等长抗阻收缩时,肌张力明显升高,肌力显著提高,但不产生明显的关节运动。等长抗阻训练主要适用于关节不能或不宜运动时(如关节石膏或夹板固定、关节创伤、炎症或关节肿胀等情况)的肌力训练,以延缓和减轻肌肉失用性萎缩。

训练程序如下。

（1）运动强度:根据肌力水平和训练目标设定阻力大小,确定运动强度。

（2）阻力负荷:杠铃、沙袋、墙壁或力量训练器等。

（3）运动持续时间:训练时肌肉等长收缩时间 10 s,休息 10 s。

（4）重复次数:重复 10 次为 1 组训练,每天可做几组训练。根据患者承受能力选择。

（5）训练频度:1 次/d,每周训练 3~4 次,持续数周。

（6）多角度等长肌力训练:在整个关节运动幅度中每隔 20°~30°作一组等长训练,以全面增强肌力。

2. 等张收缩肌力训练　利用肌肉等张收缩进行的抗阻训练,训练时作用于肌肉上的阻力负荷恒定,有明显关节运动。适用于发展动态肌力和肌肉耐力。

等张肌力训练包括向心性训练和离心性训练,肌肉主动缩短,使肌肉的两端相互靠近者为向心肌力训练。相反,由于阻力大于肌力,肌肉在收缩中被被动拉长,致使其两端相互分离者为离心肌力训练。

训练程序如下。

(1)运动强度选定:根据肌力水平和训练目标设定阻力大小,确定运动强度。

(2)阻力负荷:沙袋、哑铃、墙壁拉力器、滑轮系统、等张力矩臂组件,如股四头肌训练器等、可变阻力装置或专用的肌力训练器等,也可利用自身体重。

(3)运动强度:以渐进抗阻训练法为例,先测定重复 10 次运动的最大负荷,称为 10 RM 值。用 10 RM 的 1/2 运动强度运动,重复 10 次,间歇 30 s;再以 10 RM 的 2/3 运动强度重复训练 10 次,间歇 30 s,再进行 10 RM 运动强度重复尽可能多次,2~3 周后根据患者情况适当调整 10 RM 的量。

(4)训练频度:1 次/d,每周训练 3~4 次,持续数周。

3.肌肉耐力训练

肌力训练的同时已有肌肉耐力训练,但两者在训练方法上有所不同。为了迅速发展肌力,要求在较短的时间内对抗较重负荷,重复次数较少。发展肌肉耐力则需在较轻负荷下,在较长时间内多次重复收缩。临床上常将肌力训练与耐力训练结合起来进行训练,从而使肌肉训练更为合理。

常用的增加肌肉耐力的方法如下。

(1)等张训练法:先测定重复 10 次运动的最大负荷,即为 10 RM 值。用 10 RM 的 80% 量作为训练强度,每组练习 10~20 次,重复 3 组,每组间隔 1 min。亦可采用 5 cm 宽、1 m 长的弹力带进行重复牵拉练习。弹力带的一头固定于床架或其他固定物上,根据需要进行某一肌群的耐力练习,尽量反复牵拉弹力带直至肌肉疲劳,1 次/d,每周练习 3~5 d。

(2)等长训练法:取 20%~30% 的最大等长收缩阻力,做逐渐延长时间的等长收缩练习,直至出现肌肉疲劳为止,1 次/d,每周练习 3~5 d。

4.注意事项

(1)正确掌握运动量与训练节奏。

(2)神经系统疾病的早期,此时主要解决的是肌痉挛问题,不应强调单个肌肉的肌力训练,以免加重肌痉挛。

(3)在疾病的恢复期或后遗症期,则需同时重视肌力的训练,以多肌肉运动或闭链运动方式为主。

(4)应在无痛和轻度疼痛范围内进行训练。

(5)各种训练方法相结合。灵活运用各种不同训练方法进行训练,以提高训练效果。

(6)抗阻训练时,阻力应从小到大。

(7)充分调动患者的积极性。

(8)掌握肌力训练的适应证和禁忌证。

(王志刚)

第一节　腕手部骨、关节、肌肉功能解剖

一、腕手部骨结构与骨性标志

腕手部有 27 块骨头组成,包括:5 块掌骨、14 块指骨以及 8 块腕骨(图 5-1)。

(一)腕骨

腕骨(carpal bones)位于手腕部,由 8 块小骨组成,排列成两排,近侧排自桡侧向尺侧为手舟骨、月骨、三角骨及豌豆骨,除豌豆骨外,均参与桡腕关节的组成。远侧排自桡侧向尺侧为大多角骨、小多角骨、头状骨及钩骨,均参与腕掌关节的组成(图 5-2)。

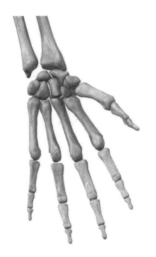

图 5-1　腕手部骨(左侧掌面)

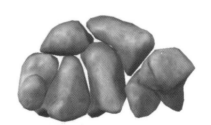

图 5-2　腕骨

(二)掌骨

掌骨,共 5 块,为小型长骨,由桡侧向尺侧依次为第 1～5 掌骨,掌骨也分一体两端,近

侧端称为底,与远侧列腕骨相关节,其中第 1 掌骨底关节面呈鞍状,与大多角骨相关节。体呈棱柱形,稍向背侧弯曲。远侧端为掌骨小头,呈球形,与指骨相关节(图 5-3)。

（三）指骨

指骨是分布于手指的小型长骨。指骨共 14 节,拇指 2 节,其他 4 指各 3 节,由近侧向远侧依次为近节指骨、中节指骨、远节指骨(图 5-4)。

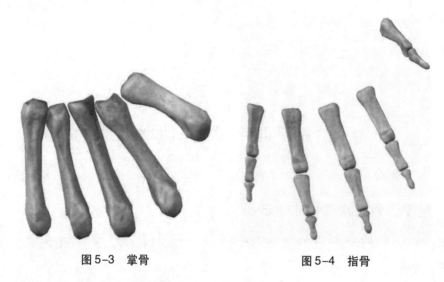

图 5-3　掌骨　　　　　　　　　　图 5-4　指骨

二、腕手部关节结构与功能

（一）腕关节

腕关节是由多关节组成的复杂关节,包括桡腕关节、腕骨间关节和腕掌关节,3 个关节都相互关连(除拇指的腕掌关节外),统称为腕关节。狭义上看,腕关节是指桡骨下端与第 1 排腕骨间的关节(豌豆骨除外),即桡腕关节;但从功能着眼,腕关节实际应包括桡腕关节、腕骨间关节及桡尺远侧关节,它们在运动上是统一的,腕关节位于腕管的深处。腕关节是完成上肢功能的主要部分,日常生活中容易引起损伤。

1.桡腕关节　由桡骨远端、尺骨远端的三角软骨盘和近排腕骨中的舟、月、三角骨构成(图 5-5)。

2.腕骨间关节　由近排腕骨和远排腕骨构成(图 5-6)。

3.腕掌关节　由远排腕骨和第 2～5 掌骨基底构成,而由大多角骨与第 1 掌骨构成的拇指腕掌关节为一独立的关节(图 5-7)。

桡骨远端膨大,外侧向下延伸形成桡骨茎突,内侧有凹陷的关节面,桡骨尺侧切迹。尺骨头背侧向下突出为尺骨茎突,正常人桡骨茎突较尺骨茎突长 1.0～1.5 cm。尺骨头相对于腕骨完全是关节外结构,但其外侧的半环形关节面与桡骨构成远尺桡关节,其远侧与关节盘相关节。关节盘(三角软骨盘)位于远尺桡骨之间,并将尺骨与腕关节隔开,它附着于尺骨茎突、桡骨内侧面及腕关节囊上,关节盘是尺骨远端的重要部分,具有维持远尺桡关节稳定的作用。

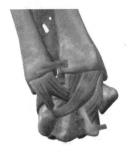

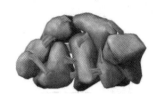

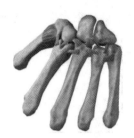

图 5-5　桡腕关节　　　　图 5-6　腕骨间关节　　　　图 5-7　腕掌关节

（二）手部关节

1.掌骨间关节　第 2～5 掌骨底之间的平面关节。其关节腔与腕掌关节交通（图 5-8）。

2.掌指关节　由掌骨头与近节指骨底构成,关节囊薄而松弛,关节囊前、后有韧带增强（图 5-9）。

3.指间关节　是由各指相邻两节指骨的底和滑车构成,是典型的滑车关节。指骨间关节的关节囊松弛,两侧有韧带加强,只能进行屈、伸运动（图 5-10）。

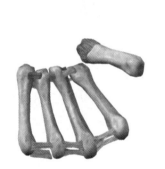

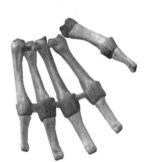

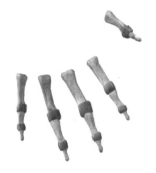

图 5-8　掌骨间关节　　　　图 5-9　掌指关节　　　　图 5-10　指间关节

三、腕手部肌肉起止点、主要作用、触发点

1.桡侧腕屈肌（图 5-11）

起点:肱骨内上髁、前臂筋膜。

止点:第 2 掌骨底前面。

主要作用:屈肘、屈腕、手外展。

2.尺侧腕屈肌（图 5-12）

起点:肱骨内上髁、前臂筋膜。

止点:豌豆骨。

主要作用:屈腕、手内收。

3. 掌长肌(图5-13)

起点:肱骨内上髁、前臂筋膜。

止点:掌腱膜。

主要作用:屈腕、紧张掌腱膜。

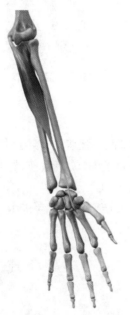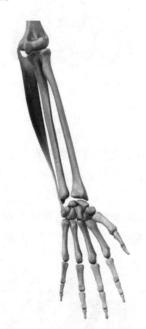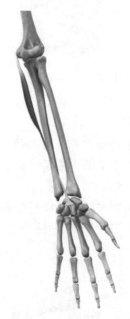

图5-11　桡侧腕屈肌　　　图5-12　尺侧腕屈肌　　　图5-13　掌长肌

4. 指深屈肌(图5-14)

起点:尺骨及骨间膜前面。

止点:第2~5指远节指骨底。

主要作用:屈远侧指骨间关节、掌指关节、腕。

5. 指浅屈肌(图5-15)

起点:肱骨内上髁,前臂筋膜。

止点:第2~5指的中节指骨体两侧。

主要作用:屈近侧指骨间关节、掌指关节、腕。

6. 拇长屈肌(图5-16)

起点:桡骨中1/3、骨间膜前面。

止点:拇指远节指骨底。

主要作用:屈拇指。

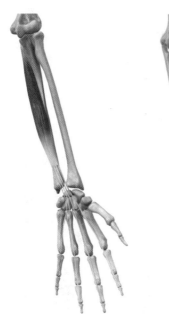
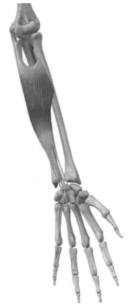
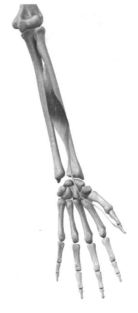

图 5-14 指深屈肌　　图 5-15 指浅屈肌　　图 5-16 拇长屈肌

7. 桡侧腕短伸肌(图 5-17)

起点:肱骨外上髁。

止点:第 3 掌骨底背面。

主要作用:伸桡腕关节。

触发点:桡侧腕短伸肌触发点位于肘部往下 7.5～10.0 cm 处,正对着桡骨体。将手指放在前臂上,然后将腕部向后屈曲,就能感觉到一块收紧的肌肉(图 5-18)。

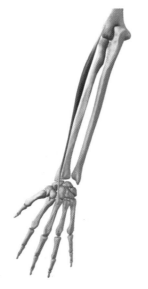
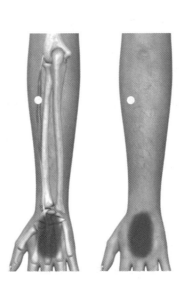

图 5-17 桡侧腕短伸肌　　图 5-18 桡侧腕短伸肌触发点

8. 桡侧腕长伸肌(图 5-19)

起点:肱骨外上髁。

止点:第 2 掌骨底背面。

主要作用:伸、外展桡腕关节。

触发点:桡侧腕长伸肌触发点位于肘部往下 2.5～3.0 cm 处,正对着桡骨体(图 5-20)。

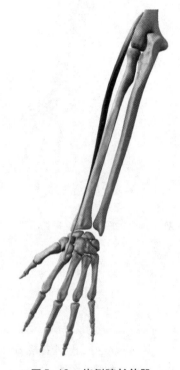

图 5-19　桡侧腕长伸肌

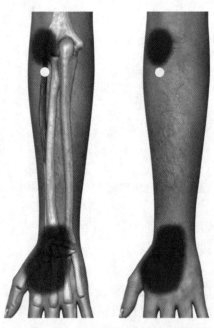

图 5-20　桡侧腕长伸肌触发点

9. 尺侧腕伸肌(图 5-21)

起点:肱骨外上髁。

止点:第 5 掌骨底。

主要作用:伸、内收桡腕关节。

触发点:尺侧腕伸肌触发点位于前臂外侧,肘部往下 5.0～7.5 cm,在尺骨旁边(图 5-22)。

10. 小指伸肌(图 5-23)

起点:肱骨外上髁。

止点:小指指背腱膜。

主要作用:伸小指、伸腕。

11. 指伸肌(图 5-24)

起点:肱骨外上髁。

止点:第 2～5 指中节和远节指骨底。

主要作用:伸指、伸腕。

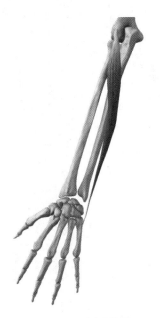

图 5-21 尺侧腕伸肌

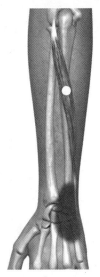

图 5-22 尺侧腕伸肌触发点

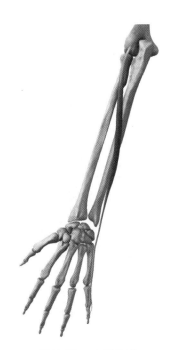

图 5-23 小指伸肌

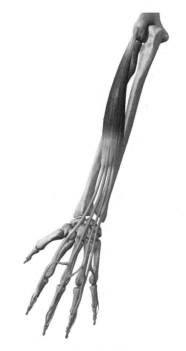

图 5-24 指伸肌

12. 示指伸肌(图 5-25)

起点:桡、尺骨和骨间膜背面。

止点:示指的指背腱膜。

主要作用:伸示指。

触发点:位于肌肉起点附近,示指伸肌触发点会将疼痛传递到腕后区、手掌、示指以及其他手指(图5-26)。

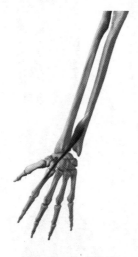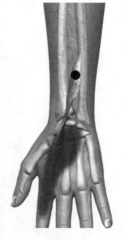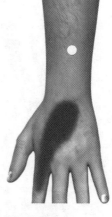

图5-25　示指伸肌　　　　　　　图5-26　示指伸肌触发点

13.拇长展肌(图5-27)

起点:桡、尺骨背面、骨间膜背面。

止点:第1掌骨底外侧。

主要作用:拇指外展。

14.拇长伸肌(图5-28)

起点:桡、尺骨背面。

止点:拇指远节指骨底。

主要作用:伸拇指。

15.拇短伸肌(图5-29)

起点:桡骨和骨间膜。

止点:拇指近节指骨底。

主要作用:伸拇掌指关节。

16.拇收肌(图5-30)

起点:斜头,头状骨、腕横韧带;横头,第3掌骨前面。

止点:拇指近节指骨底。

主要作用:拇指内收、屈曲。

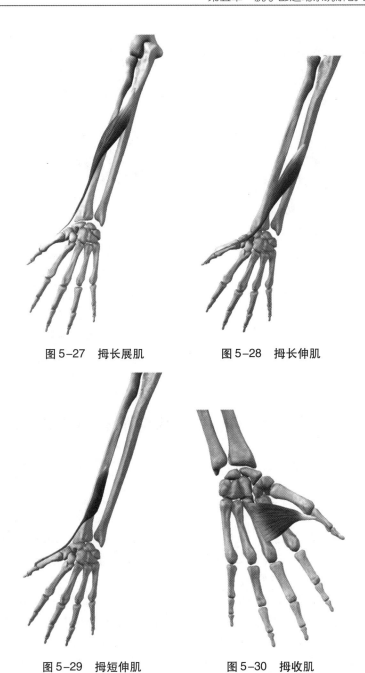

图 5-27 拇长展肌　　　　　图 5-28 拇长伸肌

图 5-29 拇短伸肌　　　　　图 5-30 拇收肌

17. 拇短屈肌(图 5-31)

起点:屈肌支持带和大多角骨。

止点:拇指近节指骨底。

主要作用:屈拇指近节指骨。

18. 拇对掌肌(图 5-32)

起点:腕横韧带和大多角骨。

止点:第1掌骨桡侧缘。

主要作用:拇指对掌。

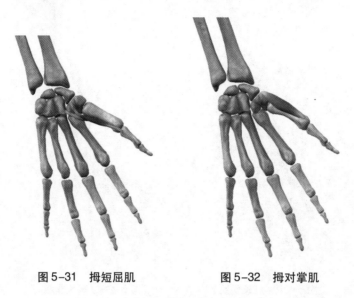

图 5-31　拇短屈肌　　　　　　图 5-32　拇对掌肌

第二节　腕手部周围疾病的解剖学评定

一、腕手部疾病肌骨关节症状

1. 桡骨茎突狭窄性腱鞘炎　又名 de Quervains 病,其特征表现是腕关节桡侧疼痛,并与拇指活动有密切关系。本病多发于 40 岁以上的女性,哺乳期妇女抱娃,手腕过度扭曲时,也容易导致腱鞘炎,俗称"妈妈手"。

2. 屈指肌腱狭窄性腱鞘炎　常发生在拇、中、环指,发病年龄一般在 40 岁以上。起病初期在手指屈伸时产生弹响、疼痛,故又称"扳机指"。患者常自述关节活动不灵活,关节肿胀。严重时关节绞锁在屈曲或伸直位,关节不能伸直或屈曲。本病偶见于小儿,双侧拇指处于屈曲位,不能主动伸直。轻者在患儿熟睡时经局部按摩拇指可以伸直,重者被动也不能伸直拇指。

3. 肌鞘炎　又称轧砾性肌鞘炎。在腕部活动增多时,腕背近侧出现红肿、发热、局部压痛,压之可产生捻发音或踏雪音。

4. 尺侧腕伸肌腱鞘炎　是引起腕关节尺侧痛的原因之一。尺侧腕伸肌肌腱和周围的鞘管对远端桡尺关节和腕三角纤维软骨复合体起重要的支持作用。在腕部活动度过大时,因反复牵拉或扭伤,可诱发腕尺侧痛,尤其在用力时腕部酸痛无力。

5. 腕管综合征　因为过度使用手腕/手指,导致肌腱或其他软组织发炎,压迫到腕管里面的正中神经,进而引发疼痛症状。常见于每天长时间使用电脑,需要重复敲击键盘、移动鼠标的人群,因此又被称为"鼠标手"。

6.腕手关节炎　属于退行性骨关节病,根据病程可分为急性和慢性两类,不同类型的患者症状有所差异。

(1)急性腕手关节炎:常见于软组织无菌性炎症、外伤等原因,患者起病急,主要表现为关节红、肿、痛、热,并伴有功能障碍及全身发热等症状。

(2)慢性腕手关节炎:常见于风湿性关节炎、骨质增生等,患者主要表现为关节肿、痛、畸形及不同程度的功能障碍,尤其在腕关节屈伸、旋转,或在手腕关节负荷较大时加重,部分患者还可能伴有腕关节活动度减小。

腕手关节炎患者的疼痛部位通常位于桡骨远端及手骨中部,患者有时还可能会出现手腕关节明显肿胀,且晨起时还可能会出现晨僵的现象。

二、腕手部骨、韧带、肌、筋膜触诊

(一)骨性标志触诊

1.手舟骨　鼻烟窝近侧由手舟骨组成,示指置于鼻烟窝近侧,尺偏被检查者手,可触摸到手舟骨的外侧面,此面凹陷形成一条沟,桡动脉经过(图5-33)。

检查者拇指指间关节沿着远侧腕横纹置于豌豆骨桡侧,屈曲指间关节,拇指指腹即接触到手舟骨的掌面(图5-34)。

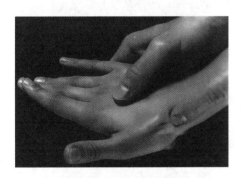

图5-33　手舟骨外侧面

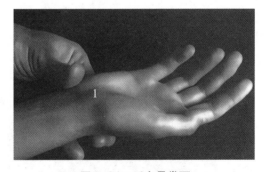

图5-34　手舟骨掌面

拇指置于拇长展肌肌腱(图5-35)前方即触摸到手舟骨结节,反复内收腕关节,可协助触诊。

手舟骨的背面(1)位于桡骨下端(2)的远侧偏外处(图5-36)。

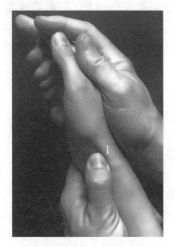

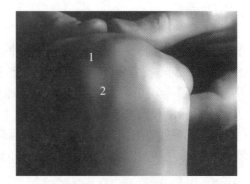

图5-35　手舟骨结节　　　　　　　　图5-36　手舟骨的背面

　　手舟骨整体触诊:拇指和示指分别捏住手舟骨的掌侧面和外侧面(图5-37)。
　　2.月骨　先触摸到桡骨结节,手指置于桡骨结节内侧,沿第3掌骨底方向滑行即触摸到月骨(图5-38)。

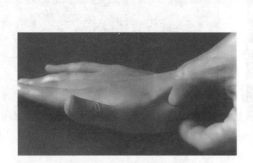

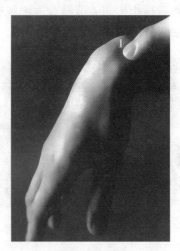

图5-37　手舟骨整体触诊　　　　　　图5-38　月骨

　　3.三角骨　前臂旋前,腕关节屈曲,三角骨位于尺骨茎突远端(图5-39)。
　　4.豌豆骨　屈曲腕关节使尺侧腕屈肌紧张(附着在豌豆骨上),拇指和示指捏起的就是豌豆骨,其后面与三角骨构成关节。(图5-40)。

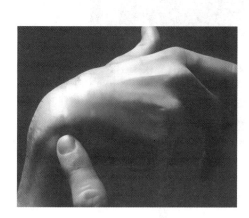

图 5-39　三角骨

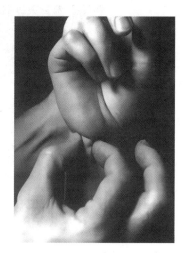

图 5-40　豌豆骨

5.大多角骨结节　拇指指间关节置于手舟骨上,朝向拇指中轴方向屈曲拇指,掌骨近端处触摸到的骨性突起即大多角骨结节(图 5-41)。

6.头状骨　沿第 3 掌骨底向近端滑行,触碰到的凹陷(1)即为头状骨的体,凹陷近端的突起即为头状骨的头(2)(图 5-42)。

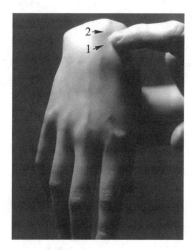

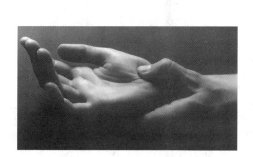

图 5-41　大多角骨结节

图 5-42　头状骨

头状骨整体触摸:拇指指间关节置于豌豆骨上,沿远侧腕横纹稍偏远侧屈曲,示指放在手背头状骨的凹陷处(图 5-43)。

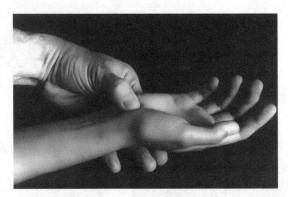

图5-43　头状骨整体触摸

7. 钩骨　尺骨茎突(1)、三角骨(2)，检查者的示指位于三角骨和第3掌骨底(3)之间的钩骨内侧面(图5-44)。

示指向后滑向背面，触摸钩骨的背面，在第4、5掌骨底(1)和三角骨(2)之间(图5-45)。

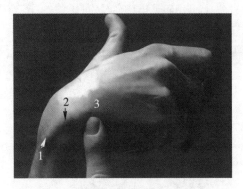

图5-44　钩骨

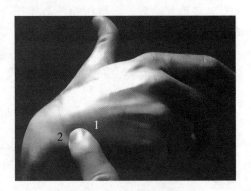

图5-45　钩骨的背面

8. 掌骨　屈曲掌指关节即能看到掌骨头的突起(图5-46)。

后伸4指，可在掌侧面看到掌骨头突起(图5-47)。

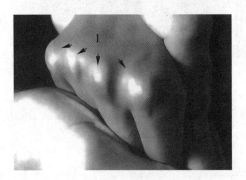

图5-46　掌骨头

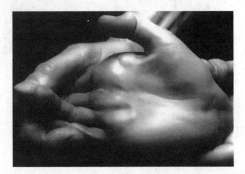

图5-47　掌骨头掌侧

（二）肌肉触诊

1.掌侧　桡侧腕屈肌腱（1）、掌长肌腱（2）、指浅屈肌腱到无名指的分支（3）尺侧腕屈肌腱（4）（图5-48）。

（1）桡侧腕屈肌腱:用力握拳并桡偏,可触摸到桡侧腕屈肌腱（图5-49）。

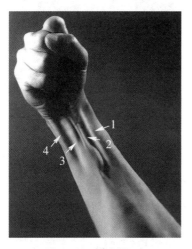
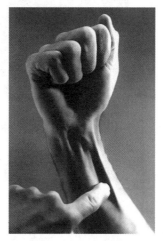

图5-48　掌侧肌腱　　　　　　　　　图5-49　桡侧腕屈肌腱

（2）拇长屈肌腱:短促反复屈曲拇指指间关节,可在桡侧腕屈肌腱外侧触到拇长屈肌腱（图5-50）。

（3）掌长肌:掌长肌是一块不恒定的肌肉。拇指与小指对掌,可在腕前侧中央出现肌腱（图5-51）。

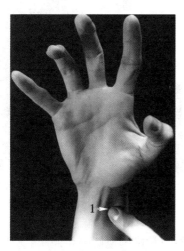
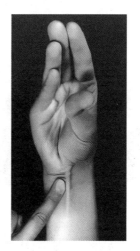

图5-50　拇长屈肌腱　　　　　　　　图5-51　掌长肌

（4）指浅屈肌:分布于小指的肌腱位于尺侧腕屈肌腱（1）和指浅屈肌分布于无名指的肌腱（2）之间（图5-52）。

(5)尺侧腕屈肌腱:被检查者握拳屈曲内收,尺侧腕屈肌腱出现在腕前屈最内侧(图5-53)。

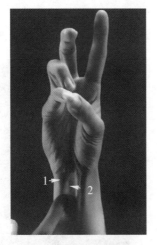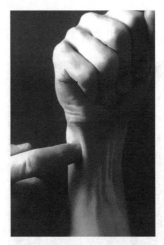

图5-52 指浅屈肌　　　　　图5-53 尺侧腕屈肌腱

2.桡侧　腕关节处于中立位,外展拇指可在腕短伸肌腱(2)掌侧触摸到腕长展肌腱(1),抗阻外展拇指可辅助触诊(图5-54)。

3.背侧　桡侧腕长伸肌腱(1)桡侧腕短伸肌腱(2)指总伸肌腱(3)小指伸肌腱(4)尺侧腕伸肌腱(5)(图5-55)。

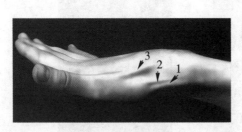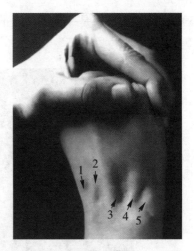

图5-54 桡侧　　　　　　　图5-55 背侧

(1)桡侧腕长伸肌腱、桡侧腕短伸肌腱:握拳桡偏桡侧腕长伸肌腱(1)、桡侧腕短伸肌腱(2)(图5-56)。

(2)指总伸肌腱:对抗阻力伸展腕关节和掌指关节,在腕后中部出现指总伸肌腱的突起,此肌腱突起包括2~5指的肌腱和示指指伸肌腱(图5-57)。

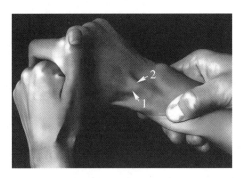

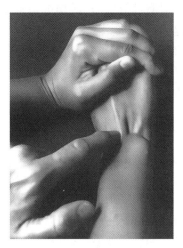

图 5-56　桡侧腕长伸肌腱、桡侧腕短伸肌腱　　　图 5-57　指总伸肌腱

（3）小指伸肌腱：抗阻力伸腕伸小指，可触摸到小指伸肌腱。在腕后内侧，尺侧腕伸肌腱（1）（图 5-58）的桡侧。

（4）尺侧腕伸肌腱：抗阻力伸腕和尺偏，可触摸到尺侧腕伸肌腱（图 5-59）。

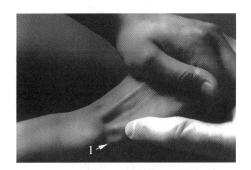

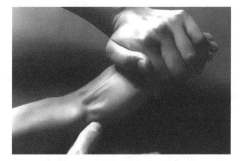

图 5-58　小指伸肌腱　　　　　　　　　　图 5-59　尺侧腕伸肌腱

三、腕手部关节形态、功能检查

（一）腕手相关的体格检查

1. 指尖关节韧带稳定性试验

方法：检查者用一只手从近侧固定要检查的关节，另一只手抓住这个关节的远侧。然后用远侧的手施加一个向内或向外的力量。

评估：来检查关节的侧韧带是否受损，与健侧关节比较（一般先检查健侧）。

2. 拇指尺侧韧带稳定性试验

方法：患者取坐位，检查者固定患者的手，另一只手将其拇指伸直，对其拇指的掌指关节施加向外的力，使尺侧韧带及侧副韧带受力。

评估：如果拇指向外移动大于 30°～35°，提示尺侧韧带和侧副韧带的完全撕裂。如果韧带只有部分撕裂,活动度是小于30°~35°的,但是在这种情况下,仍大于健侧(正常大约是15°)。如果是单独检查侧韧带,则把拇指掌指关节屈曲30°后施加向外的力(此检查多用于猎场看守人和滑雪者)。

3. 支持韧带紧张试验

方法:用来检查近侧指骨间关节周围结构。检查者将患者近侧指骨间关节摆在中位,屈曲其远侧关节。

评估:如果远侧关节不能屈曲,提示支持韧带或近侧指骨间关节囊紧张。如果近侧关节屈曲后远侧关节可以弯曲,提示支持韧带过紧而关节囊正常。在检查过程中患者不做任何主动运动,全由检查者被动活动关节。

4. 月三角韧带冲击试验

方法:用来检查月三角韧带的完整性。检查者用两手的拇指和示指分别按住患者的月骨和三角骨。然后上、下移动月骨。

阳性:注意有无松动、捻发音或疼痛,如有则提示试验阳性。

5. 月三角韧带剪切试验

方法:也是用来检查月三角韧带完整性的。检查者握住患者的手,拇指按于其掌心,其余4指跨过其近侧腕骨顶住月骨。另一只手拇指放在豆三角关节掌侧,对月三角关节施加剪切力。

阳性:出现疼痛、捻发音或异常动度为试验阳性。

6. 伸指试验

方法:患者取坐位。检查者一手握住患者腕部,另一只手压其指背,令患者对抗阻力伸指。

评定:如果出现疼痛,提示桡腕关节或腕中关节不稳定、手舟骨不稳定、炎症或是Kienbock's病。

7. Murphy 征

方法:令患者握拳。正常情况下,第3掌骨头比第2、第4要突出。

阳性:若第3掌骨头与第2、第4掌骨头平齐则为阳性,提示有月骨脱位。

8. 舟骨移位试验(Watson 试验)

方法:患者坐在桌前,肘部支于桌面,前臂旋前。检查者面对患者,一手握住患者掌骨,使其腕部充分内收并伴轻度背伸。另一只手的拇指压住舟骨的掌侧,防止其向前突出,其余4指从背部提供反方向压力。然后使其手逐渐外展和轻微屈曲,维持对舟骨的压力。这会对舟骨产生一个半脱位的力,如果舟骨不稳固,则会向背侧半脱位或移位,且患者感觉到疼痛,此即为试验阳性。如果此时松开压迫舟骨的拇指,正常情况下舟骨会自动回位并伴有弹响。如果舟骨周围韧带是完整的,舟骨大多向前移位,用拇指将其复位。

阳性:舟骨若不稳定,则会向背侧半脱位或移位,且感觉疼痛。

9. 舟骨压迫实验

方法:这是 Watson 试验的改进试验,试验中患者要主动运动其手部。检查者一手握住其腕部,拇指按压其舟骨掌侧远端,然后患者主动外展其腕关节。

阳性:正常情况下,患者腕关节不能外展。但如果有周围组织松弛,舟骨将会向背侧脱位伴弹响和疼痛,此即为试验阳性。

10. 头状骨背侧移位试验

方法:用来检查头状骨的稳定性。检查者面对患者,一手握住其前臂,另一手其头状骨向后推。手拇指按压其头状骨掌侧,另外4指配合使其手处于中位(不屈不伸,不外展不内收),然后用拇指将其头状骨向后推。

注意:检查者拇指向后推患者的头状骨。

阳性:患者出现恐惧或疼痛即为试验阳性,有时可听到弹响。

11. "琴键"试验

方法:患者取坐位,双臂旋前。检查者一手固定其前臂,使自己示指位于其尺骨头处,另一手托住其前臂,然后用示指如按下琴键样按其尺骨头,双侧对比检查。

阳性:出现异常动度、疼痛或触痛为试验阳性。

12. 旋后抬举试验

方法:用来检查三角纤维软骨复合体(TFCC)。患者坐位,双肘屈90°,前臂旋前,双手与地面平行。令患者将手置于一较沉的桌子下表面(或置于检查者双手掌下),然后让患者用手试着举起桌子(或抬起检查者双手)。

阳性:腕部尺侧局限性的疼痛和用力困难为试验阳性,提示有 TFCC 撕裂。手用力内收致尺侧嵌顿是 TFCC 的一个体征。

13. 轴位加压试验

方法:检查者一手固定患者腕部,另一手抓住其拇指,顺拇指方向施加一个轴向的力。(这个试验也可用于其他手指)

阳性:出现疼痛和(或)劈裂音为试验阳性。提示有掌骨或周围腕骨骨折,或是关节病变。

14. 腕中关节支点移位试验

方法:患者坐位,肘关节屈90°,前臂旋后,双上臂置于桌面。检查者一手固定前臂,另一手使其手外展,腕部不动。固定其前臂不动的情况下,再使其手内收。

阳性:如果出现头状骨和月骨的移位则试验阳性,提示有前部关节囊或骨间韧带的损伤。

15. 研磨试验

方法:检查者一手握住患者的手,另一手从拇指腕掌关节以下抓住其拇指,像研磨东西一样施加一个轴向的压力并旋转。(这个检查法对于腕部和掌部的其他关节同样适用)

阳性:如果引发疼痛则为试验阳性,提示掌指关节或掌骨大多角骨间关节退行性变。

16. Linscheid 试验

方法:用来检查第2、第3腕掌关节的稳定性。检查者一手握住其掌骨体,另一只手从手背推压其掌骨头,然后再从手掌侧推压。

阳性:腕掌关节出现疼痛为阳性。

17. 双手起坐试验

方法:患者双手置于椅子扶手上,仅用双手用力将身子撑起。

评定:这个试验腕部受力很大,对于腕关节有炎症或其他病变的患者来说完成这个动作比较困难。

18. Finkelstein 试验

方法：用来检查 Quervain 或 Hoffmann 病。令患者握拳，4 指把拇指包于其内。检查者固定患者前臂，将其手内收。

阳性：如果腕部拇长展肌腱和拇短屈肌腱出现疼痛为阳性，提示这两个肌腱的腱旁组织炎症。由于此检查在正常人也有不适，所以要双侧检查对比；对比后如果患者确实有相应的体征，才算是阳性。

19. 指 Sweater 征

方法：令患者握拳。

阳性：如果某个手指的末节指骨不能弯曲则为阳性，提示指深屈肌腱断裂。大多见于环指。

20. 伸肌腱帽破裂试验

方法：在桌沿上受检指近侧指骨间关节屈曲 90°。检查者保持其姿势。令患者逐渐伸直近侧指骨间关节，并同时触诊中节指骨。

阳性：如果伸指时能触及中节指骨施加压力则为阳性。

21. Boyes 试验

方法：用来检查伸肌腱帽的滑脱。检查者将患者手指背伸，然后令患者屈曲远侧指骨间关节。

阳性：如果患者不能完成这个动作即为试验阳性。

22. Bunnel-Littler 试验（固有加成试验）

方法：用来检查掌指关节周围结构。检查者将患者掌指关节背伸，然后屈曲其近侧指骨间关节。在掌指关节轻度屈曲情况下，如果近侧指骨间关节能够屈曲了，则说明固有肌紧张，不能充分屈曲则是关节囊紧张。在检查中患者都是被动运动。这个试验也叫做固有加成试验。

阳性：如果固有肌紧张或关节囊挛缩而不能屈曲近侧指骨间关节则为阳性。

23. Linburg 征

方法：患者尽量把拇指向小鱼际屈曲，同时努力伸示指。

阳性：如果示指背伸受限或是出现疼痛为阳性，提示拇长屈肌腱和示指伸肌腱之间有炎症（有 10%~15% 的人有肌腱异常）。

24. Tinel 征

方法：检查者指尖在患者腕管上部轻轻叩击。腕部的 Tinel 征多提示腕管综合征。感觉到的麻木、刺痛等一定是在神经的末端，这可以提示正中神经感觉纤维的再生情况，有异常感觉的最远点就是神经纤维再生的最远端。

阳性：阳性结果是能引起拇指、示指、中指和环指桡侧麻木、刺痛或异常感觉。

25. Phalen（屈腕）试验

方法：最大限度屈曲患者腕关节，并将两腕相对，保持此姿势 1 min。

阳性：出现拇指、示指、中指、环指桡侧麻木刺痛。提示正中神经受压，腕管综合征。

26. 反 Phalen(祈祷)试验

方法:试验令患者手背伸,抓住检查者的手,然后检查者对其腕管按压 1 min。或者也可以让患者两掌相对,尽力向下,保持 1 min。这种方法对腕管的压力不是很大。

阳性:阳性结果所提示的问题和 Phalen 试验相同,也是正中神经的病变。

27. 腕管加压试验

方法:检查者将患者手旋后,然后用两拇指对其腕管的正中神经加压至少 30 s。这个检查法是反 Phalen 试验的改进方法。

阳性:患者出现手旋后的体征为阳性。

28. Froment 征

方法:让患者用拇指和示指捏住一张纸。

阳性:检查者试图从患者手中将纸抽出,如果患者拇指末节因为拇收肌的瘫痪而屈曲,此为验阳性。如果同时伴有拇指掌指关节的过度背伸,则称为 Jeanne 征。这两个体征都提示尺神经瘫痪。

29. Egawa 征

方法:令患者屈曲中指,然后左右运动。

阳性:如果患者不能完成这个动作则为阳性,提示尺神经瘫痪。

30. 起皱试验

方法:将患者的手置于温水中 5~20 min 后取出。

评定:观察患者的手指指垫皮肤是否起皱。正常手指指垫皮肤应该起皱,无神经支配的皮肤则不会。(这个试验只有在神经损伤后的最初几个月内有意义)

31. 茚三酮出汗试验

方法:用乙醇把患者的手彻底擦拭干净。然后手不要接触任何东西,等 5~30 min,让患者的手出汗。把患者的指尖按在没有被人摸过的质量很好的纸上,按 15 s,并用铅笔把手指的轮廓画出来。用(水合)茚三酮喷雾剂喷在纸上起化学反应,晾干 24 h 手指按压的出汗区域变成紫色。

阳性:如果纸没有从白变紫,则为试验阳性,提示神经损伤。(如果需要保存永久的颜色需要进行固定处理)

32. Weber 两点辨别觉试验

方法:用一个两点辨别器沿纵向或者横向同时接触患者的手指皮肤的两点,从近侧向远侧检查,找出患者能辨别出的最小两点距离,这个距离就叫做两点辨别阈值。检查中患者必须仔细感觉并且不能用眼看。患者的手要静置在桌面上,且只检查指尖部。为了使结果更准确,检查者必须把两点同时接触到患者的皮肤;接触时不能用力过大致皮肤颜色变白。开始检查的距离必须是患者可以轻易分辨出来的距离(例如 15 mm)。

评估:如果患者犹豫不决或者说出的结果不准确,需要在 7~8 mm 的距离上反复做 10 次,保证患者的反应准确,然后再缩短距离。正常的辨别距离是小于 6 mm。

33. Allen 试验

方法:令患者尽可能快地重复做几遍握拳——张开手指的动作后握紧拳头,然后检查者用拇指和示指分别紧紧地压迫患者的尺、桡动脉。检查者也可以用双手的拇指同时压迫患者的尺、桡动脉,其余手指放置于背侧稳定手臂,在压迫时患者张开手指。检查者放开一侧动脉,检查手是否变充盈红润。另一侧动脉也如此法检查,要双手对比。

评估:用来检查尺、桡动脉中哪个是手部主要的供血血管。

(二)关节活动度评定

1.腕关节活动范围评定

(1)腕关节掌屈、背伸(图 5-60、图 5-61)

体位:坐位,前臂呈中立位,前臂和手的尺侧置于桌上。

量角器放置:量角器的轴心对准桡骨茎突,固定臂与桡骨平行,移动臂与第 2 掌骨平行。

正常范围:腕关节掌屈的正常范围是 0°~80°,背伸的正常范围是 0°~70°。

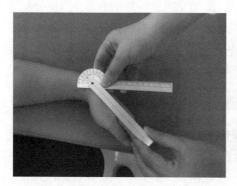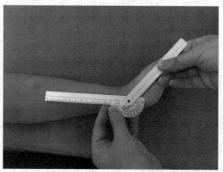

图 5-60　腕关节掌屈关节活动度评定　　图 5-61　腕关节背伸关节活动度评定

(2)腕关节尺偏、桡偏(图 5-62、图 5-63)

体位:坐位,前臂旋前,掌心向下置于桌上。

量角器放置:量角器的轴心对准腕关节背侧第 3 掌骨根部,固定臂与前臂背侧中线平行,移动臂与第 3 掌骨平行。

正常范围:腕关节尺偏的正常范围是 0°~30°,桡偏的正常范围是 0°~20°。

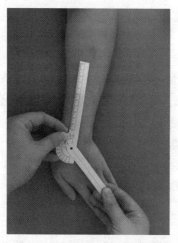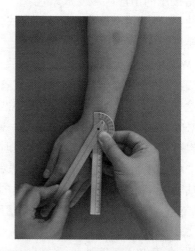

图 5-62　腕关节尺偏活动范围评定　　图 5-63　腕关节桡偏活动范围评定

2.掌指关节活动范围评定

（1）掌指关节屈曲、过伸（图5-64）

体位：坐位，前臂呈中立位，腕关节呈0°位，前臂和手的尺侧置于桌上。

量角器放置：量角器的轴心对准掌指关节顶端中心，固定臂与掌骨平行，移动臂与近端指骨平行。

正常范围：掌指关节屈曲的正常范围是0°～90°，掌指关节过伸的正常范围是0°～45°。

（2）掌指关节外展

体位：坐位，前臂旋前，手心向下置于桌上，手指伸直。

量角器放置：量角器的轴心对准掌指关节中心，固定臂与掌骨平行，移动臂与近端指骨平行。

正常范围：0°～25°。

3.近端指间关节屈曲活动范围（图5-65）

体位：坐位，前臂呈中立位，腕关节呈0°位，前臂和手的尺侧置于桌上。

量角器放置：量角器的轴心对准近端指间关节的背侧中心，固定臂与近端指骨平行，移动臂与中间指骨平行。

正常范围：0°～110°。

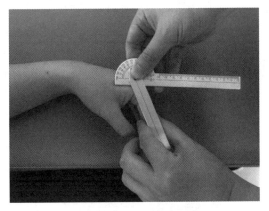

图5-64　掌指关节屈曲活动范围评定

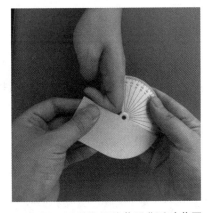

图5-65　近端指间关节屈曲活动范围

4.远端指间屈曲关节活动范围

体位：坐位，前臂呈中立位，腕关节呈0°位，前臂和手的尺侧置于桌上。

量角器放置：量角器的轴心对准远端指间关节的背侧中心，固定臂与中间指骨平行，移动臂与远端指骨平行。

正常范围：0°～80°。

5.拇指关节活动范围

（1）拇指掌指关节屈曲

体位：坐位，前臂旋后45°，腕关节呈0°位，前臂和手置于桌上，手指伸直。

量角器放置:量角器的轴心对准掌指关节的背侧,固定臂与拇指掌骨平行,移动臂与近端指骨平行。

正常范围:0°~50°。

(2)拇指指间关节屈曲

体位:坐位,前臂呈中立位,腕关节呈0°位,前臂和手的尺侧置于桌上。

量角器放置:量角器的轴心对准指间关节背侧,固定臂与近端指骨平行,移动臂与远端指骨平行。

正常范围:0°~80°。

(3)拇指桡侧外展

体位:坐位,前臂旋前,手心向下置于桌上,手指伸直。

量角器放置:量角器的轴心对准拇指掌骨根部,固定臂与桡骨平行,移动臂与拇指掌骨平行。

正常范围:0°~50°。

(4)拇指掌侧外展

体位:坐位,前臂呈中立位,腕关节呈0°位,前臂和手的尺侧置于桌上,手指伸直,拇指旋转至手的掌侧面。

量角器放置:量角器的轴心对准拇指掌骨根部,固定臂与桡骨平行,移动臂与拇指掌骨平行。

正常范围:0°~50°。

(5)拇指对指

体位:坐位,前臂旋后,掌心向上,腕关节呈0°位。

量角器放置:使用刻度尺测量拇指指腹至小指指腹的距离。

正常范围:可以对指为正常。

(三)肌力评定

1.腕关节肌力评定

(1)腕关节掌屈肌力评定(图5-66)

主动肌:尺侧腕屈肌、桡侧腕屈肌。

评定方法:5、4级,端坐,上臂下垂,屈肘90°,前臂旋后,手放松,固定前臂做屈腕动作,阻力加于手掌;3级,体位同上,无阻力时能做全范围的屈腕动作;2、1级,体位同上,前臂中立位,固定前臂,可屈腕或可触及肌肉收缩。

(2)腕关节背伸肌力评定

主动肌:尺侧腕伸肌、桡侧腕伸肌。

评定方法:5、4级,端坐,上臂下垂,屈肘90°,前臂旋前,手放松,固定前臂做伸腕动作,阻力加于手背;3级,体位同上,无阻力时能做全范围的伸腕动作;2、1级,体位同上,前臂中立位,固定前臂,可伸腕或可触及肌肉收缩。

2.掌指关节肌力评定

(1)掌指关节屈曲肌力评定(图5-67)

主动肌:蚓状肌、骨间掌侧肌、骨间背侧肌。

评定方法:5、4级,前臂旋后,掌心向上,伸直指间关节,屈掌指关节,阻力加于近节指腹;3级,体位同上,无阻力时可做全范围的掌指关节屈曲动作;2、1级,前臂中立位,可部分屈曲掌指关节或可触及掌心肌肉收缩。

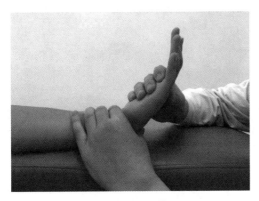
图5-66　腕关节掌屈肌力评定

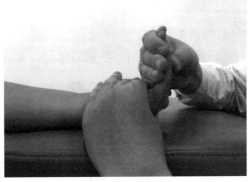
图5-67　掌指关节屈曲肌力评定

(2)掌指关节伸展肌力评定(图5-68)

主动肌:指伸肌、示指伸肌、小指伸肌。

评定方法:5、4级,前臂旋前,掌心向下,指间关节屈曲,伸掌指关节,阻力加于近节指背;3级,无阻力时可做全范围掌指关节伸直动作;2、1级,前臂中立位,可部分伸直掌指关节或可触及掌背肌腱活动。

(3)掌指关节内收肌力评定

主动肌:骨间掌侧肌。

评定方法:5、4级,前臂旋前,手置于桌面,做指内收动作,阻力加于示、环、小指内

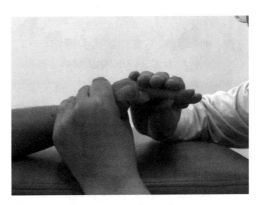
图5-68　掌指关节伸展肌力评定

侧;3级,体位同上,无阻力时能做全范围的指内收动作;2、1级,体位同上,可部分内收手指或可触及指基部的肌腱活动。

(4)掌指关节外展肌力评定

主动肌:骨间背侧肌、小指展肌。

评定方法:5、4级,前臂旋前,手置于桌面,做指外展动作,阻力加于手指外侧;3级,体位同上,无阻力时能做全范围的指外展动作;2、1级,体位同上,可部分外展手指或可触及指基部的肌腱活动。

3.近端指间关节屈曲肌力评定

主动肌:指浅屈肌。

评定方法:5、4级,前臂旋后,掌心向上,固定关节近端,屈曲手指,阻力加于远端;3级,无阻力时能做全范围的屈指动作;2、1级,前臂中立位,可部分屈曲手指或可触及肌腱活动。

4．远端指间关节屈曲肌力评定

主动肌：指深屈肌。

评定方法：5、4 级，前臂旋后，掌心向上，固定关节近端，屈曲手指，阻力加于远端；3 级，无阻力时能做全范围的屈指动作；2、1 级，前臂中立位，可部分屈曲手指或可触及肌腱活动。

5．拇指腕掌关节

（1）拇指腕掌关节内收肌力评定

主动肌：拇收肌。

评定方法：5、4 级，前臂旋前，腕关节中立，拇伸直位做内收动作，阻力加于拇指尺侧；3 级，体位同上，无阻力时能做全范围的拇内收动作；2、1 级，体位同上，可部分内收拇指或可触及肌肉收缩。

（2）拇指腕掌关节外展肌力评定

主动肌：拇长展肌、拇短展肌。

评定方法：5、4 级，前臂旋后，腕关节中立，拇伸直位做外展动作，阻力加于拇指桡侧；3 级，体位同上，无阻力时能做全范围的拇外展动作；2、1 级，体位同上，可部分外展拇指或可触及肌肉收缩。

（3）拇指腕掌关节对掌肌力评定

主动肌：拇对掌肌、小指对掌肌。

评定方法：5、4 级，前臂旋后，腕关节中立，做拇与小指对指动作，阻力加于拇与小指掌骨头掌面；3 级，体位同上，无阻力时能做全范围的对掌动作；2、1 级，体位同上，可部分对掌或触及肌肉收缩。

6．拇指掌指、指间关节肌力评定

（1）拇指掌指、指间关节屈曲肌力评定

主动肌：拇短屈肌、拇长屈肌。

评定方法：5、4 级，前臂旋后，掌心向上，做屈拇动作，阻力加于拇指近节或远节掌侧面；3 级，体位同上，无阻力时能做全范围的屈拇动作；2、1 级，体位同上，可部分屈拇或可触及肌腱活动。

（2）拇指掌指、指间关节伸展肌力评定

主动肌：拇短伸肌、拇长伸肌。

评定方法：5、4 级，前臂和腕均处于中立位，固定第 1 掌骨，做伸拇动作，阻力加于拇指近节、远节背侧；3 级，体位同上，无阻力时能做全范围的伸拇动作；2、1 级，体位同上，可部分伸指或可触及肌腱活动。

第三节　腕手部肌肉、关节功能康复策略

一、疼痛康复

腕手部疼痛主要是由于构成腕关节的骨骼、肌肉、肌腱、神经等组织受到外力损伤或过度使用出现劳损、炎症导致的。此外，痛风、风湿/类风湿性关节炎、肿瘤、腕管综合征等疾病也可能导致腕手疼痛。

1.骨折、脱位　采取制动措施避免关节运动，立即至医院就诊。

2.骨关节炎　轻者可减少关节活动、负重，必要时可予关节制动，辅助以热敷、针灸等保守物理治疗，必要时可前往医院就诊，在医师指导下采用药物等保守治疗；严重者或经保守治疗无效者可行手术治疗。

3.肌腱炎、腱鞘炎　初期可减少关节活动、负重，必要时可予关节制动，辅助以热敷、针灸等物理治疗，必要时可前往医院就诊，在医师指导下采用药物等保守治疗；严重者或经保守治疗无效者可行手术治疗。

4.痛风性关节炎　一经确诊需在医师指导下规律服药，保持良好生活、饮食习惯。

5.风湿/类风湿性关节炎　症状轻微者应适当休息、加强营养、局部临时固定、物理治疗、功能锻炼，并前往医院就诊，在医师指导下采用药物、关节内注射等保守治疗。晚期患者可行手术治疗。

6.三角纤维软骨复合体损伤　轻者可减少关节活动、负重，必要时可予以关节制动，辅助以冰敷、热敷交替等物理治疗，必要时可前往医院就诊，在医师指导下采用药物等保守治疗；症状持续加重或经保守治疗无效者，可行手术治疗。

7.腕管综合征　夜间疼痛患者可佩戴支具保护腕关节位于中立位或轻度背伸位，必要时可采取封闭治疗。保守治疗无效或疑有肿瘤压迫者可行手术治疗。

8.手部肿瘤　主要通过手术切除治疗。手术会在无血视野下操作，同时会尽量避免损伤手部的神经、肌腱及血管，防止造成医源性功能障碍。

9.腕部化脓性感染、结核　化脓性感染多为金黄色葡萄球菌所致，可选择青霉素以及一、二代头孢等抗生素抗感染治疗或根据培养及药敏结果选择对应的抗生素。考虑结核时可选择异烟肼、利福平等抗结核药物治疗，脓肿形成时可考虑手术切开引流。

二、活动范围受限康复

（一）关节活动技术

1.被动运动　患者仰卧位或坐位，肘关节屈曲，治疗师一手握住患侧前臂远端，一手握住患侧手掌，做腕关节的屈曲、伸展、尺偏和桡偏运动。

2.主动助力运动

（1）自我辅助关节活动技术：患者用健侧手握住患者手背，帮助患侧手做屈曲、伸展、

尺偏、桡偏训练。

（2）器械辅助关节活动技术：改善腕关节活动的器械常选择腕屈伸练习器、旋转练习器、体操球等。

3. 主动运动　腕关节的基本运动有屈曲—伸展、尺偏—桡偏。主动活动要求同肩关节主动活动。

（二）关节松动术

1. 桡尺远端关节

（1）前后向滑动

1）作用：增加前臂旋前活动范围。

2）患者体位：仰卧位或坐位，前臂旋后。

3）治疗师位置及操作手法：站或坐在患侧，双手分别握住桡骨和尺骨的远端，拇指在掌侧，其余4指在背侧。握住尺侧的手固定，握住桡侧手的拇指将桡骨远端向背侧推动。如果关节僵硬比较明显，可以改拇指为鱼际推动桡骨（图5-69）。

（2）后前向滑动

1）作用：增加前臂旋后活动范围。

2）患者体位：仰卧位或坐位，前臂旋前。

3）治疗师位置及操作手法：治疗师位于患侧，双手分别握住桡骨和尺骨远端，拇指在背侧，其余4指在掌侧。桡侧手固定，尺侧手拇指将尺骨远端向掌侧推动。如果关节僵硬比较明显，可以把拇指改为用鱼际推动尺骨（图5-70）。

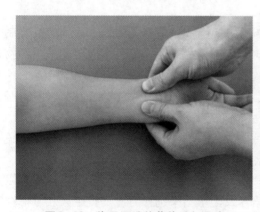
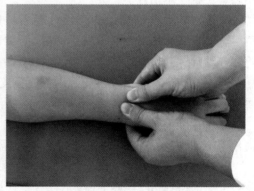

图5-69　桡尺远端关节前后向滑动　　　　图5-70　桡尺远端关节后前向滑动

2. 桡腕关节

（1）分离牵引

1）作用：一般松动，缓解疼痛。

2）患者体位：坐位，前臂旋前放在治疗床或治疗台上，腕关节中立位伸出床沿或桌沿，前臂下可垫一毛巾卷。

3）治疗师位置及操作手法：治疗师位于患侧，一侧手握住前臂远端固定，另一侧手握住腕关节的近排腕骨处并向远端牵拉腕骨（图5-71）。

（2）前后向滑动

1）作用:增加屈腕活动范围。

2）患者体位:坐位或仰卧位,前臂和腕关节中立位。

3）治疗师位置及操作手法:治疗师位于患侧,一侧手握住手背近排腕骨处固定,另一侧手握住前臂远端桡侧掌面,并向背侧推动桡骨(图5-72)。

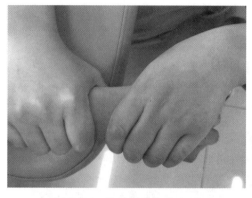

图5-71 桡腕关节分离牵引

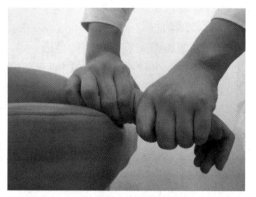

图5-72 前后向滑动

（3）后前向滑动

1）作用:增加伸腕活动范围。

2）患者体位:坐位或仰卧位,屈肘90°,前臂和腕关节中立位。

3）治疗师位置及操作手法:治疗师位于患侧,一侧手握住近排腕骨掌侧固定,另一侧手握住前臂远端桡侧背面,并向掌侧推动桡骨(图5-73)。

（4）尺侧滑动

1）作用:增加腕桡侧偏斜的活动范围。

2）患者体位:坐位或仰卧位,伸肘,前臂和腕关节中立位,伸出治疗床或治疗台缘。

3）治疗师位置及操作手法:治疗师位于患侧,一侧手固定前臂远端,另一侧手握住近排腕骨桡侧,并向尺侧推动(图5-74)。

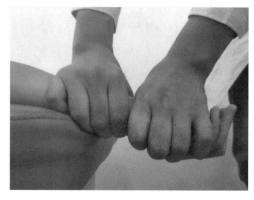

图5-73 后前向滑动

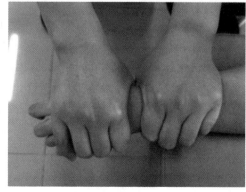

图5-74 尺侧滑动

（5）桡侧滑动

1）作用：增加腕尺侧偏斜的活动范围。

2）患者体位：坐位或仰卧位，肩关节外展、内旋，伸肘，前臂旋前或旋后位，腕关节中立位。

3）治疗师位置及操作手法：治疗师位于患侧，一侧手固定前臂远端尺侧，另一侧手握住近排腕骨尺侧，并向桡侧推动（图5-75）。

（6）旋转摆动

1）作用：增加腕关节旋转活动范围。

2）患者体位：坐位或仰卧位，屈肘90°，前臂和腕中立位。

3）治疗师位置及操作手法：治疗师位于患侧，一侧手握住前臂远端固定，另一侧手握住近排腕骨，将腕骨顺时针或逆时针转动（图5-76）。

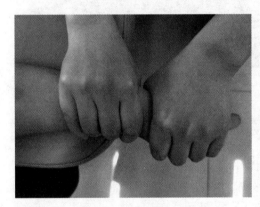
图5-75　桡侧滑动

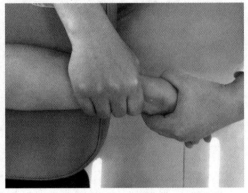
图5-76　旋转摆动

3.腕骨间关节

（1）前后向滑动

1）作用：增加腕骨间关节的活动范围，增加屈腕活动范围。

2）患者体位：坐位，前臂旋后，腕中立位。

3）治疗师位置及操作手法：面向患者坐位，双手拇指分别放在相邻腕骨的掌面，示指放在相应腕骨的背面。一侧手固定，另一侧手向背侧推腕骨（图5-77）。

（2）后前向滑动

1）作用：增加腕骨间关节活动范围，增加伸腕活动范围。

2）患者体位：坐位，前臂旋前，腕中立位。

3）治疗师位置及操作手法：面向患者坐位，双手拇指分别放在相邻腕骨的背面，示指放在相应腕骨的掌面。一侧手固定，一侧手向掌侧推动腕骨（图5-78）。

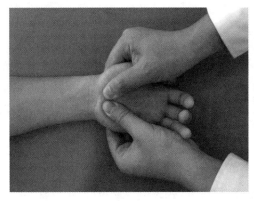

图 5-77　腕骨间关节前后向滑动

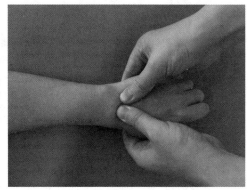

图 5-78　腕骨间关节后前向滑动

4.腕掌关节

长轴牵引

1）作用：一般松动，缓解疼痛。

2）患者体位：坐位，前臂旋前放在治疗床或治疗桌上，腕部伸出床沿或桌沿，中立位。

3）治疗师位置及操作手法：面向患者，一侧手固定远排腕骨，一侧手握住相对应的掌骨，向远端牵拉（图 5-79）。

5.掌骨间关节

前后向或后前向滑动

1）作用：增加相邻掌骨间的活动范围。

2）患者体位：坐位，前后向滑动时前臂旋后，后前向滑动时前臂旋前。

3）治疗师位置及操作手法：面向患者坐位，双手拇指放在相邻掌骨的远端，前后向滑动时，拇指在掌侧，4 指在背侧；后前向滑动则相反，拇指在背侧，4 指在掌侧。松动时，一侧手固定，一侧手将相邻的掌骨由掌侧向背侧（前后向滑动），或由背侧向掌侧（后前向滑动）推动（图 5-80）。

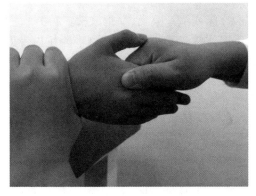

图 5-79　长轴牵引

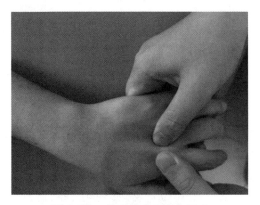

图 5-80　前后向或后前向滑动

6. 掌指关节

（1）分离牵引

1）作用：一般松动，增加掌指关节屈曲活动范围。

2）患者体位：坐位，前臂中立位放在治疗床或治疗桌上，腕关节中立位，掌指关节屈曲90°。

3）治疗师位置及操作手法：面向患者，一侧手固定掌骨远端，一侧手握住指骨近端，将指骨向掌骨远端牵拉（图5-81）。

（2）长轴牵引

1）作用：一般松动，增加掌指关节的屈伸活动范围。

2）患者体位：坐位，前臂旋前放在治疗床或治疗桌上，腕关节中立位，手指放松。

3）治疗师位置及操作手法：面向患者，一侧手握住掌骨远端固定，一侧手握住指骨近端，将指骨沿长轴向远端牵拉（图5-82）。

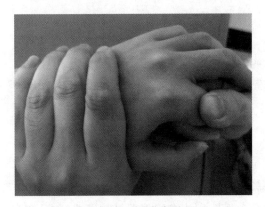

图5-81　分离牵引

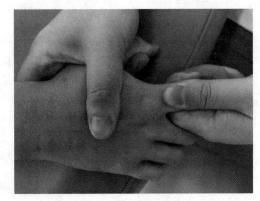

图5-82　长轴牵引

（3）前后向或后前向滑动

1）作用：前后向滑动增加掌指关节屈曲活动范围，后前向滑动增加掌指关节伸展活动范围。

2）患者体位：坐位，前臂旋前或中立位放在治疗床或治疗桌上，手指放松。

3）治疗师位置及操作手法：面向患者，一侧手握住掌骨远端固定，一侧手握住指骨近端，前后向滑动时将近端指骨向背侧推动，后前向滑动时将近端指骨向掌侧推动（图5-83）。

（4）侧方滑动

1）作用：增加掌指关节内收、外展活动范围。

2）患者体位：坐位，前臂旋前或中立位放在治疗床或治疗桌上，腕关节中立位，手指放松。

3）治疗师位置及操作手法：面向患者，一侧手握住掌骨远端固定，一侧手握住指骨近端的内外侧，将指骨向桡侧或尺侧来回推动（图5-84）。

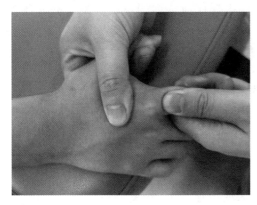

图5-83　前后向或后前向滑动

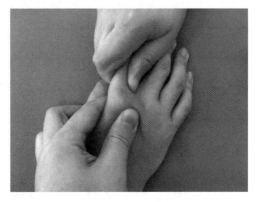

图5-84　侧方滑动

（5）旋转摆动

1）作用：一般松动，增加掌指关节活动范围。

2）患者体位：坐位，前臂旋前放在治疗床或治疗台上，手指放松。

3）治疗师位置及操作手法：面向患者，一侧手握住掌骨远端固定，一侧手握住指骨近端，将指骨稍作长轴牵引后再向掌侧转动，或向背侧转动（图5-85）。

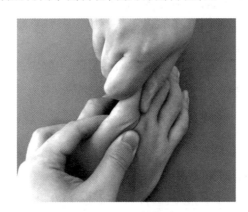

图5-85　旋转摆动

7.拇指腕掌关节

（1）长轴牵引

1）作用：一般松动，缓解疼痛。

2）患者体位：坐位，前臂中立位放在治疗床或治疗桌上，腕关节中立位，可在前臂下垫一毛巾卷。

3）治疗师位置及操作手法：面向患者，一侧手握住远排腕骨的大多角骨固定，一侧手握住拇指近端指骨，将拇指近端指骨沿长轴向远端牵引。

（2）前后向滑动

1）作用：增加拇指腕掌关节屈的活动范围。

2）患者体位：坐位，前臂旋后放在治疗床或治疗桌上。

3)治疗师位置及操作手法:面向患者,一侧手握住前臂远端及远排腕骨的大多角骨,一侧手握住第 1 掌骨并向背侧推动。

(3)后前向滑动

1)作用:增加拇指腕掌关节伸的活动范围。

2)患者体位:坐位,前臂旋前放在治疗床或治疗桌上。

3)治疗师位置及操作手法:面向患者,一侧手握住前臂远端掌侧固定远排腕骨的大多角骨,一侧手握住第 1 掌骨,并向掌侧推动。

(4)尺侧滑动

1)作用:增加拇指外展活动范围。

2)患者体位:坐位,前臂中立位放在治疗床或治疗桌上,腕关节中立位,拇指掌侧内收。

3)治疗师位置及操作手法:面向患者,一侧手握住舟状骨及大多角骨固定,一侧手握住第 1 掌骨,并向尺侧推动。

(5)桡侧滑动

1)作用:增加拇指对掌活动范围。

2)患者体位:坐位,前臂旋后位放在治疗床或治疗桌上,腕中立位,拇指掌侧内收。

3)治疗师位置及操作手法:面向患者,一侧手握住手腕背侧,手指放在舟状骨、大多角骨及第 2 掌骨近端固定,一侧手放在第 1 掌骨处,将第 1 掌骨向桡侧推动。

8.近端指间关节和远端指间关节

操作手法包括分离牵引、长轴牵引、前后向或后前向滑动、侧方滑动、旋转摆动。这些手法的治疗作用,治疗师操作手法与掌指关节相同,可参阅本节掌指关节这一部分内容。

(三)牵伸技术

1.徒手被动牵伸技术

(1)牵伸屈腕肌群

1)牵伸目的:增加腕关节伸展的活动范围。

2)患者体位:仰卧位或坐在桌旁,前臂旋前置于桌上,腕伸出桌沿,手指放松。

3)治疗师体位:治疗师坐于牵伸侧,一手握住前臂远端固定,另一手握住患者的手掌。

4)牵伸手法:被动伸腕至最大范围,保持 15 ~ 30 s,重复 3 ~ 5 次(图 5-86)。

(2)牵伸伸腕肌群

1)牵伸目的:增加腕关节屈曲的活动范围。

2)患者体位:仰卧位或坐在桌旁,屈肘 90°,前臂旋后或中立位,手指放松。

3)治疗师体位:立于牵伸侧,一手握住前臂远端固定,另一手握住手掌背面。

4)牵伸手法:被动屈腕至最大范围,保持 15 ~ 30 s,重复 3 ~ 5 次(图 5-87)。进一步牵伸腕伸肌,将患者肘关节伸直。

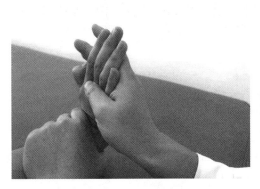

图 5-86　牵伸屈腕肌群

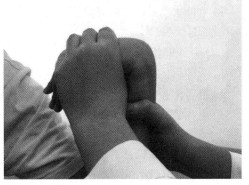

图 5-87　牵伸伸腕肌群

（3）牵伸尺侧偏肌群

1）牵伸目的：增加腕关节桡偏的活动范围。

2）患者体位：坐位，前臂置于治疗台上。

3）治疗师体位：坐位，上方手握住前臂的远端，下方手握住第5掌骨。

4）牵伸手法：上方手固定前臂远端，下方手使腕关节桡偏至最大范围，保持 15 ~ 30 s，重复 3 ~ 5 次（图5-88）。

（4）牵伸桡侧偏肌群

1）牵伸目的：增加腕关节尺偏的活动范围。

2）患者体位：坐位，前臂置于治疗台上。

3）治疗师体位：坐位，上方手握住前臂的远端，下方手握住第2掌骨。

4）牵伸手法：上方手固定前臂远端，下方手使腕关节尺偏至最大范围，保持 15 ~ 30 s，重复 3 ~ 5 次（图5-89）。

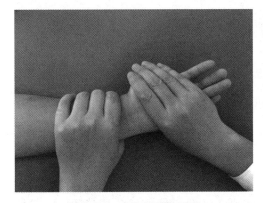

图 5-88　牵伸尺侧偏肌群

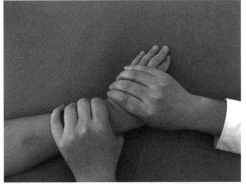

图 5-89　牵伸桡侧偏肌群

（5）牵伸屈指肌群

1）牵伸目的：增加手指伸展的活动范围。

2）患者体位：仰卧位或坐位，牵伸侧上肢稍外展，屈肘90°。

3)治疗师体位:立于牵伸侧,下方手握住前臂远端,上方手握住第五掌骨。

4)牵伸手法:上方手被动伸腕至最大范围,再将手指完全伸直,保持15~30 s,重复3~5次(图5-90)。

(6)牵伸伸指肌群

1)牵伸目的:增加手指屈曲的活动范围。

2)患者体位:仰卧位或坐位,牵伸侧上肢稍外展,屈肘90°。

3)治疗师体位:面向患者立于或坐于牵伸侧,下方手握住前臂远端,上方手握住手指。

4)牵伸手法:上方手被动屈腕至最大范围,再将手指完全屈曲,保持15~30 s,重复3~5次(图5-91)。

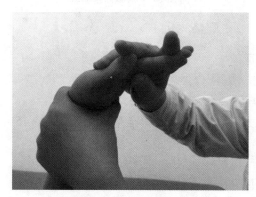

图5-90　牵伸屈指肌群

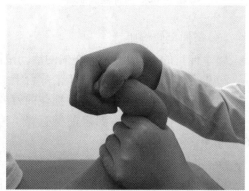

图5-91　牵伸伸指肌群

2. 自我牵伸技术

(1)自我牵伸伸腕肌群:①双手手背相贴置于胸前,垂肘,手指向下,腕关节做向上运动,牵伸伸腕肌群(图5-92);②将牵伸侧前臂掌侧置于桌面,手伸出桌沿,非牵伸侧手置于牵伸侧手背并向下施加力量进行牵伸,牵伸伸腕肌群(图5-93)。

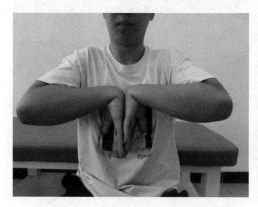

图5-92　手背相贴牵伸伸腕肌群

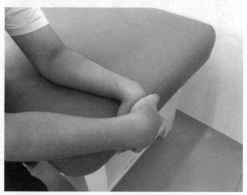

图5-93　手伸出桌沿牵伸伸腕肌群

(2)自我牵伸屈腕肌群:①双手手掌相贴置于胸前,肘关节向下,手指向下,腕关节向上运动(图5-94);②将牵伸侧手掌平放桌上,非牵伸侧手置于牵伸侧手背,牵伸侧前臂向前运动(图5-95)。

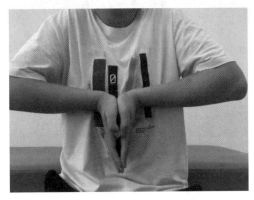

图5-94 手掌相贴牵伸屈腕肌群

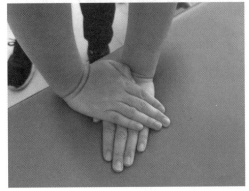

图5-95 手平放桌面牵伸屈腕肌群

(3)自我牵伸腕关节桡偏、尺偏肌群:牵伸侧前臂旋前置于桌上,掌心朝下,非牵伸侧手置于牵伸侧手背上,牵伸尺侧肌群(图5-96)时,将牵伸侧手向桡侧运动,以增加桡偏活动范围;牵伸桡侧肌群(图5-97)时,将牵伸侧手向尺侧运动,增加尺偏活动范围。

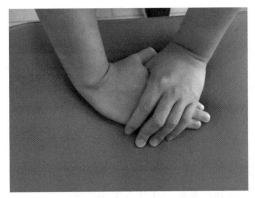

图5-96 自我牵伸腕关节尺偏肌群

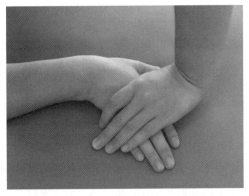

图5-97 自我牵伸腕关节桡偏肌群

(4)自我牵伸掌指关节屈、伸肌群:牵伸掌指关节伸肌群时,牵伸侧手握拳,非牵伸侧手置于牵伸侧手背上,手掌置于掌指关节处,将近端指骨向手掌方向屈曲,以增加掌指关节屈曲活动度;牵伸掌指关节屈肌群时,牵伸侧4指并拢,非牵伸侧4指置于牵伸侧手指掌侧向背侧伸展,增加掌指关节伸直活动度。

(5)自我牵伸屈、伸指肌群:牵伸伸指肌群时,牵伸侧手屈曲近端及远端指间关节,非牵伸侧手置于牵伸侧手指背侧,同时屈曲近端及远端指间关节至最大范围,以增加屈曲活动度;牵伸屈指肌群时,牵伸侧手指伸直,非牵伸侧拇指置于牵伸侧近端指骨背面,示指置于远端指骨掌面,牵伸近端及远端指间关节,增加伸展活动度(图5-98、图5-99)。

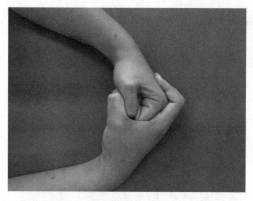

图5-98　自我牵伸掌指、指间关节伸肌群

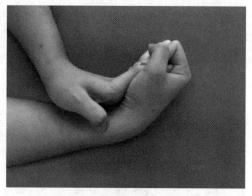

图5-99　自我牵伸掌指、指间关节屈肌群

三、肌力下降康复

（一）屈腕肌群肌力训练

1. 主动肌　包括桡侧腕屈肌、掌长肌、尺侧腕屈肌。

2. 正常活动范围　0°~90°。

3. 训练方法

（1）肌力1~3级

患者体位：坐位，肘关节及前臂置于桌面上，前臂中立位，手指放松伸直。

治疗师体位：立于患侧，一手固定腕关节近心端，一手握住手掌。

方法：患者集中注意力，做全关节范围的屈曲腕关节动作，然后复位，重复进行。1级肌力时，治疗师给予助力于手帮助屈曲腕关节；2~3级肌力时，只帮助固定，不给予屈曲腕关节的助力。

（2）肌力4~5级

患者体位：坐于桌旁，前臂旋后置于桌上。

治疗师体位：立于患侧，一手固定前臂远端，一手握住手掌并向下施加阻力。重点训练桡侧腕屈肌时，阻力加于大鱼际；重点训练尺侧腕屈肌时，阻力加于小鱼际。

等张抗阻力方法：患者抗阻力全范围屈腕，然后复位，重复进行（图5-100）。

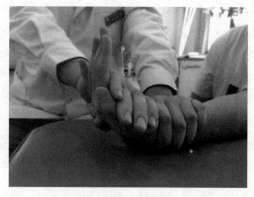

图5-100　屈腕肌群等张抗阻训练

（二）伸腕肌群肌力训练

1.主动肌　包括桡侧腕长伸肌、桡侧腕短伸肌、尺侧腕伸肌。

2.正常活动范围　0°~70°。

3.训练方法

（1）肌力1~3级

患者体位：坐于桌旁，前臂旋前置于桌上，手指放松伸直。

治疗师体位：立于患侧，一手固定前臂远端，一手握住手掌。

方法：患者集中注意力，做全关节范围的伸展腕关节动作，然后复位，重复进行。1级肌力时，治疗师给予助力于手帮助伸展腕关节；2~3级肌力时，只帮助固定，不给予伸展腕关节的助力。

（2）肌力4~5级

患者体位：同上。

治疗师体位：立于患侧，一手固定前臂远端，一手握住手背并向桌面方向施加阻力。重点训练桡侧腕伸肌肌群肌力时，阻力加于手背桡侧面；重点训练尺侧腕伸肌肌群肌力时，阻力加于手背尺侧。

等张抗阻力方法：患者抗阻力全范围伸腕，然后复位，重复进行（图5-101）。

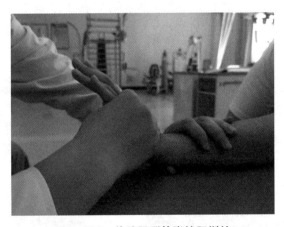

图5-101　伸腕肌群等张抗阻训练

（三）腕桡偏/尺偏肌群肌力训练

1.主动肌　桡偏肌群包括桡侧腕屈肌、桡侧腕长伸肌和桡侧腕短伸肌；尺偏肌群包括尺侧腕屈肌和尺侧腕伸肌。

2.正常活动范围　桡偏0°~25°；尺偏0°~55°。

3.训练方法

（1）肌力1~3级

患者体位：坐于桌旁，前臂旋前置于桌上。

治疗师体位：立于患侧，一手固定前臂远端，一手握住手背。

方法：患者集中注意力，做全关节范围的桡偏/尺偏动作，然后复位，重复进行。1级肌力时,治疗师给予助力于手背帮助腕关节桡偏/尺偏;2~3级肌力时,只帮助固定,不给予腕关节桡偏/尺偏的助力。

(2)肌力4~5级

患者体位:同上。

治疗师体位:立于患侧,一手固定患者前臂远端,增强桡偏肌群肌力时,另一手置于第1掌骨桡侧并向尺侧施加阻力;增强尺偏肌群肌力时,另一手置于第5掌骨尺侧并向桡侧施加阻力。

等张抗阻力方法:患者腕关节抗阻力全范围桡偏/尺偏,然后复位,重复进行(图5-102、图5-103)。

(四)屈掌指肌群肌力训练

1. 主动肌　包括蚓状肌、骨间背侧肌、骨间掌侧肌。

2. 正常活动范围　0°~90°。

3. 训练方法

(1)肌力1~3级

患者体位:坐于桌旁,前臂旋后置于桌上。

治疗师体位:立于患侧,一手固定掌骨,一手握住近节指骨。

方法:患者集中注意力,努力全范围屈曲掌指关节,然后复位,重复进行。1级肌力时,治疗师给予助力帮助屈曲掌指关节;2~3级肌力时,只帮助固定,不给予屈曲掌指关节的助力。

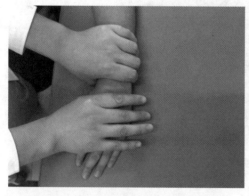
图5-102　桡偏肌群等张抗阻训练

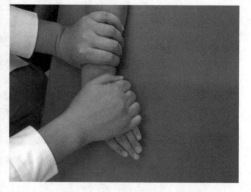
图5-103　尺偏肌群等张抗阻训练

(2)肌力4~5级

患者体位:同上。

治疗师体位:立于患侧,一手固定掌骨,一手置于近节指骨掌面并向下施加阻力。

等张抗阻力方法:患者保持指间关节伸直,抗阻力全范围屈曲掌指关节,然后复位,重复进行。

(五)屈指肌群肌力训练

1. 主动肌　包括指浅屈肌、指深屈肌。

2. 正常活动范围 PIP:0°~100°;DIP:0°~90°。

3. 训练方法

(1)肌力1~3级

患者体位:坐于桌旁,前臂旋后,腕关节呈中立位。

治疗师体位:立于患侧,一手固定近节指骨,一手握住远节指骨。

方法:患者集中注意力,做全范围屈曲指间关节,然后复位,重复进行。1级肌力时,治疗师给予助力于远节指骨帮助屈曲指间关节;2~3级肌力时,只帮助固定,不给予屈曲指间关节的助力。

(2)肌力4~5级

患者体位:同上。

治疗师体位:立于患侧,一手固定近节指骨,一手握住指间关节的远端并向下施加阻力。

等张抗阻力方法:患者抗阻力全范围屈曲指间关节,然后复位,重复进行。

(六)对掌肌群肌力训练

1. 主动肌 包括拇对掌肌、小指对掌肌。

2. 正常活动范围 拇指末端指腹与小指末端指腹距离为0。

3. 训练方法

(1)肌力1~3级

患者体位:坐于桌旁,前臂旋后置于桌上。

治疗师体位:立于患侧,一手固定患者腕关节,另一手拇指和示指握住拇指或小指掌骨。

方法:患者集中注意力,努力全范围对掌,然后复位,重复进行。1级肌力时,治疗师给予助力于掌骨帮助拇指或小指对掌;2~3级肌力时,只帮助固定,不给予拇指或小指对掌的助力。

(2)肌力4~5级

患者体位:同上。

治疗师体位:立于患侧,双手分别握住拇指和小指的掌侧并向外侧施加阻力。

等张抗阻力方法:患者抗阻力对掌,然后复位,重复进行。

(董芳明)

第六章
胸腰骶部运动系统解剖与康复应用

第一节 胸腰骶部骨、关节、肌肉功能解剖

一、胸腰骶部骨结构与骨性标志

胸腰骶部共包含4个部位:胸椎、腰椎、骶椎和尾骨(图6-1)。其中胸椎与胸廓相连,在脊椎中最为稳定。胸廓保护心脏和肺。而腰椎支撑着上身,同时将上身的重量传导到骨盆和下肢。

二、胸腰骶部关节结构与功能

肋椎关节为肋骨和胸椎椎体之间的滑膜关节,共有24个,分为两类。第1、10、11和12肋骨给予独立的椎体形成关节。其他关节则无关节内分隔韧带,因此第2~9肋均与其相邻的两个椎体及其间的椎间盘形成关节(图6-2)。肋椎关节的主要韧带为辐射状韧带,将肋骨头前面与椎体及其间盘辐射状连接在一起。第10、11、12椎体则仅与相邻椎体相连。通过关节内韧带分隔关节,并与椎间盘相连。

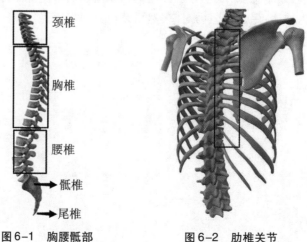

颈椎

胸椎

腰椎

→ 骶椎

→ 尾椎

图6-1 胸腰骶部   图6-2 肋椎关节

　　肋横突关节为连接第 1～10 肋与其相应椎体横突的滑膜关节,第 11 和第 12 肋与横突并无连接,故无此关节。肋横突关节由 3 组韧带支持:肋横突上韧带起自横突下边缘,向上止于肋骨上边缘及肋骨颈;肋横突韧带,连于肋骨颈和其相应横突之间;肋横突侧韧带,连于横突尖及邻近肋骨之间。

　　肋骨和肋软骨间为肋软骨关节。肋软骨与相应胸骨柄切迹之间为胸肋关节。第 2～6 关节为滑膜关节,第 1 肋软骨直接与胸骨柄的肋骨切迹形成胸肋软骨联合。肋骨与相邻肋骨或肋软骨(第 5～9 肋)以软骨间滑膜关节相连。

　　T_1 椎体的上关节突与颈椎椎体的上关节突相似,因此 T_1 椎体属于过渡椎体,上关节突关节面面向后上;下关节突关节面面向前下。T_1 椎体的上关节突关节面朝向后上并略向外,下关节突关节面则朝向前下并略向内。这种构型使胸椎具有微小的旋转活动度,T_{11} 和 T_{12} 椎体也属过渡性椎体,此两椎体的关节突位置与腰椎相似,上关节突向上、向后并更向内些,下关节突则向前且轻度向外。椎体间的韧带包括黄韧带、前纵韧带、后纵韧带、棘间韧带、棘上韧带以及横突间韧带。上述韧带在脊柱的颈、胸、腰段均可见。胸椎后伸时胸椎小关节处于紧密贴服排列的位置。

　　胸椎 12 块椎骨中,T_1～T_3 椎体由大变小,然后椎体又逐渐增大直至 T_{12} 胸椎椎骨特征明显,椎体有关节突,横突上有关节面与肋骨形成关节;其棘突斜向下方。T_7 的棘突倾斜角度最大。$T_{1～3}$ 棘突直接朝向后方,即这些椎骨的棘突和横突在同一水平面。

　　T_4～T_6 椎体的棘突稍向下斜,即棘突尖位于其椎体横突平面与下一椎体的横突平面中间。T_7、T_8、T_9 的棘突向下倾斜,棘突尖位于其下椎体横突平面。T_{10} 棘突位置与 T_9 相似(棘突与下一椎体横突同一水平),T_{11} 与 T_6 相似(棘突在两相邻椎体横突平面中间),T_{12} 与 T_3 相似(棘突与其椎体横突在同一平面)。在后前位行脊柱检查时棘突的位置非常重要。比如,当检查者按压 T_8 的棘突时,T_9 椎体也将移动。实际上 T_8 椎体的位置可能略为向后,而 T_9 椎体会向前移动。T_7 则恰好位于下肢旋转轴与上肢旋转轴的交点处,因此也可称为过渡椎体。

　　肋骨有助于稳定胸椎,与 T_2～T_9 椎体以半关节面相接,T_1 和 T_{10} 椎体则各以全关节面与肋骨相连。第 1 肋仅与 T_1 相关节,第 2 肋与 T_1 和 T_2 相关节,第 3 肋与 T_2 和 T_3 相关节,以此类推。第 1～7 肋直接与胸骨柄相关节,亦称真肋;第 8～10 肋与其上位肋软骨相连,亦称假肋;第 11 和第 12 肋既不与胸骨相连,也不与其远端的肋软骨相连,因此称为浮肋。第 11 和第 12 肋仅与 T_{11} 和 T_{12} 椎体相关节,既不与椎体的横突相关节,也不与其上位肋的肋软骨相连。该肋骨由止于相应椎体和横突的韧带固定,其中有些韧带还可将肋骨固定于其上位的椎体。

　　在胸廓顶部,肋骨相对处于水平位,越往下则越向下倾斜;至第 12 肋,其肋骨已趋于垂直位。吸气时,肋骨向上、向前提起;增加胸廓的前后径;前 6 肋主要靠沿其自身长轴的旋转增加胸廓的前后径。肋骨颈向下旋转,肋骨下降;向上旋转使肋骨上升,伴随胸骨柄的向上、向前运动(图 6-3A)。第 7～10 肋则主要增加胸廓的侧径或横径。肋骨向上、后、内运动,使胸骨下角增大;向下、前、外移动,则使胸骨下角缩小,这种运动被称为"水桶提手样运动",第 2～6 肋也可进行该运动,但活动度较小(图 6-3B)。低位肋骨(第 8～12 肋)向外进行所谓"圆规样运动",来增加胸廓横径(图 6-3C)。儿童的肋骨非常有弹性,但随年龄增长将逐渐变脆。在胸部的前半部,肋骨位于皮下;在后半部肋骨则由肌肉覆盖。

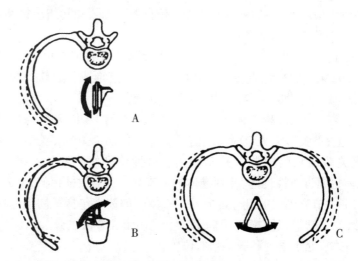

A.向上旋转使肋骨上升,伴随胸骨柄的向上、向前运动;B.肋骨"水桶提手样运动";C.低位肋骨"圆规样运动"。

图6-3 肋骨运动

三、胸腰骶部肌肉起止点、主要作用、触发点

胸腰骶部肌肉可分为背肌、胸肌、膈、腹肌和会阴肌。

(一)背肌

背肌位于背部,分为背浅肌和背深肌两群。

1.**背浅肌层** 均起自脊柱的不同部位,止于上肢带骨或肱骨。浅层有斜方肌和背阔肌,其深面有肩胛提肌和菱形肌。

(1)斜方肌:位于项部和背上部的浅层,为三角形的扁肌,左右两侧合在一起呈斜方形(图6-4)。以腱膜起自上项线、枕外隆凸、项韧带、第7颈椎棘突及全部胸椎棘突,上部纤维斜向外下方,中部纤维平行向外侧,下部纤维斜向外上方,止于锁骨外侧1/3肩峰和肩胛冈。作用为拉肩胛骨向脊柱靠拢,上部肌束可上提肩胛骨,下部肌束使肩胛骨下降;如果肩胛骨固定,一侧肌收缩使颈向同侧屈、脸转向对侧,两侧同时收缩可使头后仰。该肌瘫痪时,产生"塌肩"。

触发点:斜方肌降部边沿处的后外方,肩胛冈中点附近的上方(图6-5)。

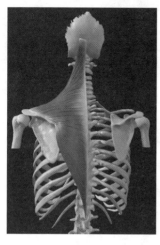

图6-4　斜方肌

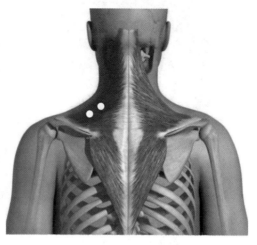

图6-5　斜方肌的触发点

(2)背阔肌:为全身最大的扁肌,位于背的下半部及胸的后外侧,以腱膜起自下6个胸椎棘突、全部腰椎棘突、骶正中嵴及髂嵴后部等,肌纤维向外上方集中,止于肱骨小结节嵴(图6-6)。收缩时,使肩关节后伸、内收及旋内;当上肢上举固定时,可引体向上。

触发点:腋后襞下方,肩胛骨外侧缘中份附近(图6-7)。

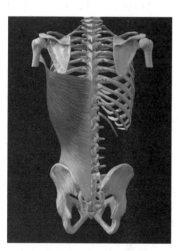

图6-6　背阔肌

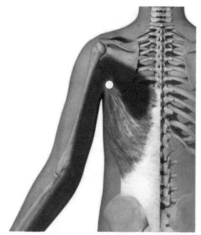

图6-7　背阔肌的触发点

2.背深肌　背深肌在脊柱两侧排列,分为长肌和短肌。长肌位置较浅,主要有竖脊肌和夹肌;短肌位于深部。

竖脊肌:位于脊柱棘突两侧、斜方肌和背阔肌深面,起自骶骨背面、髂嵴后部和腰椎棘突,肌纤维向外上分为3组,沿途分别止于肋骨、椎骨及枕骨乳突等(图6-8)。作用为一侧肌收缩使脊柱向同侧屈;两侧同时收缩使脊柱后伸和仰头。

触发点:胸最长肌肌腹的1/2处,第10肋骨(图6-9)。

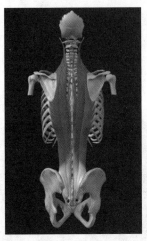
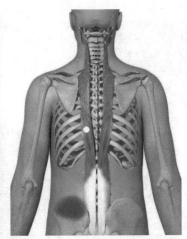

图6-8　竖脊肌　　　　　图6-9　竖脊肌的触发点

3.背部筋膜　斜方肌和背阔肌表面的深筋膜较薄弱。被覆于背部深层肌的深筋膜发达,称为胸腰筋膜,向上通过上后锯肌前面与颈部颈筋膜浅层相续,胸段内侧附着于胸椎棘突,外侧附着于肋角。在腰部,筋膜明显增厚,分为浅、中、深3层,包裹竖脊肌和腰方肌,浅层位于竖脊肌的后面,向下附着于髂嵴后部和骶骨背面,内侧附着于腰、骶椎棘突和棘上韧带;中层位于第12肋与髂嵴之间,分隔竖脊肌和腰方肌,浅、中两层筋膜在竖脊肌外侧缘愈合,构成竖脊肌鞘;深层覆盖在腰方肌的前面。3层筋膜于腰方肌外侧缘会合,成为腹内斜肌和腹横肌的起点。胸腰筋膜在腰部剧烈运动中常可扭伤,为腰背劳损病因之一。

(二)胸肌

分为胸上肢肌和胸固有肌两群。胸上肢肌为扁肌,位于胸壁的前面及侧面浅层,起自胸廓,止于上肢带骨或肱骨;胸固有肌参与构成胸壁。

(三)膈肌

膈肌为向上膨隆呈穹窿形的扁薄阔肌,位于胸、腹腔之间,构成胸腔的底和腹腔的顶(图6-10)。膈肌的周边是肌纤维,中央为腱膜,称中心腱。肌纤维起自胸廓下口的周缘和腰椎前面,可分为3部:胸骨部起自剑突后面;肋部起自下6对肋骨和肋软骨;腰部以左、右两个膈脚起自上2~3个腰椎以及内、外侧弓状韧带。各部肌束均止于中心腱。

膈肌上有3个裂孔:主动脉裂孔位于第12胸椎前方,左、右两个膈脚与脊柱之间,有主动脉和胸导管通过;食管裂孔位于主动脉裂孔左前上方,约平第10胸椎水平,有食管和迷走神经通过;腔静脉孔位于食管裂孔右前上方的中心腱内,约平第8胸椎水平,有下腔静脉通过。

膈肌的3个起始部之间常留有三角形的小间隙,无肌纤维,仅覆盖结缔组织,为薄弱区,其中,位于胸骨部与肋部起点之间的间隙称胸肋三角,有腹壁上血管和来自腹壁及肝上面的淋巴管通过;位于腰部与肋部起点之间,为尖向上的三角形区域称腰肋三角,腹部脏器若经上述的三角区突入胸腔则形成膈疝。

膈肌为主要的呼吸肌,收缩时,膈肌穹窿下降,胸腔容积扩大,以助吸气;松弛时,膈肌穹窿上升恢复原位,胸腔容积减小,以助呼气。膈肌与腹肌同时收缩,则能增加腹压,协助排便、呕吐、咳嗽、喷嚏及分娩等活动。

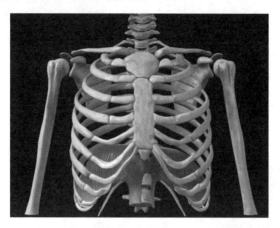

图6-10　膈肌

（四）腹肌

腹肌位于胸廓与骨盆之间,参与腹壁的组成,可分为前外侧群和后群两部分。

1. 前外侧群　前外侧群肌构成腹腔的前外侧壁,包括腹外斜肌、腹内斜肌、腹横肌和腹直肌。

（1）腹外斜肌:位于腹前外侧部浅层,为宽阔扁肌(图6-11)。以8个肌齿起自下8位肋骨的外面,与背阔肌及下部前锯肌的肌齿交错,肌纤维斜向前下,后部肌束向下止于髂嵴前部,其余肌束向前下移行为腱膜,经腹直肌前面,参与构成腹直肌鞘前层,止于白线。腱膜下缘卷曲增厚,连于髂前上棘与耻骨结节之间,形成腹股沟韧带,也称腹股沟弓位于腹股沟韧带内侧端的一小束腱纤维向下后方返折至耻骨梳,称腔隙韧带,又称陷窝韧带。腔隙韧带延伸并附于耻骨梳的部分称耻骨梳韧带。腹外斜肌腱膜在耻骨结节外上方形成三角形的裂孔,称腹股沟管浅环,又称腹股沟管皮下环。

触发点:触发点位于上腹区域,腹外斜肌腹肌上(图6-12)。

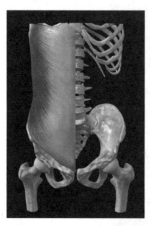

图6-11　腹外斜肌

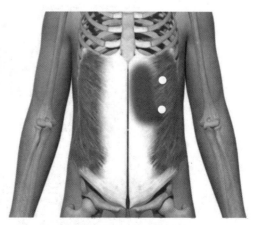

图6-12　腹外斜肌的触发点

（2）腹内斜肌：位于腹外斜肌深面（图6-13）。起自胸腰筋膜、髂嵴和腹股沟韧带外侧1/2。肌束呈扇形，后部肌束几乎垂直向上，止于下位3个肋骨；大部分肌束向前上方移行为腱膜，其中，上2/3腱膜在腹直肌外侧缘分为前、后两层包裹腹直肌，参与构成腹直肌鞘的前层及后层，下1/3腱膜全部行于腹直肌前面，参与构成腹直肌鞘前层，腱膜至腹正中线止于白线；下部起自腹股沟韧带的肌束呈弓形行向前下，越过男性精索或女性子宫圆韧带后移行为腱膜，与腹横肌相应腱膜结合，形成腹股沟镰，又称联合腱，止于耻骨梳内侧端及耻骨结节附近。腹内斜肌最下部发出一些细散肌束，与腹横肌最下部的肌束一起包绕精索和睾丸，称为提睾肌，反射性地上提睾丸。

触发点：分别位于腹直肌的上腹区域，剑突斜下方（图6-14）。

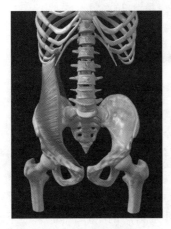 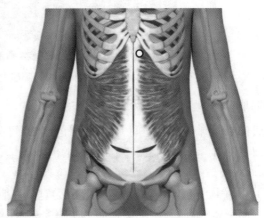

图6-13　腹内斜肌　　　　　　图6-14　腹内斜肌的触发点

（3）腹横肌：位于腹内斜肌深面，为腹壁最深层的扁肌（图6-15）。起自下6对肋软骨的内面、胸腰筋膜、髂嵴和腹股沟韧带外侧1/3，肌束横行向前内侧移行为腱膜，行于腹直肌后面（上2/3）或前面（下1/3），参与构成腹直肌鞘后层或前层，止于白线。腹横肌最下部的肌束和腱膜下缘的内侧部分分别参与构成提睾肌和腹股沟镰。

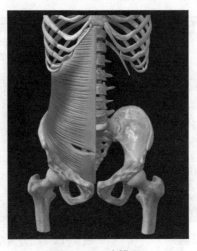

图6-15　腹横肌

（4）腹直肌：位于腹前壁正中线两侧，居腹直肌鞘中，上宽下窄（图6-16）。起自耻骨联合和耻骨嵴，肌束向上止于胸骨剑突和第5～7肋软骨的前面。肌的全长被3～4条横行的腱划分成多个肌腹。腱划为肌节愈合的痕迹，由结缔组织构成，与腹直肌鞘的前层紧密结合，在腹直肌的后面，腱划不明显，不与腹直肌鞘的后层愈合，因而腹直肌的后面是游离的。

触发点：触发点分别位于腹直肌的上腹和下腹区域（图6-17）。

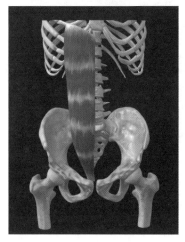 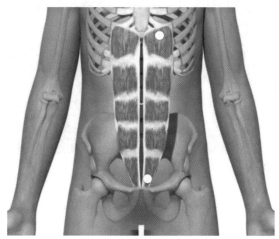

图6-16　腹直肌　　　　　　　　图6-17　腹直肌的触发点

腹前外侧群肌的作用是保护腹腔脏器，维持腹内压。收缩时，增加腹压，协助排便、呕吐、咳嗽及分娩等活动；使脊柱前屈、侧屈和旋转；还可降肋助呼气。

2. 后群　后群有腰大肌和腰方肌，腰大肌将在下肢肌中叙述。

腰方肌呈长方形，位于腹后壁、腰大肌外侧，起自髂嵴后份，向上止于第12肋和第1～4腰椎横突（图6-18）。作用是下降第12肋并使脊柱侧屈。

3. 腹直肌鞘　腹直肌鞘位于腹前壁，由腹外侧壁三块扁肌的腱膜构成，包绕腹直肌，分前、后两层。鞘的上2/3，前层由腹外斜肌腱膜与腹内斜肌腱膜的前层构成；后层由腹内斜肌腱膜的后层与腹横肌腱膜构成。鞘下1/3部，由于三块扁肌的腱膜全部行于腹直肌前面，构成鞘的前层，因而腹直肌鞘后层下部缺如，其下端游离，在脐下4～5 cm水平，形成一凸向上方的弧形下缘，称弓状线，又称半环线，此线以下腹直肌后面与腹横筋膜相贴（图6-19）。

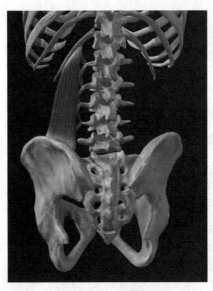

图6-18　腰方肌

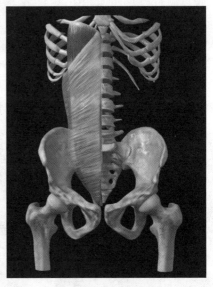

图6-19　腹直肌鞘

4.白线　白线位于腹前壁正中线上,是由两侧腹直肌鞘的纤维彼此交织形成的腱性结构,上自剑突,下至耻骨联合(图6-20)。白线上宽下窄,坚韧而缺少血管,约在中点处有疏松的瘢痕组织区即脐环,为胚胎脐带附着处,是腹壁的一个薄弱点,若腹部脏器经此处膨出,则称为脐疝。

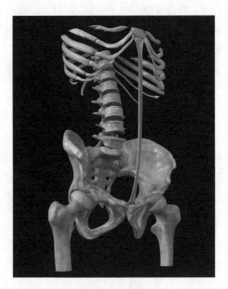

图6-20　白线

5.腹股沟管　腹股沟管为腹前外侧壁三层扁肌和腱之间的一条裂隙,位于腹前外侧壁下部、腹股沟韧带内侧半上方,由外上斜向内下,长约4.5 cm,有男性精索或女性子宫圆韧带通过。

股沟管深(腹)环,位于腹股沟韧带中点上方约 1.5 cm 处,为腹横筋膜向外突而形成的卵圆形孔;外口即腹股沟管浅(皮下)环前壁为腹外斜肌腱膜和腹内斜肌;后壁为腹横筋膜和腹股沟镰;上壁为腹内斜肌和腹横肌的弓状下缘;下壁为腹股沟韧带。

6. 腹股沟(海氏)三角　腹股沟(海氏)三角位于腹前壁下部,是由腹直肌外侧缘、腹股沟韧带和腹壁下动脉围成的三角区。

腹股沟管和腹股沟三角都是腹壁下部的薄弱区。在病理情况下,腹腔内容物可经腹股沟管深环进入腹股沟管,再经浅环突出,下降入阴囊,构成腹股沟斜疝;若腹腔内容物不经深环,而从腹股沟三角处膨出,则成为腹股沟直疝。

7. 腹部筋膜　腹部筋膜包括浅筋膜、深筋膜和腹内筋膜。

浅筋膜在腹上部为一层,脐平面以下分为浅、深两层。浅层内含大量脂肪,称 Camper 筋膜,向下与股部浅筋膜、会阴浅筋膜及阴囊肉膜相续,内侧止于白线;深层为膜性层,富含弹性纤维,称 Scarpa 筋膜,在中线处附着于白线,向下与股部阔筋膜附着。

深筋膜可分为数层,分别覆盖在前外侧群各肌的表面和深面。

腹内筋膜贴附在腹腔各壁的内面。各部筋膜的名称大多与所覆盖的肌相同,如膈下筋膜、腰方筋膜、髂腰筋膜、盆筋膜和腹横筋膜等。其中腹横筋膜衬贴于腹横肌、腹直肌鞘后层和腹直肌(弓状线平面以下)的深面。

第二节　胸腰骶部疾病的解剖学评定

一、常见胸腰骶部疾病肌骨关节症状

(一)腰痛

腰痛是一种常见的病症,可能由多种原因引起。其中,腰肌劳损、腰椎间盘突出、腰椎管狭窄、骶髂关节紊乱、腰骶部强直等都是导致腰痛的主要原因。

(二)腰肌劳损

腰肌劳损是指腰部肌肉及其附着点筋膜或骨膜的慢性损伤性炎症,常因姿势不当、长时间保持同一姿势或重复性运动引起。腰肌劳损的症状主要表现为腰部隐痛,时轻时重,劳累后加重,休息后缓解。

(三)腰椎间盘突出

腰椎间盘突出是腰痛的另一常见病因,主要是由于腰椎间盘各部分(髓核、纤维环及软骨板)不同程度的退行性改变后,在外力因素的作用下,椎间盘的纤维环破裂,髓核组织从破裂之处突出(或脱出)于后方或椎管内,导致相邻脊神经根遭受刺激或压迫,从而产生腰部疼痛,一侧下肢或双下肢麻木、疼痛等一系列临床症状。

(四)腰椎管狭窄

腰椎管狭窄是指各种原因引起的腰椎管容积改变,导致脊髓或神经根受到压迫而引起的一系列症状。腰椎管狭窄的症状包括腰痛、下肢疼痛、麻木、无力等,严重时可能出现大小便失禁。

(五)骶髂关节紊乱

骶髂关节紊乱是指骶髂关节的解剖位置发生变化,引起关节对位不良,导致腰部疼痛和下肢活动受限。常见的原因包括运动损伤、姿势不良、妊娠等。

(六)腰骶部强直

腰骶部强直是指腰骶部肌肉和关节僵硬,导致腰部无法正常弯曲和旋转。常见的原因包括强直性脊柱炎、骨折等。

(七)脊柱侧弯

脊柱侧弯是指脊柱在三维空间中的弯曲畸形,常引起脊柱和骨盆的不对称,导致腰部疼痛和姿势异常。常见的原因包括遗传、姿势不良、肌肉力量不平衡等。

(八)脊髓损伤

脊髓损伤是指脊髓受到创伤或疾病影响而引起的损伤,导致感觉、运动和自主神经功能受损。脊髓损伤的症状包括感觉障碍、运动障碍、肌张力异常等。

(九)脊柱骨折

脊柱骨折是指脊柱骨头的连续性受到破坏,常由外部暴力引起。脊柱骨折的症状包括局部疼痛、肿胀、活动受限等,严重时可能导致脊髓损伤。

二、胸腰骶部骨、韧带、肌、筋膜触诊

胸腰骶部骨、韧带、肌、筋膜主要功能是支撑脊柱及维持人体的平衡。胸腰骶部骨、韧带、肌、筋膜对维持脊柱及脊柱周围组织正常运动功能起重要作用,但在某些情况下会导致局部结构损伤或功能障碍。胸腰骶部部位的疼痛也常继发于其他部位的病变,如腰肌劳损、腰椎间盘突出症等。

(一)胸部

触诊时,检查者需要了解是否有压痛、肌肉痉挛、皮温改变、肿胀或其他体征。触诊应从前胸壁开始,绕侧胸一周检查,最后止于背部。触诊应采取坐位进行,也可能需取仰卧或俯卧位。同时应将胸椎分为几部分来检查,便于判断病变的大致部位。

1. 前面

(1)胸骨:在胸部正中,应仔细触诊胸骨柄、胸骨体和剑突是否有异常或压痛。

(2)肋骨和肋软骨:触诊时应注意胸骨附近胸肋关节、肋骨软骨关节是否有肿胀、压痛或其他异常。这些"关节"有时发生扭伤、脱位或肋软骨炎(比如 Tietze's 综合征)。应在肋骨舒展时触诊,观察是否有病理体征或捻发音(如在皮下气肿时)。

(3)锁骨:沿锁骨长轴触诊是否有异常突起(比如骨折、骨痂)或压痛。

(4)腹部:触诊是否有压痛或其他体征。检查时一手施压,一手感觉组织的情况,触诊的深度为 1~3 cm,可检查有无压痛或肿块。触诊需有序进行,分区有四分法和九分法两种(图 6-21)。

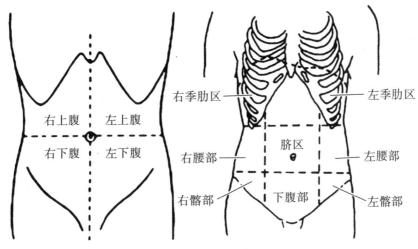

图 6-21　腹部触诊分区

2. 后面

(1)肩胛骨:触诊肩胛骨的内侧缘、外侧缘和上缘是否有肿胀或压痛。正常情况下,肩胛骨位于 T_2 至 $T_7 \sim T_9$ 的棘突间。肩胛骨边缘触诊后再检查肩胛骨的背面,包括肩胛冈、冈上肌和冈下肌。

(2)胸椎棘突:检查者应沿中线触诊胸椎棘突是否有异常,然后向侧方移动 $2 \sim 3$ cm 检查胸椎小关节。由于其上覆盖肌肉,这些关节很难检查,而只能触诊是否有压痛和肌肉痉挛。考虑有胸椎损害时应先排除引起肌肉痉挛的其他因素,比如下列部位的病变均可引起其周围肌肉痉挛:胆囊(右侧第 8、第 9 肋软骨处肌肉痉挛);脾(左侧第 9 ~ 11 肋水平肌肉痉挛);肾(两侧第 11 ~ 12 肋、L_3 椎体水平肌肉痉挛)。虽有阳性体征发现,但无肌肉骨骼病史时,可考虑为非肌肉骨骼源性疾病。

(二)腰骶部

如果检查者已经完成腰椎检查,并且认为问题存在于另一关节,则应在该关节完全检查后再进行触诊。然而当触诊腰椎时,任何可能会提示病变的压痛、体温变化、肌肉抽搐或者其他症状和体征都应该注意到。如果怀疑问题存在于腰椎区域,触诊应该从前方开始直到腰区后方进行检查。

1. 前方患者仰卧位,从前方触诊以下区域。

(1)脐:位于 $L_3 \sim L_4$ 间隙水平,是腹部各象限的交叉点,同时也是主动脉分为髂总动脉的分支点。检查者仔细地深部触诊可能沿椎间盘和前纵韧带触到 L_4、L_5 及 S_1 椎体的前面。腹部同样也应该仔细地从体内器官向上触诊以发现症状(如疼痛、肌肉痉挛)。如在右下象限可以触及阑尾、右上象限可以触及肝脏、肾脏分别位于左上和右上象限、脾脏经常在左上象限被触及。

(2)腹股沟区:位于髂前上棘和耻骨联合之间。检查者应当仔细触诊,看是否有疝、脓肿、感染(淋巴结)或该区域其他病变。

(3)髂嵴:从髂前上棘开始触诊髂嵴,向后移动并寻找症状(如骨突炎)。

（4）耻骨联合：站于患者一侧，用双手拇指向下推耻骨联合并置于耻骨上方，确定两耻骨是否水平。仔细触诊耻骨联合和耻骨，确定是否有压痛（如耻骨炎）。

2. 后方患者俯卧位，从后方触诊以下结构。

（1）腰椎棘突：触诊两髂嵴最高点连线的中点，该点即为 $L_4 \sim L_5$ 椎间隙。向下移动至第一个突起，即 L_5 棘突。向头侧移动，腰椎其余椎体和椎间隙即可触到。除了触痛、肌肉痉挛以及其他病变体征，还应当查看是否有脊柱前移的体征，该疾病常见于 $L_4 \sim L_5$ 或 $L_5 \sim S_1$。一个可见或可触及的棘突较另一棘突的凹陷或突出可能会很明显，这主要取决于脊柱前移的类型。另外，在脊柱裂可发现一个棘突缺失。如果检查者从棘突向侧方移动 $2 \sim 3$ cm，则其手指即位于小关节上；这些关节也应该触诊以确定有无病变。由于这些关节很深，触诊可能会比较困难。然而该区域病变导致的位于其上的脊旁肌痉挛可被触及。

（2）骶骨、骶管裂孔和尾骨：如果检查者的手指回到 L_5 棘突并向尾侧移动，则手指将会置于骶骨上。同腰椎一样，骶骨也有棘突，不过由于它们之间没有软组织间隙，使得它们很难辨别。S_2 棘突位于双髂后上棘连线水平。向远侧移动，检查者的手指将会触及骶管裂孔，这是骶管的尾段。它如同一个倒置的 U 形，大约位于尾骨尖上 5 cm。裂孔两侧的两个骨性隆起称为骶骨角。检查者手指进一步向远侧移动，最终将位于尾骨后面。合适的尾骨检查需要用外科橡胶手套进行直肠检查。示指涂润滑剂，当患者肛门括约肌松弛时将示指插入。示指尽可能地往深插，接着旋转，这样指腹就将位于尾骨前面。检查者接着将同一手的拇指置于后面。这样，尾骨就可被前后移动。任何明显的触痛（如尾骨痛）即可被注意到。

三、胸腰骶部关节形态、功能检查

（一）胸部关节形态

检查时患者需脱衣充分暴露，按先立位后坐位的顺序进行检查。观察患者整个躯体的姿态，注意是否有异常改变。从背面观，肩胛冈的内侧缘应与 T_3 棘突平齐，肩胛下角则随肩胛骨的大小不同而与 $T_7 \sim T_9$ 的棘突平齐；肩胛线与脊柱平行，距棘突约 5 cm。

1. 脊柱后凸 脊柱后凸是胸椎最常见的疾病（图 6-22）。在正常情况下胸椎存在后凸。检查时应确定脊柱是否存在过度弯曲。脊柱后凸畸形有如下几种类型。

（1）圆背畸形：骨盆倾斜角变小（20°），伴有胸腰段或胸段的脊柱后凸。多数脊柱后凸均可见骨盆倾斜角变小。因代偿和维持身体重心导致结构性脊柱后凸，因持续性姿态引起软组织紧张或因发育异常而导致圆背畸形。

（2）驼背畸形：是一种局部的向后尖锐成角的畸形。驼背多属结构畸形，多因骨折、肿瘤或骨病导致一或两个椎体的前部楔形变所致，骨盆倾斜角常正常（30°）。

（3）平背畸形：骨盆倾斜角变小（20°），该畸形类似圆背，但其胸椎可沿其长轴转动，从而纠正因骨盆倾斜角变小引起的重心改变。因此即使存在脊柱后凸也未必能观察到后凸曲线。

（4）寡妇型驼背畸形：绝经后骨质疏松所致。由于骨质疏松，多个椎体发生前部楔形骨折，常发生于胸椎的中上段，引起结构性脊柱侧弯伴身高下降。

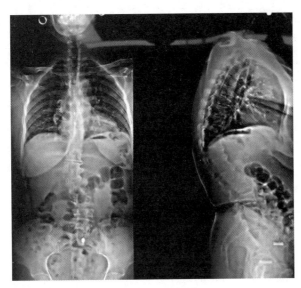

图 6-22　脊柱后凸 X 线片

2.脊柱侧弯　脊柱侧弯是胸或腰椎向侧方发生一个或多个弯曲的畸形(发生在颈椎则为斜颈)。侧弯畸形可仅发生于胸椎或腰椎,也可在胸腰椎均发生。非结构性的脊柱侧弯在明确病因后相对易于矫治,姿势不正、癔症、神经根激惹、脊柱区炎症、下肢不等长或髋部骨折均可导致非结构性脊柱侧弯。结构性脊柱侧弯则可能是遗传性、特发性或由先天性因素如楔形椎体、半椎体或椎体分节不全引起。

侧弯类型可根据侧弯曲线顶椎的位置命名。胸椎右侧凸的凸面朝向右方,曲线的顶椎为胸椎;如有颈椎后凸或斜颈,顶椎在 $C_1 \sim C_6$;若是颈胸椎侧凸,顶椎为 C_7 或 T_1,或胸椎侧凸的顶椎介于 $T_2 \sim T_{11}$;胸腰椎侧凸顶椎为 T_{12} 或 L_1;腰椎侧凸的顶椎为 $L_2 \sim L_4$;腰骶侧凸的顶椎为 L_5 或 S_1。胸椎及肋骨的畸形严重程度可从轻度肋骨隆起到椎体严重扭转引起的刀背畸形。

结构性脊柱侧弯的椎体转向凸面,且逐渐变形。如果是胸椎侧凸,该扭转引起凸侧肋骨向后挤压,使肋骨隆起及凸侧胸腔狭窄。由于椎体转向凸侧,棘突则向凹侧偏移。凹侧的肋骨向前方旋转,形成"凹谷"或凹侧胸腔扩大。自 C_7 棘突或枕骨粗隆放置铅垂线可进一步检查明确侧凸诊断。

检查时应注意肋骨是否对称,外形是否正常,两侧是否对等。特发性脊柱侧弯的肋骨外形异常,左右不对称。畸形引起的肌肉痉挛是诊断依据之一。检查骨和软组织外形时应作两侧对比,并注意有无其他异常。

如果脊柱曲线外观正常,应注意患者坐姿是否正确,耳尖、肩峰和髂嵴是否成一条垂直线;患者坐位时是否塌腰。还应检查皮肤是否有异常或瘢痕。如有瘢痕,是否有外伤或手术史。瘢痕的新旧程度如何。如果是手术瘢痕,为何种手术。

3.呼吸　检查患者的呼吸情况。儿童多为腹式呼吸,女性多为上胸式呼吸,男子多为上、下胸式呼吸,老年人多为下胸式和腹式呼吸。检查时须注意呼吸幅度、频率、节律及呼气和吸气时用力大小。此外,咳嗽、杂音或异常呼吸形式都应引起注意,因呼吸时胸壁运动引起胸膜表面、胸部肌肉、神经和肋骨的移位,任何一个结构受损均可在呼吸或咳嗽时加重疼痛。

4.**胸部畸形** 除了注意呼吸时肋骨的运动,还应观察是否有胸部畸形。

(1)鸡胸:胸骨向前下方呈靴跟样凸起,胸廓前后径增大。这种先天性畸形限制通气,影响呼吸。

(2)漏斗胸:肋骨过度生长,向后挤压胸骨引起的先天性畸形。胸腔前后径减小,可能有心脏移位。吸气时胸骨受挤压,影响呼气且可能导致脊柱后凸。

(3)桶状胸:胸骨向上、向前倾斜,胸腔前后径增加。常见于病理情况下,如肺气肿。

(二)胸部功能检查

虽然初步诊断可能是胸部或胸椎疾病,如果病史、视诊或检查提示有颈部、上肢、腰椎或下肢引起的症状,则必须同时检查这些部位,并进行颈椎或腰椎的详细检查。如果在检查中发现任何症状或体征,则应对颈椎或腰椎进一步检查。因此胸椎检查应是相当广泛的。除非有明确的胸椎或肋骨的外伤或损伤史,都应进行较大范围的检查。如果怀疑是胸椎问题,应同时检查颈椎和上肢。如果疑为胸椎以下的问题,应检查腰椎和下肢。

1.**主动运动** 主动运动检查常于患者立位进行。但胸椎活动受到胸廓以及胸椎棘突较长的限制,故检查时应明确运动是发生在脊柱还是髋部。如果髋关节活动度较大,脊柱完全强直的患者仍能触及足趾。同样,腘绳肌腱紧张也可影响检查结果。故主动运动检查应在坐位下,消减或排除髋部活动的影响后进行。可致患者痛苦的检查均应在最后进行。胸椎主动运动检查如图6-23所示。

(1)前屈:正常胸椎前屈活动度为20°~45°。因每个椎体的活动度难以测量,可用卷尺大略估计总体的活动情况。患者自然立位下测量从 C_7 棘突到 T_{12} 棘突间脊柱的长度,然后嘱患者向前弯腰,再次测量。两次测量结果间相差约2.7 cm 为正常。

(2)后伸:正常胸椎后伸(向后弯曲)的活动度为25°~45°。因为该动作牵涉到全部12节胸椎,故每一节椎体的活动度难以单独测量。与屈曲时相同,可用卷尺测量两点(C_7 与 T_{12} 棘突)间距离的变化,中立位与后伸位时相差2.5 cm 属正常。

(3)侧屈:胸椎向左右侧屈的活动度为20°~40°。令患者勿前屈或后伸,尽量伸手触摸同侧下肢。检查者则可估计侧屈的角度,用卷尺测量指尖与地面间的距离,与对侧比较。正常情况下两侧应对等。此动作同时检查了胸椎和腰椎的活动度。当患者向侧方屈曲时,脊椎也应成一平滑的连续曲线。检查者应注意有无肌紧张和异常成角,若有则提示脊柱某一节段活动度减小或过大。如果侧屈时同侧椎旁肌肉有明显的紧张或挛缩,则可考虑有强直性脊椎炎或可致肌肉痉挛的疾病。

(4)侧旋:胸椎侧旋的活动度为35°~50°。嘱患者将双臂交叉抱于胸前或双手抱肩,向左右旋转,观察其转动程度并做对比。同样应注意做此动作时腰椎、髋部与胸椎一同运动。为排除或减小髋部运动的影响,应于坐位检查。

如果病史提示某些重复、持续或组合动作可使症状加重,应同时进行这些动作的检查,但注意应在基本的前屈、后伸、侧旋动作检查完毕后进行。胸椎检查时的组合动作应包括:先前屈再侧屈,先后伸再侧屈;先侧屈再前屈,先侧屈再后伸。任何动作受限、过度或异常曲线的出现都应引起重视。

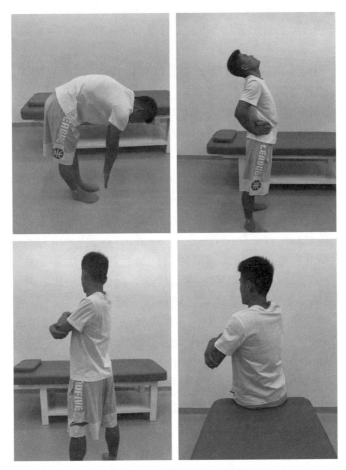

图 6-23　胸椎主动运动检查

（5）肋椎伸展：肋椎关节活动度检查多采用测量胸廓活动度的方法。检查者平第4肋间用卷尺环绕患者胸部，嘱患者用力呼气，测量其胸围；再嘱患者用力吸气，屏住呼吸后再次测量。两次结果相差应在 3.0～7.5 cm。

另一种方法是在 3 个不同的水平进行测量：①腋窝下，测顶部活动度；②乳头平面或剑突连接处，测中部活动度；③T_{10}平面，测底部活动度。测量同样在深呼气和深吸气后进行。检查者注意使用该法时应确保测量的部位须前后一致。

完成胸部扩张活动度的检查后，最好让患者深呼吸和咳嗽，观察是否可引起或改变疼痛。如果有此现象，则应怀疑有呼吸系统相关疾病，或可增加脊髓鞘内压力的疾病。

（6）肋骨活动度：患者仰卧，检查者将双手平放于患者上胸部，可以感觉到肋骨的前后运动。当患者吸气和呼气时，检查者应比较两侧的活动度是否对称。注意是否有运动受限或异常。如果在吸气时某一肋不随其他肋骨运动，则为塌陷肋；若在呼气时不随其他肋骨运动，则为隆起肋。应注意某一肋的运动受限会影响其邻近肋骨。塌陷肋通常是运动受限最严重的肋骨，影响也最大。之后检查者将手移开，再以同样方法观察中部和下部肋骨。

　　为测量肋骨侧方活动度,检查者将双手置于患者两侧胸部,与患者身体中线呈45°角。从腋窝平面开始,沿肋骨侧面逐渐向下,感觉吸气和呼气时肋骨活动度的变化,注意有无活动受限。

　　2. 被动运动　由于胸椎被动运动无法进行整体检查,因此只能测量每节椎体的运动。患者取坐位,检查者将一手置于患者额上或头顶,另一手触摸低位颈椎和上位胸椎($C_5 \sim T_3$)的棘突及其间隙,当患者将头前屈(棘突分散)或后伸(棘突靠拢)时感受棘突的运动。嘱患者将头旋转和侧屈,检查旋转(一侧棘突向前运动,另一侧向后运动)和侧屈(一侧棘突靠拢,另一侧分散)运动。检查者将中指置于待检椎体的棘突上,示指和环指置于其两侧椎体的棘突上,感觉其运动、运动的性质、与邻近椎体相比是否活动度减小或过大。活动度减小或过大提示可能有疾病。

　　如果在触诊时有一棘突偏离中线,检查者可触诊两侧横突,并比较其上、下椎骨棘突的位置,确定该椎体是旋转位还是侧屈位。如 T_5 棘突因旋转而偏向右侧,则其左侧横突将向后转向体表,而其右侧横突则向深部转动。如果棘突发生异常旋转,则两侧横突及肋骨也会发生相应的变化。脊柱被动或主动运动时触诊横突,比较两侧或上、下的差异有助于判断是否有异常运动。如果棘突连线在静止时是正常的,但运动中出现异常,或者开始是异常的,但运动中变为正常,提示可能是功能性的异常,而非结构性的。一般来说结构性的异常在各种动作中均表现为外观不对称。

　　检查 T_3 和 T_{11} 间椎体的运动时,患者取坐位,双手交叉于颈后,双肘向前;检查者一侧前臂及手环绕于患者肘上,一手如前所述触摸患者棘突及其间隙,然后检查者将患者的肘部抬起或压下,从而使脊柱屈曲或后伸时感受 T_3 和 T_{11} 间椎体的运动。脊柱的侧屈和侧旋检查时,患者双手抱头坐好,检查者将拇指置于棘突一侧,示指和(或)中指置于另一侧,触诊棘突间隙。侧屈时,使患者先向右侧屈曲再向左侧屈曲,触诊对比两侧以及邻近节段活动的幅度和性质;检查侧旋时,向左、向右转动患者的肩部,比较每一椎体及邻近节段活动的幅度和性质。

　　3. 等长抵抗运动　躯干等长抵抗运动检查于患者坐位进行,检查者站立于患者侧方,将一条腿置于患者臀后部,双臂环抱患者的胸背部,嘱患者极力保持稳定,然后逐渐用力将其移动,注意是否有力量变化和疼痛出现。

　　胸椎活动度应在中立位检查,可造成痛苦的检查应放在最后。等长抵抗运动检查较粗略,难以做到精确的肌力检查。若肌肉有挫伤,收缩时常会引起疼痛。

　　4. 功能评估　运动时,胸椎起稳定作用。如果胸椎有损害,颈椎、腰椎和肩部的活动都会受到影响,故这3个部位的功能运动受限,应考虑是否有胸椎或肋骨疾病,如抬臂、旋转胸部、重体力劳动等动作都需要胸部保持稳定;任何使心肺输出增加的活动都可能引起胸部症状。

　　功能障碍量表,如罗兰-莫里斯问卷和奥斯维斯垂问卷,虽然是为腰椎检查设计的,但也可用于测评胸椎功能。罗兰-莫里斯问卷适于评估轻到中度的功能障碍,奥斯维斯垂问卷则适用于持续而严重的失能。功能分级指标示不同程度的脊柱问题,适用于颈、胸或腰椎。

5.特殊检查　如果怀疑运动会影响脊髓,需进行神经牵拉试验,包括直腿抬高试验和克尼格征(Kernig sign)。颈部前屈和直腿抬高动作均可牵拉胸部脊髓。

(1)Slump 试验(坐位硬脊膜牵拉试验):患者坐于检查台上,令其"塌腰",则脊柱前屈,肩膀前伏,同时检查者固定其颏部和头部垂直位,询问患者是否有症状出现。若无,则将患者的头颈向下按压并观察。如仍无症状,使患者被动伸膝后观察;如仍无症状,使患者伸膝并足背屈后观察。同法检查另一条腿。臀部疼痛或症状重复出现为阳性结果,提示硬脊膜、脊髓或神经根受到牵拉。

(2)肩胛被动靠拢法:患者俯卧,检查者将其双肩向后上扳动,使双侧肩胛骨向中线靠拢,若一侧肩胛区出现疼痛多考虑该侧 T_1 和 T_2 神经根的问题。

(3)第 1 胸神经牵拉试验:患者将上肢外展90°,前臂旋前,屈肘90°,正常情况下不应出现症状。然后尽力弯曲肘部,将手置于颈后,该动作牵拉尺神经和 T_1 神经根,肩胛区或手臂出现疼痛为阳性结果。

如果患者除胸部症状外,上肢也出现疼痛,则应同时行上肢检查,排除牵涉痛和神经症状。

6.关节活动度　胸椎的关节活动度特殊检查法也称为椎间活动度被动辅助检查法(PAIVMs)。检查中应注意有无活动受限、肌肉痉挛、疼痛或终末感觉异常(正常的终末感觉应为牵拉感)。

检查椎体活动度时患者俯卧,检查者触诊胸椎棘突,范围从 C_6 开始至 L_1 或 L_2。触诊中出现的肌肉痉挛和(或)疼痛提示可能有病变存在。某一节段出现的症状可能是由其他节段损害引起的。如某一节段椎体受伤活动受限,其他部位可能出现代偿过度,均可引起疼痛和(或)肌肉痉挛。因此对活动受限或活动过度关节的鉴别显得尤为重要,不同的情况需要进行不同的处理。

(1)后前位椎体中央按压法(PACVP):检查者将手掌及各指放置于患者背部,以拇指按压棘突,将椎体推向前方。动作要轻柔缓慢,仔细体会椎体的细微移动。从 C_6 开始向下依次检查,直至 L_1 或 L_2。注意 T_1、T_2、T_3 和 T_{12} 的椎体与其棘突在同一水平,而 T_7、T_8、T_9 和 T_{10} 的棘突位置则分别与 T_8、T_9、T_{10} 和 T_{11} 的椎体位置相对应。

(2)后前位椎体单侧按压法(PAUVP):检查者将手指从棘突尖向侧方移动,拇指置于胸椎椎板或横突处。同一胸椎的棘突和横突未必在相同水平,如 T_9 棘突的位置与 T_{10} 横突相对应。因此检查 T_9 横突时需要将置于 T_9 棘突尖的手指向上外侧移动至 T_8 棘突水平。PAUVP 对椎体施加的是旋转力,与椎体相连的肋骨和肋椎关节也会受到压力。对右侧横突进行 PAUVP 将导致椎体向左侧旋转。

(3)椎体横向按压法(TVP):检查者将手指置于棘突侧方施加一定压力,感受其移动的性质。自 C_6 向下至 L_1 或 L_2 逐一进行检查,注意两侧对比。该法同样对椎体施加了旋转力,其方向与 PAUVP 中力的方向相反。施于横突右侧的 TVP 使横突向左侧转动,使椎体向右侧转动。

(4)单个小关节检查:患者俯卧,胸椎中立位。

为检查小关节向上移动的情况,比如检查上位椎体,如 T_6 的下关节突在下位椎体(T_7)的上关节突关节面上向上滑移的情况,检查者一手拇指将下位椎体(例如 T_7)的横突固定,另一拇指将其上位椎体(如T₇)的下关节突向上外侧移动,注意其移动的性质和终末感觉。

为检查小关节向下移动的情况,比如检查上位椎体(例如T₆)的下关节突在其下位椎体(T₇)的上关节突上的向下滑移情况,检查者一手拇指将下位椎体(例如T₇)的横突固定,另一拇指将其上位椎体(如T₆)的下关节突向下方移动,注意其移动的性质和末端感觉。

(5)肋骨弹性检查:患者俯卧或侧卧,检查者将手置于患者背部两侧,与患者身体中线约成45°。从背部最上端开始向下,交替向下按压肋骨,然后迅速放手。比较两侧活动度的性质和大小。如果一侧肋骨比其对侧的活动度减小或者增大,则需要单独从前面和后面仔细检查该肋或所有肋。

(三)腰骶部关节形态

查体时患者应脱去衣服。在进行视诊查体时应该注意患者是否愿意移动体位,同时步态如何。检查按照下列顺序进行,先查站立,再查坐位。

1. 体形　有3种常见的体形:瘦型体形、强健型体形、肥胖型体形。

2. 步态　患者走到检查区的时候步态是否正常。如果步态异常查体时应检查出问题所在,是由于下肢的病变,还是为了缓解其他部位的症状而导致步态异常。

3. 表情与姿态　患者的表情如何。患者是紧张、焦虑、昏睡、衰弱、健康、消瘦还是超重。

4. 全脊柱的形态　检查时患者采取自己习惯的放松体位。急性腰痛者常采取减痛体位,腰椎前凸常消失,可能有侧移或侧凸。

5. 体表标志　尾部丛生的毛发可能提示存在隐裂或者脊髓纵裂。而咖啡斑提示存在神经纤维瘤病或者胶原病。异常的中线区域的皮肤标志或者皮肤病损应考虑是否存在神经系统的病变或是中胚层的发育异常。

6. 阶梯畸形　腰椎阶梯畸形提示存在脊柱前移。阶梯是由于发生病变椎体的上位椎体(例如脊柱炎、脊柱前移等)或者病变椎体本身发生向前滑脱造成的。

(四)腰骶部功能检查

检查时必须牢记:在对腰椎进行评价时,若存在放射症状或神经症状,则需确诊或者排除下肢的病变。除非有明确的外周关节的外伤史,必须对该关节进行筛查以排除腰椎引起的放射症状。

1. 主动运动　患者站立位进行主动运动。要注意各方向活动度,同时还要观察患者活动是否自如。此活动度为全脊柱同时伴随髋部活动的综合情况。引起疼痛的动作最后进行。如果是机械性病变,则至少会有一个或多个动作会引起疼痛。

当患者进行主动运动时要注意动作是否受限制并分析可能的原因,例如疼痛、痉挛、僵硬或障碍。若患者活动度不受限,可在达最大活动度时,在患者无痛的情况下被动施加外力。如果患者做某个动作出现症状,则让患者在该体位(如屈曲)最大活动度时停留10~20 s,观察症状是否加重。

2. 被动运动　因为体重的原因腰椎的被动运动检查很难做到。如果主动运动检查进行充分且未引发疼痛,可小心地施加额外的负荷。

3. 等长抵抗运动　首先在腰椎中立位进行腰椎肌肉的抵抗等长力量测试。患者取坐位,保持肌肉等长对抗而不产生动作,进行前屈、后伸、侧屈、旋转动作的检查。检查时腰椎必须保持中立位,可以引发疼痛的动作必须最后进行。

(1)动态腹部肌肉耐力测试:测试腹部肌肉耐力。患者仰卧位,屈髋45°、屈膝90°、双手放在两侧。距指端8 cm(大于40岁的患者)或者12 cm(小于40岁的患者)画一条线,屈颈抬起下颌、躯干,尽力用指尖去够那条线,25次/min。当动作做得不标准(包括闭住呼吸,改变动作)或疲劳之前重复的次数,即为患者的成绩。本测试也可按等长收缩的方式进行,提前确定运动目标位置,保持在此位置。标准如下:

正常(5)= 双手置于颈后,肩胛骨离开检查床(保持20~30 s)

好(4)= 双臂于胸前交叉,肩胛骨离开检查床(保持15~20 s)

尚可(3)= 双臂伸直,肩胛骨离开检查床(保持10~15 s)

差(2)= 双臂后伸,伸向膝关节,肩胛骨上部离开检查床(保持1~10 s)

极差(1)= 只能抬起头部离开检查床

(2)动态伸肌群耐力测试:测试竖脊肌和多裂肌肌耐力。患者取俯卧位,让患者的髋部和髂骨位于检查床的最高点,固定患者的骨盆,双臂胸前交叉,上身屈曲,保持脊柱笔直,令患者努力后伸躯干恢复中立位,重复进行,25次/min。当动作做得不标准(包括闭住呼吸,改变动作),或者是呈现出疲劳之前重复的次数,即为患者的成绩。本测试亦可以等长收缩的方式进行,记录患者能够保持肌肉收缩维持此姿势的时间。标准如下:

正常(5)= 双手相握置于颈后,后伸腰背,努力抬起头部胸部还有肋部离开检查床(保持20~30 s)

好(4)= 双臂置于身体两侧,后伸腰背部,努力抬起头部胸部还有肋部离开检查床(保持15~20 s)

良(3)= 双臂置于身体两侧,后伸腰背部,抬起胸骨离开检查床(保持10~15 s)

差(2)= 双臂置于身体两侧,后伸腰背部,抬起头部离开检查床(保持1~10 s)

极差(1)= 只有轻微的肌肉收缩而不能做任何动作

(3)双侧直腿降低试验:本项测试为腹部的离心运动测试,只有在动态腹肌耐力测试或腹部肌肉等长收缩测试中正常者方可进行。患者仰卧位屈髋90°然后伸直膝关节。患者通过骨盆向后倾斜、棘突贴紧床面而保持骨盆在中立位,两腿伸直离心式降低,当髂前上棘开始向前旋转时停止试验,测量床面与大腿的角度,继而屈膝。等级划分标准如下:

正常(5)= 在骨盆倾斜前能够双腿离开检查床达到0°~15°

好(4)= 在骨盆倾斜前能够双腿离开检查床达到16°~45°

良(3)= 在骨盆倾斜前能够双腿离开检查床达到46°~75°

差(2)= 在骨盆倾斜前能够双腿离开检查床达到76°~90°

极差(1)= 不能保持骨盆在中立位

(4)腹内和腹外斜肌测试:测试一侧的腹内斜肌和对侧的腹外斜肌的共同肌力。患者仰卧,双手置于体侧。让患者抬起头和一侧的肩部,用一手去触摸另一手的指尖,计数患者重复的次数。测试时要求正常呼吸。可通过双臂在胸前交叉,把手放在对侧的肩膀上,用肘部去接触刚才手放置的位置以增加难度。亦可双手抱于脑后,然后以肘部去够

刚才手放置的位置,以进一步增加难度。等级划分标准如下:

正常(5)= 双手相握置于颈后,屈曲旋转腰椎(保持 20 ~ 30 s)

好(4)= 双臂置于胸前交叉,屈曲旋转腰椎(保持 15 ~ 20 s)

良(3)= 双臂向前伸直,屈曲旋转腰椎(保持 10 ~ 15 s)

差(2)= 不能够完全地屈曲旋转腰椎

极差(1)= 只有轻微的肌肉收缩而不能做任何动作

(0)= 肌肉没有收缩

(5)动态水平侧方支撑测试:本测试可测试腰方肌肌力。患者取侧卧位以一侧的肘部支撑上身。开始患者取侧卧位屈曲膝关节 90°。让患者将骨盆抬起离开检查床,同时挺直脊柱。测试时患者不能向前或者向后滚动身体。在动态测试时患者尽可能多地重复,在等长收缩测试中则尽量长时间保持支撑上身和骨盆的姿势。亦可通过伸直双腿,只用双足支撑来增加动作的难度。等级划分标准如下:

正常(5)= 能够抬起骨盆并保持脊柱挺直(保持 10 ~ 20 s)

好(4)= 能够抬起骨盆但是很难保持脊柱挺直(保持 5 ~ 10 s)

良(3)= 能够抬起骨盆但是不能保持脊柱挺直(保持时间小于 5 s)

差(2)= 不能够抬起骨盆

(6)背部旋转肌群或多裂肌测试:这项测试用来测试腰背部旋转肌群和多裂肌在进行动态测试时稳定躯干的能力。患者取四肢支撑的体位,并保持骨盆中立位,保持正常呼吸。患者按照要求做如下的动作:①伸直一侧上肢、举起并保持姿势;②伸直一侧下肢、抬起并保持姿势;③伸直一侧上肢及对侧下肢、抬起并保持姿势。

等级划分标准:

正常(5)= 能够伸直抬起一侧上肢及对侧下肢,双侧均能并保持骨盆的中立位(保持 20 ~ 30 s)

好(4)= 伸直抬起一侧下肢时能够保持骨盆中立位,但是当抬起对侧肢体时不能保持骨盆在中立位(保持 20 s)

良(3)= 能够抬起一侧上肢同时保持骨盆的中立位(保持时间 20 s)

差(2)= 抬起一侧的上肢时不能保持骨盆的中立位

如果进行等动力量测试,腰背部的伸肌群比屈肌群强壮。在屈曲位男性的力量接近体重的 65%,女性为 65% ~ 70%;在后伸位男性的力量接近体重的 90% ~ 95%,女性为 80% ~ 95%;做旋转动作时,男性产生接近体重 55% ~ 65% 的力量,女性为 40% ~ 55% 的力量。力量的大小由测试力量的速度决定。

4.周围关节的筛查　在腰椎等长抵抗运动完成后,如果没有进行快速测试,或快速测试的结果不能确定外周关节是否与患者主诉的症状有关时,须对外周关节进行筛查,以排除明显的外周关节的病变。

(1)骶髂关节:患者取站立位,检查者以一只手触摸患者一侧的髂后上棘,另一只手触摸骶骨。令患者完全屈曲髋关节,观察髂后上棘下降还是升高,如升高则提示此侧的骶髂关节是固定的;与对侧进行对比。然后检查者一手触摸患者坐骨结节,另一手触摸患者骶骨嵴。再次让患者屈曲一侧的髋关节,如动作正常完成,手掌就会向侧方移动;如骶髂关节固定,手掌不会上移。然后进行另一侧的检查并进行对比。本测试被称作骶骨固定测试。

(2)髋关节:髋关节可做屈、伸、外展、内收、内旋、外旋等动作。任何方向运动的受限或疼痛均应引起注意。当患者屈曲髋关节时,触摸患者的髂骨、骶骨和腰椎,以确定当髋关节运动时同侧的骶髂关节和腰椎何时开始运动;两侧对比。

5. 肌力　检查者在完成周围关节的筛查后,为评估可能存在的神经病变,需要进行肌力检查。患者仰卧位,进行相关肌力的评估,当进行肌力的评估时,患者必须将相应关节置于休息位或中立位,然后施加对抗等长收缩的负荷。收缩应该至少持续 5 s 来显示力量不足。应尽量同时测量双侧,以方便进行对比。

6. 特殊检查　特殊检查是整个腰椎检查的重要组成部分。对脊柱进行特殊检查时,如果患者有神经症状,直腿抬高试验、俯卧位屈膝试验、降落试验必做。

(1)降落试验:为下肢神经功能的常用检查。患者坐在检查床的边缘,双腿支撑,髋部保持中立位,双手放在背后。首先让患者放松背部使背部降低,腰椎前屈,治疗师保持患者下颌于中立位,阻止患者的头部和颈部前屈;然后治疗师用一侧上肢通过肩部施加负荷,保持患者胸椎和腰椎的前屈位;再嘱患者尽可能地前屈颈部。此时治疗师用一手于颈部施加负荷,保持 3 部分脊椎都处于前屈状态(颈椎、胸椎、腰椎),用另一手抓住患者的一只脚,并保持背伸状态。治疗师帮助患者保持住这个姿势,患者要努力地伸直膝关节,尽可能久地保持这个姿势。然后再分别对另一侧下肢检查和双下肢检查。如果患者因为疼痛不能完成伸膝的动作,此时治疗师可以撤除颈部加压的手,患者可以伸直颈部;如果这时患者可以进一步伸直膝关节,或者患者的疼痛减轻,试验结果为阳性,说明试验增加了神经干的张力。在临床应用时可用改良方法:检查时被动地伸直膝关节。先让患者保持颈椎、胸椎、腰椎的前屈姿势,然后治疗师帮助患者伸直膝关节;如果没有症状出现,再帮助患者踝关节背屈,看是否有症状出现。

(2)坐位神经根试验:本试验为改良的降落试验。患者端坐,前屈颈部,髋关节屈曲90°,主动伸直膝关节,若疼痛加剧说明坐骨神经张力增加。

(3)直腿抬高试验(lasegue 试验):患者取仰卧位,双下肢内旋、内收位,伸直膝关节。治疗师被动屈曲髋关节,直到患者主诉腰部或者腿出现疼痛或者牵扯感。如果患者主诉为腰痛,则可能为椎间盘病变引起,且引起的压迫往往是中央型。如果患者症状为腿痛,则神经组织的压迫可能来自侧方;如椎间盘突出或病变引起两侧神经根受压,则两侧均会出现疼痛症状。此时缓慢降低患者下肢,直到患者主诉疼痛或者牵扯感消失,再让患者屈曲颈部,或治疗师背屈患者的足,或同时做这两个动作。若出现阳性反应,则为椎间盘突出。

(4)俯卧屈膝试验(Nachlas 试验):检查时患者俯卧,治疗师帮助患者尽量被动屈膝,尽量使足跟部触碰同侧臀部。腰部、臀部、股部单侧的神经性疼痛可能说明 L_2、L_3 的神经根存在病变。

(5)Valsalva 动作:让患者端坐,深呼吸,然后屏住呼吸。如果疼痛加剧,说硬膜囊内压力增高。

(6)股神经牵拉试验:患者健侧卧位,健肢髋关节、膝关节轻度屈曲。腰背部保持挺直,但不要过伸,颈部轻微屈曲。治疗师抓住患肢,伸直膝关节同时后伸髋关节达到15°,然后屈曲患膝关节。若神经性疼痛沿大腿前部向下放射则为阳性。

(7)"弓弦"试验(胭部加压征):做直腿抬高试验直到产生疼痛,保持大腿位置不变,治疗师屈曲患膝关节20°,使症状减轻。然后用拇指在患者胭部加压,使患者再出现放射性疼痛。本试验说明坐骨神经受到压迫,为改良的直腿抬高试验。

(8)压迫试验:患者屈髋、屈膝位仰卧。屈曲髋关节直到髂后上棘开始向后移动(通常在髋关节屈曲100°时)。治疗师在患者的足部或者臀部向患者的脊柱轴向加压,如患者大腿后部产生放射性疼痛,则为试验阳性,可能会存在椎间盘突出。

第三节 胸腰骶部肌肉、关节功能康复策略

一、疼痛康复

1. 康复目标

(1)控制疼痛、减少并发症。

(2)增加活动能力、提高生活自理能力、提高生活质量。

2. 物理因子治疗

(1)电刺激镇痛:电刺激的强度一般感觉阈,有舒适感,但无疼痛和明显肌肉收缩。

1)经皮神经电刺激:应用一定频率、一定波宽的低频脉冲电流作用于体表刺激感觉神经达到镇痛的治疗方法。治疗时将两个电极对置或并置于痛点、穴位、运动点、神经走行部位或神经节段。根据治疗需要选择电流频率、波宽、治疗时间。一般20~60 min,每日1~3次,可较长时期连续治疗。

2)经皮脊髓电刺激:将电极安放在相应脊髓的外部进行刺激,使用高频率、短时间电流刺激,使上行神经传导路径达到饱和,难以感觉疼痛。用经皮脊髓电短时间刺激可以产生较长时间的止痛效应。

(2)热疗和冷疗

1)热疗:热疗可以提高痛阈,使肌梭兴奋性下降,降低肌肉痉挛;热可使血管扩张,血液循环改善,促进炎症吸收;皮肤温度感受器受到刺激,可以抑制疼痛反射。如电热垫、电光浴、热水袋、热水浸泡、热水浴、热敷或蜡浴等。深部透热、超声,可作用机体深部组织如关节、韧带和骨骼。肌肉、关节和软组织病变所致的疼痛,热疗有较好治疗效果。

2)冷疗:冷可以降低肌张力,减慢肌肉内神经传导速度,从而减轻原发骨关节病变所致的肌肉痉挛。损伤初期(48 h内)使用冷疗,能减轻疼痛,预防和减少出血与肿胀;手术后,尤其是骨科手术后应用冷疗有助于止痛。

3. 行为疗法与心理支持 慢性疼痛患者经常伴有焦虑、抑郁,应帮助慢性疼痛患者在疾病过程中保持乐观情绪,改变不合理的认识、想法和情绪等。

(1)放松/呼吸法:教给患者放松的方式,进行缓慢呼吸。学习用膈肌呼吸,进行缓慢

深呼吸。在每一次呼吸中,要让患者注意感受上部扩展,然后胸部下降,在缓慢呼气之前,先屏气几秒钟再吐气。应每小时训练1~2次。

(2)深部肌肉放松法:教给患者收缩单组肌群,然后放松,再活动下一组肌群。让患者训练系列活动,最后使得整个身体放松。

背部:腰部后弯,臀肌收紧,然后放松。

腹部:腹肌绷紧,然后放松,接着深吸一口气,屏气片刻,然后放松呼气。

4.身体支持和支具的应用　可利用支具,如疼痛关节支具、脊柱支具等,来稳定和支持关节,减轻疼痛。矫形器也可帮助重量转移,减少肢体的压力和应力。要注意合理使用支具和佩戴支具的时间。

5.健康教育

(1)慢性疼痛患者缺乏健身活动,应根据患者情况给予进行锻炼的建议或方法指导。

(2)给予患者睡眠建议,如合适的枕头,床垫硬度,睡眠姿势等。

(3)应针对不同患者的需要进行教育,如腰背痛的患者需要了解如何弯腰,如何抬重物,应保持怎样的坐姿和站姿才不会使疼痛加重。

二、活动范围受限康复

(一)胸椎关节松动术

胸椎的生理运动可以前屈30°、后伸20°,左右侧屈共为40°,左右旋转为70°,旋转时合并有侧弯。附属运动包括垂直按压棘突,侧方推棘突,垂直按压横突等。常见的胸椎关节松动技术如下。

1.垂直按压棘突

(1)作用:增加胸椎的屈、伸活动范围。

(2)患者体位:去枕俯卧位,上段胸椎($T_1 \sim T_4$)病变时,脸向下,双手5指交叉,手掌向上放在前额;中、下段胸椎($T_5 \sim T_8$,$T_9 \sim T_{12}$)病变时,头向一侧,上肢放在体侧或上肢外展,前臂垂于治疗床两侧,胸部放松。

(3)治疗师位置及操作手法:上段胸椎病变,治疗师面向患者头部站立,双手拇指放在胸椎棘突上,指尖相对或指背相接触,其余4指自然分开放在胸椎背部。中、下段胸椎病变,治疗师站在体侧,一侧手掌根部(相当于豌豆骨处)放在胸椎棘突。操作时借助上肢力量将棘突向腹侧按压。

2.侧方推棘突

(1)作用:增加胸椎旋转活动范围。

(2)患者体位:同上。

(3)治疗师位置及操作手法:治疗师站在患侧,双手拇指重叠放在拟松动棘突的侧方,其余4指分开放在胸背部。拇指固定,双上肢同时用力将棘突向对侧推动。

3.垂直按压横突

(1)作用:增加胸椎旋转及侧屈活动范围。

(2)患者体位:同上。

（3）治疗师位置及操作手法：治疗师位置同上。双手拇指放在拟松动胸椎的一侧横突上，指背相接触或拇指重叠将横突向腹侧推动。如果疼痛明显，拇指移向横突尖部；如果僵硬明显，拇指移向横突根部。

4.旋转摆动

（1）作用：增加胸椎旋转活动范围。

（2）患者体位：坐在治疗床上，双上肢胸前交叉，双手分别放在对侧肩部。

（3）治疗师位置及操作手法：治疗师站在患者一侧，向右旋转时，左手放在其右肩前面，右手放在左肩后面，双上肢同时用力，使胸椎随上体向右转动，向左旋转时治疗师手法操作相反。

（二）腰椎关节

腰椎的生理运动可以前屈50°、后伸30°，左右侧屈，侧屈时常伴有旋转。屈伸运动通过椎间盘的横轴，范围由上到下逐渐增加，腰椎的单独旋转幅度甚小，左右共约16°。附属运动包括垂直按压棘突，侧方推棘突，垂直按压横突以及旋转摆动等。常见的腰椎关节松动技术如下。

1.垂直按压棘突

（1）作用：增加腰椎屈、伸活动范围。

（2）患者体位：去枕俯卧位，腹部可以垫一小枕，使腰椎生理性前屈变平，上肢放在体侧或垂于治疗床沿两侧，头转向一侧。

（3）治疗师位置及操作手法：治疗师站在患侧，下方手掌根部（相当于豌豆骨处）放在拟松动的棘突上，五指稍屈曲，上方手放在下方手腕背部。双手固定，上身前倾，借助上肢力量将棘突垂直向腹侧按压。

2.侧方推棘突

（1）作用：增加腰椎旋转活动范围。

（2）患者体位：同上。

（3）治疗师位置及操作手法：治疗师站在患侧，双手拇指分别放在相邻棘突一侧，指腹接触棘突，拇指尖相对或拇指相互重叠，其余四指自然分开放在腰部。双手固定，上身前倾，借助上肢力量将棘突向对侧推动。

3.垂直按压横突

（1）作用：增加腰椎侧屈及旋转活动范围。

（2）患者体位：同上。

（3）治疗师位置及操作手法：治疗师站在患侧，双手拇指放在拟松动腰椎的一侧横突上，指背相接触或拇指重叠。双手固定，上身前倾，借助上肢力量将横突向腹侧推动。如果疼痛明显，拇指移向横突尖部；如果僵硬明显，拇指移向横突根部。

4.旋转摆动

（1）作用：增加腰椎旋转活动范围。

（2）患者体位：健侧卧位，患侧在上，下肢屈髋、屈膝。屈髋角度根据松动的腰椎节段而定，松动上段腰椎，屈髋角度偏小，松动下段腰椎，屈髋角度偏大。

（3）治疗师位置及操作手法：治疗师面向患者站立，一侧肘部放在患者的肩前，另一侧肘部放在髂嵴上,双手示指分别放在拟松动相邻椎体的棘突上,同时反方向(肩向后,髂嵴向前)来回摆动。

三、肌力下降康复

胸腰骶部肌力训练,是训练脊柱的稳定性、保持脊柱在正常位置,提高肌力、恢复脊柱生理功能的练习方法。

胸腰骶部主要肌群为腹横肌、腹外斜肌、腹内斜肌、竖脊肌。腹横肌起自耻骨联合上缘,腹内斜肌起自耻骨联合下缘,腹外斜肌起自腰椎棘突,竖脊肌起自胸椎后缘,竖脊肌起自腰椎棘突。

(一)仰卧位下腰背伸肌锻炼

准备姿势:俯卧位,双膝屈曲,双足着地,双手后伸抱头,抬起头和双肩。

动作要领:吸气时,慢慢恢复到起始姿势;重复 10～15 次;可根据自身情况增加次数和组数。

(二)仰卧位后伸(侧伸)

准备姿势:仰卧位,双腿伸直,双膝弯曲;双臂置于身体两侧;双腿屈膝并抬起,直至双脚与肩部同宽;保持上述姿势 10～15 s。

动作要领:开始时可双手握拳置于头后,然后以腰部为支点,向后上方用力使身体呈"后伸"姿势,保持 10～15 s。注意事项:运动时需保持躯干稳定,不要出现摆动动作,否则容易出现损伤;上举过程中注意上臂与地面保持平行,不要出现摆动动作。

(三)俯卧位上腰背伸肌锻炼

俯卧位下腰背伸肌锻炼,是增强腰背肌肉力量,保持脊柱生理曲度的一种重要练习方法。俯卧位下腰背伸肌锻炼的目标,是以增加胸腰骶部肌力为主,增加胸腰骶部活动度为辅。

俯卧位下腰背伸肌锻炼,包括:①最常用的是"小燕飞"动作。②"山羊挺身"动作。③"仰卧抬腿动作"。④"仰卧蹬腿"动作。

(四)仰卧位双手后伸(后弯)

准备姿势:仰卧位,双侧同时屈曲膝关节,双手置于后脑勺下,双肘后伸。

动作要领:将躯干抬起,以身体能承受的最大力度向后弯曲,保持 5 s,然后还原至起始姿势,注意双手在身后时要保持双手双脚的距离。

(五)仰卧位上抬腿(屈膝)

准备姿势:仰卧位,双手置于体侧,屈膝使大腿和小腿成 90°,髋关节呈 90°。

动作要领:腹肌收缩,骨盆抬离床面,膝关节伸直。保持动作 1～2 s,缓慢还原。注意躯干不要扭转和晃动。每日练习 3～5 组,每组 10～15 次。

(六)仰卧位侧向抬腿

准备姿势:仰卧位,双腿伸直,双手自然放在身体两侧,以骨盆为中心,让骨盆和地面保持平行。

动作要领:上抬腿时吸气,放下时呼气。抬腿过程中保持骨盆、脊柱及下肢的稳定;呼气时向上抬腿至最大限度,吸气还原;每个方向重复 10 次。练习注意收腹、挺胸、夹紧臀部,不塌腰不翘臀,腿抬至最大限度后停留 1~2 s,然后缓慢放回原处。

（七）仰卧位脚底后蹬

准备姿势:仰卧位,双腿屈膝 90°,双脚底放于地面,双手置腹上。躯干保持中立位,下腹部收紧。

动作要领:双脚向上蹬地,同时躯干上抬,维持 30 s。膝关节尽量伸直,髋、肩、背保持自然的生理曲度。每组做 5 次,每天练习 3~5 组。

（八）俯卧位前屈（上屈）

准备姿势:俯卧位,两手放于头后,头部与躯干呈一直线。

动作要领:双腿屈膝,使头与躯干前屈（上屈）,至最大限度时稍停 3 s 后还原。如此反复练习。动作中要注意保持头部与躯干的直线,不能出现低头、仰头等不良姿势。

（九）俯卧位弓步拉伸

准备姿势:俯卧位,双手撑地,两脚并拢,小腿与地面垂直。

动作要领:向前迈出一步,同时屈双膝,臀部下压,使大腿与小腿之间形成一个夹角。尽量拉伸到最大限度,保持 15~30 s。注意前腿大腿与小腿之间的夹角应保持在 30° 左右。如果难以控制前腿和后腿之间的角度,可将脚尖微微外展,或双手扶住脚踝,以保持身体平衡。左右腿各做 3 组,每组 10~20 次。

（十）仰卧位臀桥

准备姿势:仰卧位,屈髋屈膝,双脚置于床面,双手放在身体两侧。

动作要领:以腰背部和臀部为支点,抬起臀部至最高点后保持 1~2 s,再还原。

（董林青）

第七章
髋部运动系统解剖与康复应用

第一节 髋部骨、关节、肌肉功能解剖

一、髋部骨结构与骨性标志

（一）下肢带骨

髋骨（图 7-1）为不规则骨，上部扁阔，中部窄厚，有朝向下外的深窝，称髋臼；下部的大孔称闭孔。左右髋骨与骶、尾骨组成骨盆。髋骨由髂骨、耻骨和坐骨组成，三骨会合于髋臼，16 岁左右完全融合。

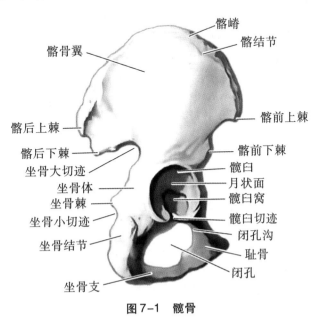

髂嵴
髂结节
髂骨翼
髂前上棘
髂后上棘
髂前下棘
髂后下棘
坐骨大切迹
髋臼
月状面
坐骨体
髋臼窝
坐骨棘
髋臼切迹
坐骨小切迹
闭孔沟
坐骨结节
耻骨
闭孔
坐骨支

图 7-1 髋骨

1. **髂骨**　构成髋骨上部,分为肥厚的髂骨体和扁阔的髂骨翼:髂骨体构成髋臼的上2/5,翼上缘肥厚,形成弓形的髂嵴。两侧髂嵴最高点的连线约平第4腰椎棘突,是计数椎骨的标志。髂嵴前端为髂前上棘,后端为髂后上棘,髂前上棘后方5～7 cm处,髂嵴外唇向外突起,称髂结节。在髂前、后上棘的下方各有一薄锐突起,分别称髂前下棘和髂后下棘。髂后下棘下方有深陷的坐骨大切迹,髂骨翼内面的浅窝称髂窝,为大骨盆的侧壁。髂窝下界有圆钝骨嵴,称弓状线。髂骨翼后下方为粗糙的耳状面,与骶骨耳状面相关节。耳状面后上方有髂粗隆,与骶骨借韧带相连。髂骨翼外面称臀面,有臀肌附着。

2. **坐骨**　分坐骨体和坐骨支。体组成髋臼的后下2/5,后缘有突起的坐骨棘,棘下方为坐骨小切迹。坐骨棘与髂后下棘之间为坐骨大切迹。坐骨体下后部向前、上、内延伸为较细的坐骨支,其末端与耻骨下支结合。坐骨体与坐骨支移行处的后部可见粗糙隆起,称坐骨结节,是坐位时体重的承受点,为坐骨最低部,可在体表扪及。

3. **耻骨**　构成髋骨前下部,分体和上、下二支。体组成髋臼前下1/5。与髂骨体的结合处骨面粗糙隆起,称髂耻隆起,由此向前内伸出耻骨上支,其末端急转向下,成为耻骨下支。耻骨上支上面的锐嵴称耻骨梳,向后移行于弓状线,向前终于耻骨结节。耻骨结节到中线的粗钝上缘为耻骨嵴,可在体表扪到。耻骨上、下支相互移行处内侧的椭圆形粗糙面,称耻骨联合面,两侧联合面借纤维软骨相接,构成耻骨联合。耻骨下支伸向后下外,与坐骨支结合。耻骨与坐骨共同围成闭孔,活体有闭孔膜封闭。孔上缘可见闭孔沟。

髋臼由髂、坐、耻三骨的体合成。窝内半月形的关节面称月状面。窝中央的凹陷部分称髋臼窝。髋臼边缘下部的缺口称髋臼切迹。

因骨质疏松和骨质脆弱导致的髋骨骨折是常见的老年性骨折。

(二)股骨

股骨是人体最长最结实的长骨,其长度约为体高的1/4,分一体两端。上端有朝向内上的股骨头,与髋臼相关节。头中央稍下可见小的股骨头凹,为股骨头韧带的附着处。头下外侧的狭细部称股骨颈,颈与体的夹角称颈干角,男性平均132°,女性平均127°。颈与体连接处上外侧的方形隆起,称大转子;内下方的隆起,称小转子,有肌肉附着。大转子内侧面的凹陷称转子窝,为闭孔内、外肌腱及上、下孖肌腱附着处。大、小转子之间,前面有转子间线,后面有转子间嵴。两者连成环线的部位称股骨粗隆,是骨折多发处。大转子是重要的体表标志,可在体表扪及。

股骨体略弓向前,上段呈圆柱形,中段呈三棱柱形,下段前后略扁。体后面有纵行骨嵴,称粗线。此线上端分叉,向上外延续于粗糙的臀肌粗隆,向上内侧延续为耻骨肌线。粗线下端也分为内、外两线,两线间的骨面为腘面。粗线中点附近,有口朝下的滋养孔。

下端有两个后突的膨大,为内侧髁和外侧髁。内、外侧髁的前面、下面和后面都是光滑的关节面。两髁前方的关节面彼此相连,形成髌面,与髌骨相接。两髁后份之间的深窝称髁间窝。两髁侧面最突起处,分别为内上髁和外上髁。内上髁上方的小突起,称收肌结节,为内收肌腱附着处。它们均为体表可扪及的重要标志。

二、髋部关节结构与功能

人的直立姿势使身体重心移至脊柱前方。在髋关节水平,身体重心则位于髋关节后方和第 2 骶椎之前,以抵消重力所致的躯干前倾。髋部的连结包括下肢带的连结和股骨的连结。

(一)下肢带连结

1. 骶髂关节　由骶骨和髂骨的耳状面构成,关节面凸凹不平,彼此结合十分紧密。关节囊紧张有骶髂前、后韧带加强。关节后上方尚有骶髂骨间韧带充填和连结。髋髂关节具有相当大的稳固性,以适应支持体重的功能。妊娠妇女其活动度可稍增大。

2. 髋骨与脊柱间的韧带连结　髋骨与脊柱之间常借下列韧带加固。

(1)髂腰韧带:强韧肥厚,由第 5 腰椎横突横行放散至髂嵴的后上部。

(2)骶结节韧带:位于骨盆后方,起自骶、尾骨的侧缘,呈扇形,集中附着于坐骨结节内侧缘。

(3)骶棘韧带:位于骶结节韧带的前方,起自骶、尾骨侧缘,呈三角形,止于坐骨棘,其起始部为骶结节韧带所遮掩。

骶棘韧带与坐骨大切迹围成坐骨大孔,骶棘韧带、骶结节韧带和坐骨小切迹围成坐骨小孔,有肌肉、血管和神经等从盆腔经坐骨大、小孔达臀部和会阴。

3. 髋骨的固有韧带　亦称闭孔膜,它封闭闭孔并为盆内外肌肉提供附着。膜的上部与闭孔沟围成闭膜管,有神经、血管通过。

4. 骨盆　由左右髋骨和骶、尾骨以及其间的骨连结构成。人体直立时,骨盆向前倾斜,两侧髂前上棘与两耻骨结节位于同一冠状面内,此时,尾骨尖与耻骨联合上缘位于同一水平面上。骨盆可由骶骨岬向两侧经弓状线、耻骨梳、耻骨结节至耻骨联合上缘构成的环形界线,分为上方的大骨盆或又称假骨盆,和下方的小骨盆或又称真骨盆。

(二)髋关节

由髋臼与股骨头构成,属多轴的球窝关节。髋臼的周缘附有纤维软骨构成的髋臼唇,以增加髋臼的深度。髋臼切迹被髋臼横韧带封闭,使半月形的髋臼关节面扩大为环形以紧抱股骨头。髋臼窝内充填有脂肪组织。

髋关节的关节囊坚韧致密,向上附着于髋臼周缘及横韧带,向下附着于股骨颈,前面达转子间线,后面包裹股骨颈的内侧 2/3(转子间髂嵴上方处)。使股骨颈骨折有囊内、囊外骨折之分。关节囊周围有多条韧带加强。

1. 髂股韧带　最为强健,起自髂前下棘,呈人字形向下经囊的前方止于转子间线。可限制大腿过伸,对维持人体直立姿势有很大作用。

2. 股骨头韧带　位于关节内,连结股骨头凹和髋臼横韧带之间,为滑膜所包被,内含营养股骨头的血管。当大腿半屈并内收时,韧带紧张,外展时韧带松弛。

3. 耻股韧带　由耻骨上支向外下于关节囊前下壁与耻股韧带的深部融合度可限制大腿的外展及旋外运动。

4.坐股韧带 加强关节囊的后部,起自坐骨体,斜向外上与关节囊融合,附着于大转子根部。可限制大腿的旋内运动。

5.轮匝带 是关节囊的深层纤维围绕股骨颈的环形增厚,可约束股骨头向外脱出。

髋关节可作三轴的屈、伸、展、收、旋内、旋外以及环转运动。由于股骨头深藏于髋臼窝内,关节囊相对紧张而坚韧,又受多条韧带限制,其运动幅度远不及肩关节,而具有较大的稳固性,以适应其承重和行走的功能。髋关节囊的后下部相对较薄弱,脱位时,股骨头易向下方脱出。

三、髋部肌肉起止点、主要作用、触发点

(一)髋肌

髋肌又叫盆带肌,主要起自骨盆的内面和外面,跨过髋关节,止于股骨上部,主要运动髋关节。按其所在的部位和作用,可分为前、后两群。

1.前群(图7-2)

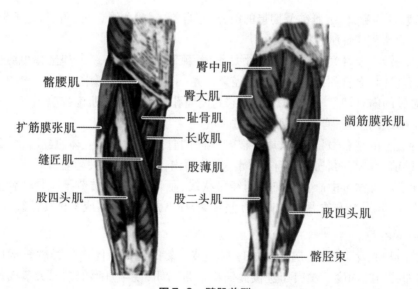

图7-2 髋肌前群

(1)髂腰肌:由腰大肌和髂肌组成。腰大肌位于脊柱腰部两侧,起自腰椎体侧面和横突;髂肌位于腰大肌外侧,呈扇形,起自髂窝。两肌向下会合,经腹股沟韧带深面,止于股骨小转子。此肌收缩时,使髋关节前屈和旋外;下肢固定时,可使躯干前屈,如仰卧起坐。

触发点:髂前上棘附近(图7-3)。

(2)阔筋膜张肌:位于大腿上部前外侧。起自髂前上棘,肌腹在阔筋膜两层之间,向下移行于髂胫束,止于胫骨外侧髁。作用是紧张阔筋膜和屈髋关节。

触发点:肌肉近1/3段前缘(图7-4)。

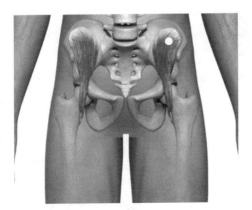
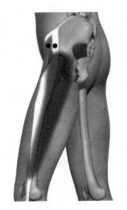

图 7-3　髂腰肌的触发点　　　　图 7-4　阔筋膜张肌触发点

2. 后群

后群肌主要位于臀部,故又称臀肌,有 7 块(图 7-5)。

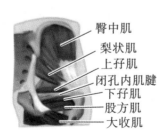
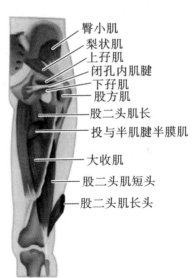

臀中肌
梨状肌
上孖肌
闭孔内肌腱
下孖肌
股方肌
大收肌

臀小肌
梨状肌
上孖肌
闭孔内肌腱
下孖肌
股方肌
股二头肌长
投与半肌腱半膜肌
大收肌
股二头肌短头
股二头肌长头

图 7-5　臀肌

(1)臀大肌:位于臀部肌的浅层,大而肥厚。起自髂骨翼外面和骶骨背面,肌束斜向下外,止于髂胫束和股骨的臀肌粗隆。此肌收缩时,使髋关节伸和旋外;下肢固定时能伸直躯干,防止躯干前倾。

触发点:大致在臀沟上缘,接近该肌在骨的止点处(图 7-6)。

(2)臀中肌:前上部位于皮下,后下部位于臀大肌的深面。

触发点:下肢屈曲,触诊双侧对应部位的触发点。在该肌的后腹,髂嵴下方和骶髂关节附近(图 7-7)。

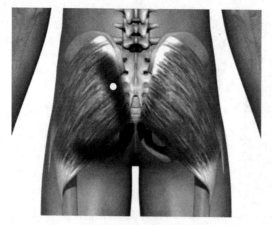

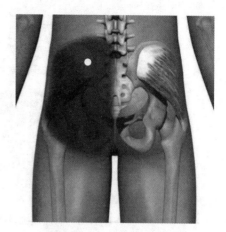

图7-6　臀大肌的触发点　　　　　　　　图7-7　臀中肌的触发点

（3）臀小肌：位于臀中肌的深面。

臀中肌和臀小肌都呈扇形，皆起自髂骨翼外面，肌束向下集中形成短腱，止于股骨大转子。二肌的作用是使髋关节外展，前部肌束可使髋关节旋内，后部肌束使髋关节旋外。

（4）梨状肌：位于臀中肌的下方。起自盆内骶骨前面、骶前孔的外侧，肌束向外出坐骨大孔达臀部，止于股骨大转子尖端。此肌收缩时，使髋关节外展和旋外。

（5）闭孔内肌：起自闭孔膜内面及其周围骨面，肌束向后集中成为肌腱，穿坐骨小孔出骨盆后，呈直角转折向外侧，并与其上、下方的上孖肌和下孖肌部分融合，止于转子窝。作用是使髋关节旋外。

（6）股方肌：位于闭孔外肌的浅面。起自坐骨结节，向外止于转子间嵴。作用是使髋关节旋外。

（7）闭孔外肌：位于股方肌深面。起自闭孔膜外面及其周围骨面，经股骨颈的后方，止于转子窝。作用是使髋关节旋外。

（二）大腿肌

大腿肌分为前群、后群和内侧群。

1. 前群　前群有2块肌（图7-8）。

（1）缝匠肌：位于大腿前面及内侧面浅层，是全身最长的肌，呈扁带状。起自髂前上棘，经大腿前面斜向下内，止于胫骨上端的内侧面。此肌的作用是屈髋关节和膝关节，并使已屈的膝关节旋内。

触发点：3个触发点位于该肌的肌腹起点和止点之间，常出现在肌肉中段肌腹上（图7-9）。

（2）股四头肌：位于大腿前面，是全身最大的肌，有4个头，即股直肌、股内侧肌、股外侧肌和股中间肌。股直肌起自髂前下棘；股内侧肌和股外侧肌分别起自股骨粗线内、外侧唇；股中间肌位于股直肌深面和股内、外侧肌之间，起自股骨体前面。4个头向下构成髌腱，包绕髌骨的前面和两侧，向下续为髌韧带，止于胫骨粗隆。此肌的作用是屈髋关节和伸膝关节。

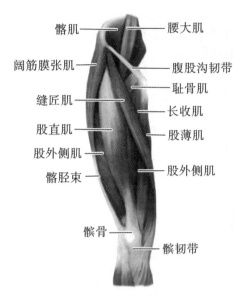

髂肌　　　　　腰大肌

阔筋膜张肌　　　腹股沟韧带

缝匠肌　　　　　耻骨肌

股直肌　　　　　长收肌

股外侧肌　　　　股薄肌

髂胫束　　　　　股外侧肌

髌骨　　　　　髌韧带

图 7-8　大腿肌前群

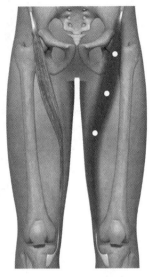

图 7-9　缝匠肌的触发点

2. 内侧群　内侧群肌共 5 块,分层排列。均起自耻骨支、坐骨支和坐骨结节等前面,除股薄肌止于胫骨上端内侧面外,其他各肌都止于股骨粗线,大收肌还有一个腱止于股骨内上髁上方的收肌结节。

(1)耻骨肌:位于髂腰肌的内侧,为长方形的短肌。

(2)长收肌:位于耻骨肌内侧,呈三角形。

(3)股薄肌:位于最内侧,为长肌。

(4)短收肌:位于耻骨肌和长收肌的深面,为近似三角形的扁肌。

(5)大收肌:位于上述肌的深面,大而厚,呈三角形。大收肌止于收肌结节的腱与股骨之间形成一裂孔,称为收肌腱裂孔,为收肌管下口,向下通腘窝,有股血管通过。

内侧群肌作用是使髋关节内收和旋外。

3. 后群　后群肌共 3 块。均起自坐骨结节,向下跨过髋关节和膝关节的后面。

(1)股二头肌:位于股后部外侧。有长、短两个头,长头起自坐骨结节,短头起自股骨粗线,两头会合后,以长腱止于腓骨头。

触发点:位于该肌肌腹中,大腿外侧的中 1/3(图 7-10)。

(2)半腱肌:位于股后部的内侧。肌腱细长,约占肌的下半,止于胫骨上端内侧。半腱肌是一块适合作转移肌瓣或肌皮瓣的良好供肌,临床常用来覆盖修补坐骨部褥疮或外伤缺损。

(3)半膜肌:位于半腱肌深面。上部是扁薄的腱膜,几乎占肌的一半,肌的下端以腱止于胫骨内侧髁的后面。

后群肌作用是屈膝关节和伸髋关节;屈膝时股二头肌可以使膝关节旋外,而半腱肌和半膜肌使膝关节旋内。

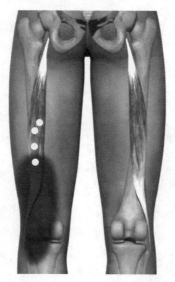

图 7-10　股二头肌触发点

第二节　髋部疾病的解剖学评定

一、常见髋部疾病肌骨关节症状

髋部疾病指髋关节周围肌肉、韧带、关节囊,甚至是软骨出现慢性炎症,导致髋关节疼痛。常见的髋部疾病有股骨头坏死、髋关节炎症、髋关节炎等。

（一）股骨头坏死

股骨头坏死是由各种原因导致的股骨头血运障碍而引起的缺血性骨坏死。股骨头坏死分为早、中、晚三期。

早期:症状为髋部疼痛,疼痛多位于腹股沟,但也可为全髋关节痛。疼痛多为间歇性或持续性,休息后缓解。

中期:症状为髋关节活动受限,患肢出现跛行。

晚期:症状为严重的疼痛和活动受限。此时髋关节疼痛剧烈,呈进行性加重。

股骨头坏死早期发现并及时治疗,一般可以避免严重后果的发生;而一旦发病则治疗难度大、预后差。因此在生活中要注意预防股骨头坏死的发生,如果已经患病要积极治疗并进行康复训练。

（二）髋关节炎症

髋关节炎是指发生在髋关节周围组织的炎症,分为类风湿性关节炎和感染性关节炎两种。类风湿性关节炎主要表现为关节疼痛、肿胀、畸形和功能障碍,而感染性关节炎主要表现为关节局部红肿热痛、活动受限等。

类风湿性关节炎以早晨起床后出现关节痛为主,无红肿热痛的现象。疼痛在活动后明显加重,休息后缓解。

（三）髋关节脱位

髋关节脱位,是一种常见的髋部关节疾病,由髋臼或股骨头与髋臼周围软组织发生断裂,引起髋关节的脱位。临床表现为髋部疼痛,髋关节活动受限,严重者甚至出现瘫痪。髋关节脱位分为先天性和发育性两大类。先天性脱位多为单侧,在出生时即发现脱位。发育性脱位多为双侧或多发,多见于儿童及青少年。常见病因包括髋臼发育不良、髋臼软骨缺损、髋臼骨折等。

（四）髋部骨折

髋部骨折是指由单一或多个暴力所引起的、骨折端发生移位的髋部骨折,常由高处坠落、交通事故、摔伤等引起。髋部骨折最常见于老年人,一般男性多于女性。

（五）髋关节滑膜炎

髋关节滑膜炎是由于髋关节周围的滑膜损伤,关节内产生炎性渗出物,形成炎性滑膜炎,从而出现髋关节疼痛、活动受限等症状。

髋关节滑膜炎表现为:肿胀、疼痛、关节僵硬、活动受限、局部皮温升高,或伴有发热和压痛。查体时可触及滑膜增厚、粘连、囊肿形成。

（六）髋关节发育不良

髋关节发育不良是由于基因异常或后天运动损伤所致的髋关节结构异常。主要表现为髋臼和股骨头发育不良,影响髋关节正常活动和功能,导致双侧关节不对称,下肢不等长和行走障碍。

二、髋部骨、韧带、肌、筋膜触诊

在关节和相关肌肉的触诊中,检查者应该注意是否有触痛、温度变化、肌肉痉挛或其他体征和症状,这些可能提示原发病变。

（一）前面触诊

1.髂嵴、大转子、髂前上棘　髂嵴比较容易触诊,髂嵴触诊应该注意有无触痛。髂骨结节可沿着髂嵴的外侧触及。然后检查者向前移向髂前上棘。大转子可于距髂骨结节大约 10 cm 以远触及。手指可自然放于大腿的外侧面,然后可触及大转子。如果转子滑囊肿胀,也可在大转子表面触及。

2.腹股沟韧带、股三角、髋关节和耻骨联合　检查者手指置于髂前上棘上,沿着腹股沟韧带触诊至耻骨结节（耻骨联合）,注意任何病理性体征。向腹股沟韧带以远触诊,检查者可触及股三角,其界限为上方腹股沟韧带,外侧是缝匠肌,内侧为长收肌。在股三角内,检查者可触及肿大的淋巴结和股动脉。股骨头 1~2 cm,位于腹股沟韧带中内 1/3 交点的下方,且发现位于耻骨联合和大转子所在水平线的中点处。检查者可通过前面的触诊检查患者屈髋、内收和外展肌群获得病变的相关体征。

(二)后面触诊

1.髂嵴、髂后上棘、坐骨结节、大转子　由于髂嵴较易触及,检查者沿着髂嵴进行后方的触诊,直到髂后上棘。当检查者向尾侧触诊时,位于臀部皱褶水平的坐骨结节可被触及。坐骨结节也应该注意触诊是否存在腘绳肌附着点的压痛。外侧方,可触及大转子后面。

2.骶髂关节、腰骶关节和骶尾关节　如果检查者怀疑这些关节存在病变,则应该进行触诊。详细描述见第六章。

三、髋部关节形态、功能检查

(一)关节形态检查

当患者进入检查室时,应该观察其步态。如果髋部受影响,患者会小心地减少患侧负重,同时膝部会稍屈曲以吸收振荡。患侧的步长比正常时短,这样可以迅速减轻患侧下肢的负重。如果髋部僵硬,则整个躯体和患侧下肢会一起向前摆动。观察髋部骨盆的平衡也非常重要。髋部病变可导致内收肌、髂腰肌、梨状肌、阔筋膜张肌、股直肌和腘绳肌同时紧张,臀大肌、臀中肌、臀小肌松弛。如果在矢状面存在屈肌和伸肌的肌力不平衡,则躯干的前后向运动会发生改变,以帮助维持平衡。例如,双侧屈髋肌挛缩会导致腰椎代偿性伸展至更大的角度(前凸增大)。较弱的伸髋肌群导致患者躯干向后运动以维持平衡避免摔倒,主要是由于屈髋肌群的非对抗性运动。如果外旋肌明显强于内旋肌,当然也可能出现在正常情况中,那么就会出现足趾的过度向外。另外,髌骨可有"蛙眼"外观(外转)。任何一组旋转肌的收缩均可以导致髋关节步态中的旋转。如果患者使用拐杖,则应该握持于健侧的手中以减轻体重施加于患髋的应力,拐杖的使用可以使髋部负荷减少40%。

患者应站立并适当除去衣物以便观察。通常从前方、侧方和后方观察以下几个方面。

1.姿势　检查者应该注意骨盆倾斜,例如双下肢不等长,肌肉收缩不平衡或者脊柱侧弯。髂腰肌损伤可以影响到脊柱。因此,当让患者做以上相关肌肉的运动时,检查者必须观察脊柱的情况和运动(见托马斯试验)。髂腰肌紧张可导致脊柱向同侧凸出。

2.患者是否能够或愿意双腿站立。

3.平衡　可检查患者待评估的关节的本体控制力。让患者首先用健侧单腿站立获得平衡,然后换另一侧单腿站立获得平衡。先双眼睁开进行,然后再双眼闭合进行。当患者双眼闭合时,本体控制力的丧失明显。

4.肢体姿势是否相同和对称　肢体的姿势可能提示损伤的类型。对于创伤性髋关节后脱位,下肢胀痛。对于转子间骨折,下肢将短缩和外旋。

5.下肢短缩　如果仅有一侧下肢短缩,则可能是脊柱侧弯的原因。短缩可能是功能性的,也可能是结构性的。如果髋关节不稳定(例如双侧未复位的先天性髋关节脱位),则会出现腰椎前凸增大,因为股骨头经常出入髋臼,使得患者只有通过增大腰椎前凸来保持重心。

6. 皮肤的纹理和颜色。

7. 是否有任何瘢痕和窦道。

8. 患者想活动的主观愿望 如果髋关节疼痛,患者会呈现一定强迫步态来缓解疼痛,并且不愿意活动髋关节。如果髋关节不稳定,患者很难控制髋关节的活动。

9. 前面观 因肌肉和其他软组织紧密围绕在髋关节周围,其组织轮廓的差别很难发现,检查者必须进行直接细致地观察任何骨与软组织轮廓的异常。对于肢体肿胀同样如此。

10. 侧面观 当从侧面观察患者时,要仔细观察臀部轮廓有无异常(臀大肌萎缩或者松弛)。另外,髋部屈曲畸形可以从侧面获得最佳的显示。

11. 后面观 对髋关节的姿势及其对脊柱姿势的影响应该加以重视。

(二)功能检查

进行髋关节检查时,应注意髋区疼痛可能与骶髂关节、腰椎相关,反之亦然。因此检查要全面。如果病变的定位不明确,腰椎和骶髂关节就要和髋关节一起进行评估。只有通过对这三个区域细心地检查,特别是对没有外伤史的患者,才能对病变进行定位。

对于任何检查,检查者均应注意双侧对比,了解差异。

1. 主动运动 进行主动运动检查(图7-11)时,会导致最严重疼痛的运动应该放在最后。

髋关节屈曲通常于仰卧位屈膝位测定,活动范围为110°~120°。如果髂前上棘活动,则髋部屈曲活动将停止而代之以骨盆的旋转。检查中患者的膝关节屈曲用来防止腘绳肌紧张引起的髋关节活动受限。如果屈曲和内旋时出现腹股沟区剧烈疼痛,则可能是股骨颈撞击髋臼边缘引起。

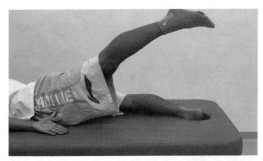

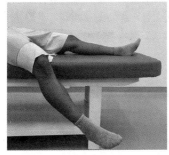
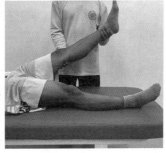

图7-11 髋关节主动运动

髋关节的后伸范围通常为0°～15°。患者取俯卧位,检查者必须分清髋部后伸和脊柱的伸展。患者在伸髋的同时,常常有伸展腰椎的倾向,从而呈现髋部后伸增大。

髋部外展活动度为30°～50°,通常于患者仰卧位检查。在让患者做髋部外展和内收运动前,检查者需要确保患者的骨盆是平衡的或水平的,髂前上棘连线是水平的,双下肢垂直于双侧髂前上棘的连线。然后让患者外展一侧下肢。当骨盆开始活动时,停止外展。骨盆的活动可以通过触诊髂前上棘来发现,并告知患者当任何一侧的髂前上棘开始活动时停止运动。一般来讲,运动侧髂前上棘将上升而对侧髂前上棘将下降或上升。当患者外展下肢时,对侧髂前上棘首先活动.当存在内收挛缩时,这将会在活动早期就出现。

髋关节的内收通常为30°,采取与检查外展活动相同的初始体位。让患者内收一侧下肢并超过另一条腿,同时检查者确保骨盆不活动。当患者内收下肢时,同侧髂前上棘首先活动。如果存在外展挛缩畸形,这种活动将发生于活动早期。内收也可以通过让患者外展一侧下肢并保持外展位,然后测定另一侧腿内收程度。

旋转活动可以在仰卧位、俯卧位或者坐位进行检查。内旋正常范围为30°～40°,外旋为40°～60°。在仰卧位,患者保持骨盆平衡的同时简单地旋转伸直的下肢。足或者腿转向外侧检查外旋,转向内侧检查内旋。亦可让患者屈曲双侧髋关节和膝关节至90°,小腿向外旋转检查的是内旋,而小腿向内旋转检查的则是外旋。当患者俯卧位时,通过将下肢对线至垂直于髂前上棘的连线来保持骨盆的平衡,小腿向外旋转时检查内旋,小腿向内旋转检查外旋。

2.被动运动　如果在主动运动中,活动范围减小,检查者无法测定患者在极限位置的感觉时,需要进行被动运动来确定极限感觉和被动运动度。进行被动运动与主动运动相同,所有活动除了后伸,均可以在患者仰卧位下进行测试。

髋关节囊的活动模式是屈曲、外展和内旋,这些活动最容易被关节囊所限制,但限制的程度各不相同。例如,内旋可能会受到最大限制,继而是屈曲和外展。

在髋关节活动时骨盆要保持静止,腹股沟区不适和内旋活动受限提示髋关节病变。被动的髋关节屈曲、内收和内旋,并伴有疼痛,可能提示髋臼边缘存在问题或髋臼唇撕裂,特别是在引出腹股沟区咔嗒声和疼痛时。

3.等长抵抗运动　患者仰卧位可进行等长抵抗运动。髋部肌肉发达,检查者应该摆正患者髋部的位置,并嘱患者保持髋部不动,进行等长收缩。通过记录等长运动时观察到的导致疼痛的运动或者出现运动减弱,确定正在运动的肌肉。如臀大肌是唯一参与后伸、内收、外旋运动的肌肉,三种运动任何一种导致疼痛,检查者应该考虑臀大肌是否有问题。

4.特殊检查

(1)针对髋部疾病的试验

1)Patrick试验(Faber试验):患者仰卧,检查者将待检查下肢的足部置于另一侧下肢的膝关节上(图7-12),检查者缓缓向下压待检查下肢的膝部。阴性结果是所检查下肢的膝部可触及检查床或者无法与对侧下肢平行。阳性结果则是受试下肢保持高于对侧下肢。如果结果为阳性,提示同侧髋关节受累,可能为髂腰肌痉挛或骶髂关节受累。

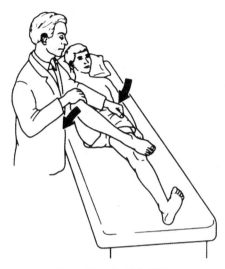

图 7-12 Patrick 试验

2）Trendelenburg 征：该试验评估髋关节的稳定性和髋外展肌对骨盆的稳定能力。患者单腿站立，正常情况下，对侧骨盆应该上升，试验结果为阴性。如果对侧骨盆下降，提示试验结果阳性。如果骨盆下降低于对侧，提示臀中肌力较差或者髋关节不稳（例如髋关节脱位）。

3）关节盂唇前方撕裂试验：患者取仰卧位，检查者充分屈曲，外旋和外展患者髋关节作为初始体位。然后检查者伸展患者髋关节同时内旋和内收（图 7-13）。阳性结果是出现疼痛或者弹响。

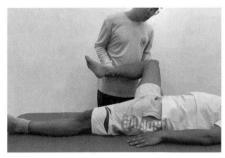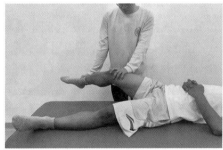

图 7-13 关节盂唇前方撕裂试验

4）关节盂唇后方撕裂试验：患者取仰卧位，检查者充分屈曲，内旋和内收髋关节作为初始体位。然后检查者伸展髋关节同时外旋和外展（图 7-14）。阳性结果是出现疼痛或者弹响。

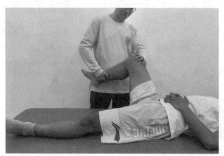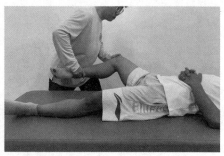

图 7-14　关节盂唇后方撕裂试验

5) 扭转试验:患者仰卧于检查床边缘,待检查下肢伸直外展于检查床边缘(图 7-15)。待检查的下肢外展直至骨盆(如髂前上棘)开始移动。检查者用一只手内旋股骨至极限,另一只手沿着股骨颈轴线在后外侧缓慢施加压力 20 s 牵张关节囊韧带,来测试髋关节的稳定性。

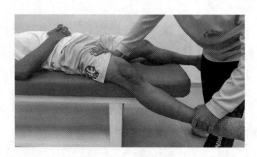

图 7-15　扭转试验

6) Nelaton 线:Nelaton 线是从同侧坐骨结节到髂前上棘间的一条假想连线。如果股骨大转子在此线以上被触诊,则提示髋关节脱位或髋内翻。需进行双侧对比。

7) Bryant 角:患者仰卧,检查者自髂前上棘向检查床做一条假想的垂直线。第二条假想线是自大转子尖部做第一条假想线的垂线,即成一个三角形。测其底线,与健侧对比,大转子上移时,此底线较健侧为短。双侧的差异提示髋内翻或先天性髋关节脱位。

第三节　髋部肌肉、关节功能康复策略

一、疼痛康复

髋部疼痛是一种常见的症状,有很多原因可以导致髋部疼痛。其发病机制是由于髋关节周围的肌肉、韧带、肌腱、关节囊等组织在长期活动中受到损伤,导致了髋关节的结构发生改变,最终引起髋关节的疼痛。髋部疼痛包括腰椎间盘突出症、髋关节滑膜炎等。

髋部疼痛是一种慢性疾病,主要症状有:髋部疼痛、关节僵硬、髋关节活动受限等。如果长期不治疗,会导致髋关节活动受限、关节僵硬等疾病,影响患者生活质量。

（一）临床表现

1.髋部疼痛　常见的是下背痛和髋部疼痛。当患者在弯腰、屈膝或下蹲时,髋关节的活动会加重,而在站立或行走时活动度减小。

2.髋关节活动受限　当髋关节周围的肌肉或韧带损伤时,患者会出现髋关节活动受限的症状。大多数情况下,髋关节周围的肌肉、韧带和肌腱出现损伤时,会导致髋关节活动度减小,当患者活动时会感到疼痛和不适。

3.压痛　髋关节周围的肌肉、韧带和肌腱会引起疼痛和不适。当髋关节周围的肌肉出现损伤时,患者会感到髋部疼痛,并伴有压痛和活动受限。如果发生股骨头坏死时,患者会感到髋部远侧或近侧关节内侧处出现明显压痛点。

4.关节活动范围减少　一般情况下,髋部疼痛会导致髋关节活动范围减少。由于关节周围肌肉组织的损伤和劳损,关节不能完全伸直或屈曲,使患者无法完全恢复到以前的活动范围。

5.慢性疼痛　有些患者在髋部疼痛后没有任何症状,但可能会出现慢性疼痛症状。例如:在早晨起床后感到臀部或腿部疼痛;在久坐之后感到臀部和腿部疼痛;在长时间站立或行走后感到臀部和腿部疼痛;在运动后感到臀部和腿部疼痛等。

（二）康复评定

髋关节是人体最重要的运动器官之一,主要功能是负重、行走、跑跳、旋转、转身等运动,也是人体最复杂的关节之一。髋关节的疼痛是临床中最常见的症状,严重影响患者的生活质量。髋关节的疼痛程度主要取决于病变关节的功能状态,以及其周围肌肉力量、关节活动范围及关节稳定性。因此,髋部疼痛患者在治疗前必须对自己的病情有明确的认识和判断,这样才能达到满意的治疗效果。

在治疗中,首先要通过各种检查了解髋关节的功能状态和病变程度,并进行相应的康复评定。

1.查体　包括外展、外旋、内旋、屈曲、外旋、内收、内收等动作和活动范围。

2.康复评定　包括髋关节周围软组织功能评定、髋关节活动范围评定、髋关节稳定性评定。

3.影像学检查　X线及CT检查是一种比较常用的影像学检查方法。X线检查可以观察到髋关节是否存在骨质增生、骨质疏松、关节间隙变窄等情况。CT扫描可以清晰地显示髋关节的骨质、关节面、关节软骨、周围肌肉、韧带等部位,可以较好地观察髋关节是否存在骨折、关节脱位、关节退行性病变等情况。MRI可以了解关节是否发生了粘连,是否存在囊肿或积液等问题。

4.肌电图检查　肌电图是一种无创伤性检查方法,可以直接显示肌肉的电活动情况,其主要通过对肌肉内部放电频率和电位幅度的分析来判断肌肉神经和血管的功能状况。

5.其他检查　包括血液流变学检查、超声检查及其他相关检查。

（三）康复训练

1. 矫形器 对于疼痛明显或伴有腰椎管狭窄、腰椎间盘突出、腰肌劳损等疾病的患者，建议佩戴腰围，减少髋关节的负重。当症状缓解后，再进行关节活动度的恢复训练，可有效预防再次损伤。

2. 康复治疗 通过肌肉力量训练，增强髋关节周围肌肉力量，改善髋关节的稳定性。可通过肌力训练（如深蹲、单腿站立、单脚站立等）、肌肉力量训练（如股四头肌力量训练）、平衡能力训练（如平衡木训练）等。

3. 功能训练 功能锻炼是指在日常生活和工作中经常进行的练习和活动。主要包括步行锻炼、负重练习、肌肉力量练习、关节活动度练习等。在功能锻炼的过程中要注意循序渐进，逐渐增加锻炼强度和频率。功能锻炼可以有效预防再次损伤，但不能替代专业的康复治疗。

4. 日常锻炼 对于髋部疼痛患者来说，最重要的是要坚持进行康复训练。

一般情况下，患者可以在医生的指导下进行康复锻炼。医生会根据患者的具体情况制定详细的康复计划，包括运动处方、物理治疗、中医中药等。患者也应该根据自身情况选择适合自己的治疗方法。

（四）预防和治疗

1. 不要长时间站立，避免增加髋部的负担。
2. 避免长时间弯腰、扭转身体或下蹲，也不要让腰部和髋部承受过大的压力。
3. 平时要注意避免受伤，尤其是髋部的外伤。
4. 在进行体育锻炼或体力活动时要做好充分的准备活动，运动前后要充分热身。
5. 在治疗中，应积极寻找和纠正造成髋部疼痛的原因，对于关节疾病引起的髋部疼痛，要积极治疗原发病。

治疗髋部疼痛的方法还包括：药物治疗、物理治疗和手术治疗。药物治疗包括非甾体消炎药、肌肉松弛剂、生物反馈疗法等。物理治疗包括运动疗法、运动生理学和康复工程等。手术治疗包括关节置换术、髋关节翻修术等。

二、活动范围受限康复

（一）髋关节活动度训练

髋关节的活动度训练主要涉及髋关节的外展、外旋、内收、内旋4个方向。髋关节活动度训练主要针对的是髋部肌肉的功能，对于关节功能障碍，髋关节活动度训练可以起到积极的作用。

通过髋部屈肌和臀肌训练，可以提高患者髋关节活动度，从而提高患者髋关节功能障碍的治疗效果。对髋关节炎、腰椎滑脱和股骨颈骨折等疾病患者来说，髋部屈肌训练可以改善患者的功能，减轻疼痛；对退行性关节病来说，髋部屈肌训练可以改善患者的关节活动度。

髋关节活动度训练并不是一个单一的动作，而是一个需要全方位、多角度参与的过程。根据不同患者身体状态、疾病类型等因素进行个性化设计。

（二）髋关节灵活度练习

髋关节灵活度练习主要包括髋外展、髋内收、髋关节外展、髋关节内收等，髋关节灵活度训练能促进和增强关节周围肌肉的力量，从而提高关节稳定性，同时也能改善髋部屈肌和臀肌的柔韧性。因此，髋关节灵活度训练是髋部功能康复过程中不可或缺的环节。

三、肌力下降康复

1. 臀肌激活　臀肌激活主要是通过主动活动髋关节，增加髋屈和外展角度来改善髋关节的灵活性。激活臀肌可以促进臀部肌肉力量、增加骨盆稳定性，并改善下肢运动模式。

2. 股四头肌激活　股四头肌主要功能是负重行走，该肌肉在髋关节周围肌肉中的活动度最大。股四头肌与髋关节功能密切相关，长期下蹲的患者更容易出现髋周疼痛，因此，对于髋部功能障碍患者来说，激活股四头肌尤为重要。

股四头肌激活的主要方法有：静态拉伸、动态拉伸、主动训练、被动训练。其中，静态拉伸和主动训练对股四头肌的激活效果较好。动态拉伸在放松肌肉的同时还能增强肌力，帮助患者在进行力量练习时减少疼痛感。被动训练是指患者在静力性姿势下通过锻炼股四头肌来增强肌肉力量。此外，被动训练还可以减少患者在活动时出现疼痛或疼痛加剧的情况。

3. 核心肌群练习　核心肌群是指在人体活动中起稳定作用的肌肉群，主要由腹外斜肌、腹横肌、腹直肌，以及在骨盆周围起固定作用的腹肌和盆底肌组成。

核心肌群包括了骨盆周边的所有肌肉群，包括骨盆前部、腹部肌肉群、臀部肌肉群和下肢肌肉群，其主要功能是稳定脊柱和关节，同时也负责身体的运动控制。

核心肌群练习对于髋部屈肌和臀肌功能障碍具有重要意义，尤其是对髋关节活动度较差的患者，对髋关节屈曲功能改善效果更好。

核心肌群的练习有很多种方法，其中最常用的是"臀桥"练习。

具体做法：仰卧位双腿弯曲，双手置于身体两侧。双腿发力向上抬起，至腹部和臀部收紧后停留 10 s。然后缓慢下落至起始位置。

注意：该动作对核心肌群的要求较高，对于患者髋关节屈度较差、髋关节稳定性差的患者应禁用或慎用此方法。

（董林青）

第八章
膝部运动系统解剖与康复应用

第一节　膝部骨、关节、肌肉功能解剖

一、膝部骨结构与骨性标志

(一)膝关节

膝关节是人体最大最复杂的关节。这个关节位于全身最大的两个骨杠杆——股骨与胫骨之间。由股骨下端、胫骨上端和髌骨构成。

1. 股骨

(1)股骨结构:见第七章。

(2)股骨骨性标志

1)股骨大转子:股骨颈和股骨体交界处向上外侧的方形隆起,构成髋部最外侧的骨性边界,即大转子。大转子位于股骨体与股骨颈交接处,显露于皮下,是重要的骨性标志。

触诊方法:①被检查者仰卧位,检查者在其臀部外侧向下方追溯,嘱被检者被按压的下肢(髋关节)做内外旋动作,此时可触及有一骨性隆起部随之移动,即为股骨大转子;②被检查者立位,检查者在其臀部外侧向下方追溯,嘱被检者被按压的下肢(髋关节)做屈伸动作,此时可触及有一骨性隆起部随之移动,即为股骨大转子。

2)股骨小转子:小转子位于股骨近位内后方,是从大转子开始延续的转子间嵴内侧端的骨隆起。另外它位于坐骨结节的外侧。

触诊方法:俯卧位确认股骨大转子后,从大转子到转子间嵴不能确认为止,向下方内侧追溯。然后在膝关节屈曲位使髋关节内旋,可确认一稍微突出的骨性隆起,即为股骨小转子。

3)股骨内上髁:股骨内上髁是股骨下部内侧较大的骨性隆起部。

触诊方法:从大腿内侧向下方追溯,确认到骨性隆起部后,按压到的最突出部位即为股骨内上髁。

4）股骨外上髁：股骨外上髁是股骨下部外侧较大的骨性隆起部。

触诊方法：从大腿外侧向下方追溯，确认到骨性隆起部后，按压到的最突出部位即为股骨外上髁。

5）股骨粗线外侧唇：股骨粗线外侧唇是在股骨后面外侧延伸的微小的骨性隆起。

触诊方法：首先确认股骨大转子、股骨外侧髁和股骨内侧髁，然后想象其在股骨干上的位置，从大腿后面进行按压确认。

6）股骨粗线内侧唇：股骨粗线内侧唇是在股骨后面内侧延伸的微小的骨性隆起。

触诊方法：首先确认股骨大转子、股骨外侧髁和股骨内侧髁，然后想象其在股骨干上的位置，从大腿后面进行按压确认。

2.髌骨

（1）骨性结构：髌骨是人体最大的一块籽骨俗称膝盖骨，呈三角形，外侧半面宽，内侧半面窄，尖朝下，位于皮下，易于触摸，它对膝关节起保护作用，并有增大股四头肌力臂的作用。髌骨的后面光滑，它的关节面与股骨髌面相关节，前面粗糙，股四头肌的肌腱纤维附着在此面。

（2）骨性标志点：髌骨，是股四头肌肌腱中形成的一块籽骨，也是全身最大的籽骨。

触诊方法：触诊者将手置于被触诊者膝盖位置，嘱被检查者屈伸膝关节，此时能触知道髌骨的移动；确认髌骨后，依次按压髌骨外侧缘、上缘、内侧缘和下缘。

3.胫骨

（1）股骨结构：胫骨近侧端膨大，有两个向两侧突出的内侧髁与外侧髁。两髁上面有光滑的关节面与股骨髁相关节。近侧端前面有一粗糙隆起称胫骨粗隆。在外侧髁后面有一圆形腓关节面与腓骨头相关节。

胫骨体的外侧缘尖锐称骨间缘。胫骨远侧端呈立方体，其下面有一关节面，其内侧有凸向下方的内踝。内踝外面有一内踝关节面。

（2）股骨骨性标志

1）胫骨外侧髁：胫骨外侧髁是髌韧带外侧较大的骨性隆起。

触诊方法：确认髌韧带外侧的骨性隆起部后，按压到的最突出部即为胫骨外侧髁。

2）胫骨内侧髁：胫骨内侧髁是髌韧带内侧较大的骨性隆起。

触诊方法：首先确认髌韧带的位置，然后在其内侧按压到的骨性隆起部即为胫骨内侧髁。

二、膝部关节结构与功能

膝关节是人体结构最复杂的关节，股骨内侧髁与胫骨内侧髁相对构成内侧胫股关节；股骨的外侧髁与胫骨外侧髁相对构成内侧股胫关节，股骨下端的关节面为关节头，胫骨上端的关节面为关节窝，均为椭圆形。髌骨与股骨下端前方的髌面相接构成髌股关节为滑车型，因此，膝关节为一椭圆滑车关节。三关节包在一个关节囊内。日常生活中奔跑、跳跃和经常的体位变换动作都需要膝关节的参与，所以膝关节受到的力大且复杂，这是造成膝关节损伤的一个外在因素。从膝关节的结构来看，它缺少髋关节、踝关节固有的内在稳定性，它需要肌肉、韧带等结构给予加固，膝关节任何主要结构损伤都可影响其运动功能(图8-1)。

(一)膝关节的骨性结构

包括股骨髁远端、胫骨平台、髌骨。股骨下端的内、外侧髁为关节头,胫骨上端内、外侧髁上面的关节面为关节窝,两者构成胫骨关节。髌骨后面的关节面与股骨的髌面相关节,构成髌股关节。股骨的内、外侧髁,从其整体来看,近似滑车型;若只观察其后半部,则近似椭圆形。基于这样的形态,可将膝关节视为滑车—椭圆形关节。

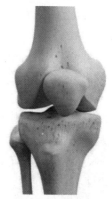

图8-1 膝关节

(二)关节外腱性结构

包括滑膜、关节囊、副韧带、肌-腱单位(股四头肌、腓肠肌、内外侧腘绳肌、腘肌、髂胫束)。

(三)关节外韧带结构

膝关节的关节囊薄而松弛,附着于各关节面的周缘,周围有韧带加固,以增加关节的稳定性。

1.髌韧带 股四头肌腱的中央部纤维索,自髌骨向下止于胫骨粗隆。髌韧带扁平而强韧,其浅层纤维越过髌骨连于股四头肌腱。

2.腓侧副韧带 为条索状坚韧的纤维索,起自股骨外上髁,向下延伸至腓骨头。韧带表面大部分被股二头肌腱所遮盖,与外侧半月板不直接相连。

3.胫侧副韧带 呈宽扁束状,位于膝关节内侧后份。起自股骨内上髁,向下附着于胫骨内侧髁及相邻骨体,与关节囊和内侧半月板紧密结合。胫侧副韧带和腓侧副韧带在伸膝时紧张,屈膝时松弛,半屈膝时最松弛。因此,在半屈膝位允许膝关节作少许旋内和旋外运动。

4.斜韧带 由半膜肌腱延伸而来,起自胫骨内侧髁,斜向外上方,止于股骨外上髁,部分纤维与关节囊融合,可防止膝关节过伸。

(五)关节内结构

包括内外侧半月板、前后交叉韧带。

1.半月板 在股骨和胫骨的上下关节面之间,分为内侧半月板和外侧半月板,两者均由纤维软骨构成。分别位于胫骨内侧髁与胫骨外侧髁关节面上。半月板外缘厚、内缘薄,上面凹陷,下面平坦,以适应股骨髁的形态。内侧半月板呈"C"字形,前段窄后部宽。外侧半月板近似"O"字形。

半月板可加深关节窝,加强膝关节的稳定性,分散外力以保护关节软骨。膝关节运动时,半月板可发生位移,屈膝时向后,伸膝时向前,当屈膝位小腿旋转时,半月板随股骨髁位移,一侧滑向前,另一侧滑向后。当膝关节屈曲半月板后移时,股骨髁曲度较大的后部刚好与半月板肥厚的外缘接触,若此时急剧伸膝如踢球动作,半月板退让不及,可能发生挤压伤,严重者甚至撕裂。

2.膝前、后交叉韧带 位于关节囊内的关节中央稍后方,非常强韧,由滑膜衬覆,为连接股骨与胫骨之间强有力的韧带,根据其位置可分为前、后两条,彼此相互交叉。

（1）前交叉韧带：前交叉韧带起自股骨髁间窝外后部，向前、内、下止于胫骨棘前侧。前交叉韧带在伸膝时最紧张，可以防止胫骨向前移位，还可以维持旋转稳定。

（2）后交叉韧带：较前交叉韧带短而强韧，并较垂直。起自股骨髁间窝内前部，向后、外、下止于胫骨髁间隆起的后方，附着于股骨内侧髁的外侧面。后交叉韧带在屈膝时最紧张，可防止胫骨后移，还可以维持旋转稳定。

（六）其他辅助结构

1. 髌下滑膜襞　位于关节腔内，俗称脂肪垫。

2. 滑膜囊　位于关节周围的肌腱附着处与骨面和肌腱与皮下组织之间。膝关节的滑膜层是全身关节中最宽阔最复杂的，附着于该关节各骨的关节面周缘，覆盖关节内除了关节软骨和半月板以外的所有结构。滑膜在髌骨上缘的上方，向上突起形成深达 5 cm 左右的髌上囊于股四头肌腱和股骨体下部之间。在髌骨下方的中线两侧，部分滑膜层突向关节腔内，形成一对翼状襞，襞内含有脂肪组织，充填关节腔内的空隙。还有不与关节腔相通的滑液囊，如位于髌韧带与胫骨上端之间的髌下深囊。

三、膝部肌肉起止点、主要作用、触发点

（一）伸肌群

伸肌群位于膝关节额状轴前面，包括股直肌、股内侧肌、股外侧肌和股中间肌。这组肌肉合称股四头肌。它们肌肉的起止点、主要作用、触发点分述如下。

1. 股直肌　股直肌是股四头肌中的一块，为双羽状肌，是股四头肌中唯一横跨两个关节的肌肉。位于大腿前侧，该肌肉用力收缩时，大腿前面会形成一显著隆起（图 8-2）。

（1）股直肌起点：髂前下棘。

（2）股直肌止点：胫骨粗隆。

（3）股直肌主要作用：近端固定时（髂前下棘处），使大腿在髋关节处屈，同时可以使小腿在膝关节处伸，如足球运动员完成的踢球动作。股直肌的伸膝效率取决于大腿在髋关节处的位置，在伸髋位伸膝将有利于发挥该肌的伸膝作用，反过来它对屈髋的效率则取决于小腿在膝关节处的位置，在屈膝位屈髋有助于发挥该肌的屈髋作用。

（4）股直肌的触发点：位于股直肌起点下，在髂前上棘与髌骨的连线和大转子到耻骨联合连线交点位置，其牵涉痛集中于髌骨前，并向髌骨周围弥散（图 8-3）。

患者在上下楼梯时，膝关节疼痛和无力。患者俯卧位脚后跟不能碰到臀部，并有疼痛。

股直肌自我牵张训练方法：侧卧位，同侧手抓住受累侧脚踝提起，将膝极度屈曲，髋伸直，并挺胸抬头。

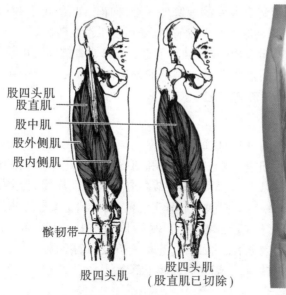

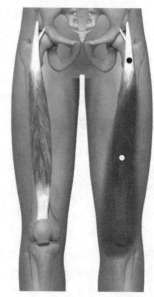

股四头肌
股直肌
股中肌
股外侧肌
股内侧肌

髌韧带

股四头肌

股四头肌
(股直肌已切除)

图8-2　股直肌

图8-3　股直肌触发点

2. 股中间肌　该肌为羽状肌,位于股直肌深面,是一块长条形肌肉,被夹于股内侧肌、股外侧肌之间。

（1）股中间肌起点:股骨前面。

（2）股中间肌止点:胫股粗隆。

（3）股中间肌主要作用:伸膝关节。

（4）股中间肌的触发点:该肌位置较深,触发点很难触及。该肌的触发点位于肌腹内,比股直肌的触发点位置更深,触诊该肌的触发点要从股直肌的外缘进行,并且要向大腿深部触诊。牵涉痛向下集中于股前、股外侧、股内侧,向上弥散到腹股沟下,但不影响膝关节(图8-4)。如患者跨步和上楼梯有困难,应检查股中间肌。股中间肌触发点的张力会造成髌骨在任何方向上的旋转受限。

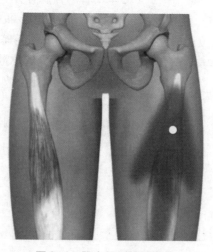

图8-4　股中间肌的触发点

3. 股外侧肌　该肌为羽状肌，为股四头肌中最宽者。位于大腿外侧部。

(1)股外侧肌起点:股骨粗线外侧唇。

(2)股外侧肌止点:胫股粗隆。

(3)股外侧肌主要作用:伸膝关节。

(4)股外侧肌的触发点:常常涉及膝关节疼痛，分为上、中和下3个位置。

股外侧肌下部触发点在股下部和靠近膝部的位置，分前后两处。

1)股外侧肌触发点1:位于该肌肌腹内，近肌肉止点，在髌骨上方大腿远端侧面。其牵涉疼痛区域在膝关节上方触发点附近(图8-5)。

2)股外侧肌触发点2:位于该肌肌腹内，近肌肉起点，在髌骨上后侧方大腿远端侧面。其牵涉疼痛区域在膝关节上方触发点附近向上放射(图8-6)。

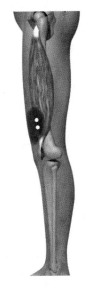 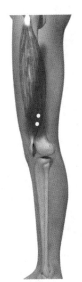

图8-5　股外侧肌触发点1　　　　图8-6　股外侧肌触发点2

股外侧肌中部触发点又分为前部和后部。

3)股外侧肌触发点3:前部触发点位于股外侧偏前，其牵涉痛集中于股外侧中部的大部分区域，是一个中部膨大的上下长条形，向上一直延伸到大转子及髂嵴，向下一直延伸到膝关节的外侧并绕向前部，沿牵涉痛集中区的股前、股后都有弥散感(图8-7)。

4)股外侧肌触发点4:股外侧肌中后部的触发点在稍微偏大腿后的位置，其牵涉痛也是长条形的集中，向上延伸到大转子后，向下延伸到大腿后下部和腘窝外侧部(图8-8)。

5)股外侧肌触发点5:上部触发点位于大转子下，牵涉痛集中于触发点的周围，并向周围小范围弥散(图8-9)。

患有股外侧肌触发点者，行走时沿着股外侧和膝外侧疼痛，侧卧受累侧疼痛并影响睡眠。

患有股外侧下部触发点也可造成髌骨的活动受限，患者会有从坐位站起伸直或屈曲膝关节的困难，有时在稍微膝关节屈曲状态会发生髌骨的绞索，以及造成膝关节活动障碍。

股外侧肌、股中间肌自我牵张训练法方法:侧卧位,同侧手抓住受累侧脚踝提起,将膝极度屈曲。

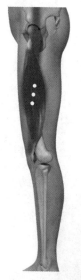 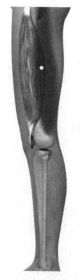 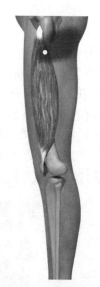

图 8-7　股外侧肌触发点 3　　图 8-8　股外侧肌触发点 4　　图 8-9　股外侧肌触发点 5

4. 股内侧肌　该肌为羽状肌,位于大腿前内侧部,股中间肌的内侧。

(1)股内侧肌起点:股骨粗线内侧唇。

(2)股内侧肌止点:胫股粗隆。

(3)股内侧肌主要作用:伸膝关节。

(4)股内侧肌的触发点:常在两个位置出现。

1)股内侧肌的触发点 1:在股中部的内侧靠股前中线旁边出现,其牵涉痛呈长条形,从触发点位置沿股内侧集中向下斜行到髌骨面的内半和膝内侧,向上斜行后弥散到股前中部(图 8-10)。

2)股内侧肌的触发点 2:在髌骨上内侧和股骨的内侧髁前部,其牵涉痛集中于整个髌骨前面和膝前内侧,有时会在髌骨前面的筋膜上摸到痛性筋膜结节(图 8-11)。

患有股内侧肌触发点患者会感到膝关节的深部疼痛,而常会夜间痛醒。疼痛常常在几周或几个月后逐渐减轻或消失,但仍会抑制股四头肌的功能,股内侧肌触发点仍存在。

股内侧肌触发点形成会造成行走膝关节绞锁现象,特别在路面较差的情况下,由于膝关节屈曲内旋状态,有时还会突然摔倒。老年人易患该肌触发点,所以容易摔倒以致骨折。

股内侧肌牵张法:将受累侧下肢小腿和膝跪在沙发或床,对侧腿向下蹲,极度屈曲膝关节。

综上所述,股四头肌以四个头起于不同的骨面,其下端合并为一个强大的肌腱,包绕髌骨的两侧和前面,向下延伸为髌韧带止于胫骨粗隆。

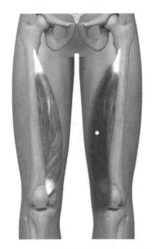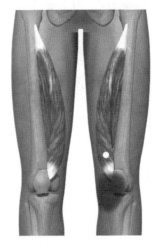

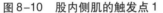

图8-10　股内侧肌的触发点1　　图8-11　股内侧肌的触发点2

人体站立时,股四头肌对于维持膝关节稳固性的机制是根据膝关节角度决定的。如膝关节没有完全伸直,此时身体重力线在额状轴后面。所以,要求股四头肌在远固定的条件下收缩,牵引股骨绕膝关节额状轴向前方转动——伸膝,以维持站立。若膝关节处于过伸位,此时髂胫束、关节囊和韧带等软组织被拉紧,无需股四头肌收缩即可维持直立。这一现象说明了为什么股四头肌瘫痪的患者,膝关节自然过伸也能完成维持站立甚至行走的解剖学因素。

负重深蹲起、负重半蹲跳、高抬腿练习、抗阻力橡皮筋、腿蹬伸、单腿支撑起立、负重杠铃跳、提壶铃蹲起和负杠铃弓箭步可以强化股四头肌力量。跪撑后倒、后耗腿和后压腿等可以发展股四头肌伸展性。

(二)屈肌群

屈肌群位于膝关节额状轴的后面,包括半腱肌、半膜肌、股二头肌、股薄肌、缝匠肌和腓肠肌。

1. 半腱肌　位于股后的内侧浅面,肌腱细长,几乎占该肌全长的一半(图8-12)。

(1)起点:坐骨结节。

(2)止点:胫骨上端内侧。

(3)主要作用:髋关节伸,膝关节屈并旋内。

(4)半腱肌的触发点:牵涉痛集中于股上方、臀褶皱的位置,弥散到几乎整个股后内侧和小腿后内侧,有时可能沿大腿内侧下行至小腿。如果半肌触发点引发的疼痛出现在膝部,这种疼痛比股二头肌触发点更刺痛,痛点更靠内侧(图8-13)。

2. 半膜肌　在半腱肌的深面,该肌上部为扁薄的肌膜,此膜的长度几乎占该肌全长的一半(图8-12)。

(1)起点:坐骨结节。

(2)止点:胫骨内侧髁的内侧面。

(3)主要作用:髋关节伸,膝关节屈并旋内。

（4）半膜肌的触发点：与半腱肌相同（图8-14）。

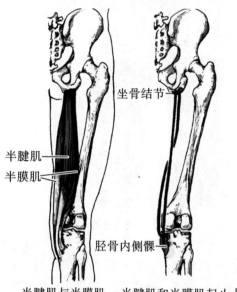

半腱肌与半膜肌　　半腱肌和半膜肌起止点

图8-12　半腱肌、半膜肌

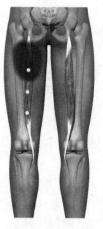

图8-13　半腱肌的
　　　　触发点

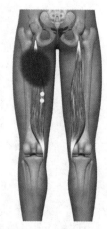

图8-14　半膜肌的
　　　　触发点

3.股二头肌　位于股后的外侧，有长短两个头（图8-15）。

（1）长头起点：坐骨结节。

（2）短头起点：股骨粗线。

（3）止点：长头与短头合并后以长腱止于腓骨头。

（4）功能：长头使髋关节伸，膝关节屈并旋外；短头能屈膝并旋外。

（5）股二头肌触发点：股二头肌触发点的牵涉痛集中在腘窝及其上下，膝后部钝痛，疼痛倾向于从股后中部向股后上外侧弥散，也有一小部分向小腿后上部弥散（图8-16）。

半腱肌、半膜肌、股二头肌（股二头肌短头除外）起点都在坐骨结节，但止点分别在胫骨的两侧，这组肌肉都受坐骨神经支配，所以从机能角度来讲，其对髋关节的作用时，可视为一块肌肉，合称为腘绳肌。

腘绳肌近固定时总的功能为伸髋屈膝，其次分别使髋关节产生内、外旋。腘绳肌在远固定时（膝关节伸直）可牵引骨盆绕髋关节的额状轴向后转动。

腘绳肌的伸髋力量不如臀大肌，但它在日常生活中的作用很大。失去臀大肌功能时可以站立和行走，失去腘绳肌功能时，站立时首先躯干后仰，使髋关节处于伸展位，这样可以借助髂股韧带的张力维持平衡，而这样的患者，行走时步伐无规律，速度慢，不能进行跑步、跳跃、跳舞。身体前倾时必然跌倒。

负重腿屈伸、抗阻屈小腿、负重后踢腿跑、俯卧抗阻屈小腿可以发展腘绳肌的力量，正压腿可以发展腘绳肌的伸展性。

4.缝匠肌和股薄肌　已在髋关节叙述过，腓肠肌将于踝关节叙述。

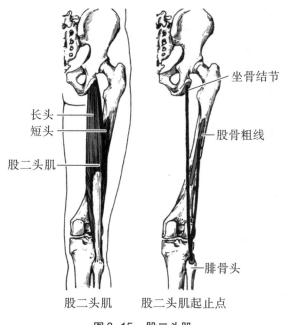

图 8-15　股二头肌　　　　　图 8-16　股二头肌触发点

（三）旋内肌群

旋内肌群包括缝匠肌、股薄肌、半腱肌、半膜肌等。

（四）旋外肌群

旋外肌群包括股方肌、上孖肌、下孖肌、闭孔内肌、闭孔外肌、梨状肌。

第二节　膝部疾病的解剖学评定

一、常见膝部疾病肌骨关节症状

（一）膝关节内侧副韧带损伤

膝内侧副韧带损伤者有膝关节外侧受直接暴力或扭转运动史,伤后膝内侧肿胀、疼痛和皮下瘀斑,严重者有膝关节肿胀。单纯扭伤者仅有局部压痛,韧带完全断裂者侧向应力试验阳性。

（二）膝关节外侧副韧带损伤

大多数病例都有膝内侧遭受突然外力的损伤史。伤后在膝关节的外侧有局限性疼痛及肿胀,损伤仅限于膝外侧副韧带而无关节腔积液与肿胀。

（三）膝关节交叉韧带损伤

1. 前交叉韧带损伤　强力外伤时有的患者感觉膝关节内有撕裂声，随即膝关节软弱无力，关节疼痛剧烈，迅速肿胀，关节屈伸受限制。有的可见关节周围有皮下瘀斑。

检查可见膝前抽屉试验阳性（少数患者因急性损伤疼痛，股四头肌保护性痉挛，前抽屉试验可呈阴性，麻醉下检查可以较准确）。

2. 后交叉韧带损伤　往往有受伤史——膝关节过伸暴力、胫骨上端受到了由前向后的暴力、后旋暴力的作用。当足部固定，胫骨上端受到来自前方的暴力并同时旋转，均可使后交叉韧带损伤。肿胀部位及压痛点在腘窝部，麻醉后检查发现后抽屉试验阳性、掉腿征阳性。

由于后交叉韧带在膝关节腔滑膜外，所以单纯后交叉断裂时可能不出现膝关节血肿，而复合伤时会出现全膝血肿。如果是完全断裂伤，患者可以疼痛轻微而易忽略检查，造成漏诊；而撕裂伤时往往疼痛严重。损伤初期，同样由于肌肉保护性痉挛，紧张和疼痛会造成检查时出现假阴性。

（四）膝关节创伤性滑膜炎

有过度负荷和强迫体位史，自觉膝关节深蹲时胀满，膝关节深蹲时后面外侧不适或有异物堵塞感或蹲不下，活动不灵活，个别有"卡"住感，训练后关节肿胀，休息后好转。

伸膝活动尚可，屈曲受限，全蹲时困难，蹲不下，伴有不适或疼痛感，关节缝边缘压痛，关节肿胀。患者膝关节伸直平放在床上，医者用全手掌附贴在髌骨周围，当手指挤压髌两侧关节囊时，有关节囊与关节分离和浮髌感；将膝关节屈曲，两膝眼胀满膨出，压内膝眼时外膝眼有波动感。

（五）髂胫束综合征

膝关节外侧髁部周围疼痛或不适，以屈膝20°～30°最明显；跑步或下楼梯时，疼痛往往加重，由于髂胫束在骨表面结节上弹动，后期髂胫束变性，伸屈膝关节常伴有局部摩擦感或弹响，弹响多呈低调纯音；膝外侧可能会有肿胀，表现为与运动有关的股骨外侧髁触痛。膝关节屈伸时，患者可出现烧灼样疼痛。下坡跑步及长距离跑步时疼痛会加重。

（六）膝关节半月板损伤

患者多有膝关节突然旋转扭伤或跳起落地时扭伤史，伤后立即出现疼痛，渐渐肿胀；有的无明确急性外伤，仅有长期蹲位工作史；或曾有韧带扭伤史，关节不稳定。常有在关节间隙位置上较固定的疼痛点，活动膝关节或可引出弹响并伴疼痛。有的表现为过伸痛或过屈痛，过伸试验阳性表明半月板前角可能损伤，过屈试验阳性表明半月板后角可能损伤。少数患者于活动时发生伸直障碍，须经按摩或旋转摇摆关节后方能恢复关节功能，称为关节交锁。

股四头肌萎缩，以股内侧肌明显，旋转挤压试验阳性。

纵行撕裂是常见的一种类型，在较大的纵行撕裂时，其游离缘部分可向关节中央移位成为典型的"桶柄样撕裂"。

（七）髌骨周围缘附着处损伤

患者表现为膝关节髌骨周围疼痛，下蹲无力伴发疼痛。髌骨周围有压痛，不能进行跑跳活动。自觉半蹲、上下楼、跑、跳等发力时痛,伴有关节酸、软、无力,重者行走或站立时也痛。

髌骨边缘压痛,多见于髌骨上、下缘。在压痛部位用拇指触诊,摸到髌骨边缘不整,有大小不等的颗粒,局部隆起、增厚、凹陷或呈沟状、条索状等。伸膝装置机能检查:单腿蹲起试验、双肢蹲起试验、主动伸膝试验、抗阻伸膝试验、主动绷劲试验等阳性。

(八)髌腱断裂

髌腱断裂常发生在髌骨的下极,多见于外伤及末端病患者。全部断裂导致患者无法伸膝关节。髌腱断裂后,髌骨可以被收缩的股四头肌牵向近端而离开原位 3~5 cm。皮下出现血肿。部分断裂患者主要为伸膝疼痛。

(九)髌下脂肪垫损伤

膝关节有过伸病史,自觉膝关节伸直痛或不敢伸直。

双膝眼处明显肿胀、隆起,皮下脂肪明显增厚,疼痛,主动或被动过伸位痛更明显。挤压脂肪垫伸直痛试验阳性。

(十)髌上滑囊炎

有组织间摩擦过多和负荷量过大病史。自觉症状不明显,严重时发力疼痛,伴有隆起、活动受限。

令患者主动收缩膝关节有关肌肉、肌腱,重者望诊可见囊形物,触诊质韧,伴有张力和波动感。

(十一)髌骨脱位

髌骨脱位一般都有膝的顶撞史或膝的外翻扭伤史,受伤时大部分人感到髌骨有向侧方错动或下方错动的弹响。伤后关节积血,肿痛都较为严重。查体时髌骨向侧方推移时较松,恐惧实验阳性。

(十二)膝关节骨性关节炎

骨性关节炎是老年人膝关节最常见病,主要表现为膝关节疼痛,开始活动时疼痛加剧,休息后减轻,以后可变为持续性疼痛。关节积液,反复肿胀,有时肿胀与天气变化有关。随着病情的发展,膝关节逐渐出现内翻或外翻畸形,关节骨缘增大,活动度逐渐减少,严重者膝关节呈屈曲挛缩畸形。

X 线表现为关节间隙狭窄,骨质增生,关节内外翻畸形。

近 1 个月有下列 1、2、3、4 或 1、2、3、5 者可诊断为膝关节骨性关节炎:

1. 近 1 个月内经常反复膝关节疼痛。

2. 活动时有摩擦音。

3. 膝关节晨僵≤30 min。

4. 中老年患者(≥40 岁)。

5. 膝关节骨端肥大伴有骨质增生。

(十三)髌骨软化症

本病多见于女性,起病缓慢,患者多有膝关节半蹲发力过劳史,或膝关节撞击史,早期表现为膝软,上下楼梯无力,后期是髌骨深面间歇性疼痛,屈膝久坐或下跪、下蹲时加重,膝关节发软及不稳,尤其是上下楼梯及关节开始活动时明显,最后走跳也痛,病程长者可见股四头肌萎缩,关节积液。髌骨及髌骨周围压痛。

(十四)膝关节骨折

膝关节骨折其在临床上多见于受到外力的暴力冲击,或者自身跌倒、高处坠落都会引起膝关节骨折,可发生于各个年龄阶段,但是老年性人群高发。膝关节骨折主要包括股骨远端骨折、髌骨骨折、胫骨近端骨折以及平台骨折。

1. 股骨远端骨折

(1)局部疼痛:疼痛为骨折患者的首发症状,且较剧烈,尤其在移动骨折局部时疼痛更甚,主要由于受伤局部,尤其是骨折处的骨膜感觉神经遭受刺激所致。

(2)畸形:如果骨折端有移位或成角,从骨折部位可见局部外形改变,股骨骨折时表现得尤为明显。

(3)反常活动:股骨远端完全骨折时,患者可突然发现肢体有反常活动出现,并伴有难以忍受的剧痛,但在不完全性骨折或周围肌肉处于持续痉挛状态的患者,肢体异常活动可不出现或不明显。

(4)功能障碍:由于骨骼连续性中断,任何波及骨折局部的活动均可引起剧痛,以致呈现明显的功能障碍。股骨远端骨折者表现无法站立,更不能行走。但对某些不完全性骨折、嵌入性骨折或感觉迟钝的高龄患者,功能障碍可不明显,仍可勉强步行、骑车等。

(5)骨擦音或骨擦感:骨擦音或骨擦感是由于骨折两端相互运动而产生的。

(6)其他症状:骨折后一般体温正常,出血量较大的骨折,如股骨骨折在血肿吸收时可出现低热,但一般不超过38℃,开放性骨折有继发感染时可出现高热。

2. 髌骨骨折　髌骨骨折患者髌骨处压痛是最重要的临床表现,还会出现膝关节内积血、肿胀等。此病容易并发髌股关节炎、髌骨延迟愈合、髌骨再骨折等并发症。

3. 胫骨近端骨折　主要表现为剧烈的疼痛,肿胀,不敢活动,严重的可能会出现皮下淤血的情况。

4. 平台骨折　当发生平台骨折后,患侧膝关节会有肿胀、疼痛、不能负重和行走,皮肤可能会有张力性水泡。骨折可能伴有半月板的损伤,膝关节脱位,交叉韧带、侧副韧带的断裂,血管、腓神经的损伤,严重时会有骨筋膜室综合征。

(十五)膝关节肌肉损伤

膝关节肌肉损伤会导致肌肉酸痛,但没有其他症状。膝关节肌肉损伤的表现主要是关节的屈伸不利、局部疼痛和撕裂感、肌肉张力形成的可触知的索状硬块、明显的触摸痛、局部肿胀或皮下出血、明显的运动受限。

二、膝部骨、韧带、肌、筋膜触诊

(一)膝关节伸展体位下前方触诊

1. 髌骨　检查髌骨内外侧面触痛。

2. 髌韧带　检查髌韧带弹性,触压痛等(图8-17)。

3.髌上囊触诊　提起皮肤后感受髌上囊是否有增厚、触痛或结节(图8-18)。

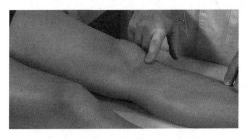

图8-17　髌韧带触诊位置

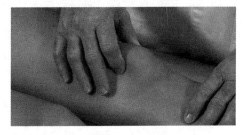

图8-18　髌上囊触诊

4.股四头肌、缝匠肌触诊　检查肌肉是否触痛,有无缺损、张力缺乏及结节。

5.侧副韧带　检查是否有肿胀或疼痛(图8-19)。

(1)膝关节内侧副韧带损伤:触诊时局部压痛能提示损伤的部位,由近至远沿内侧副韧带行走触诊,触诊时患者最好采取仰卧位,髋关节、膝关节处于舒适的屈曲位,内侧副韧带的股骨起点处是触痛的高发部位,内侧副韧带远端撕裂压痛点常出现于胫骨近端内侧,通常在鹅足腱水平下方。

(2)膝关节外侧副韧带损伤:如果膝关节外侧有疼痛,伴随有膝关节的扭伤史,有时甚至有外侧半月板的损伤,那么应该检查膝关节外侧副韧带的骨头附着位置是否有压痛和紧张带或痛性结节。在这种情况下,被认为是膝关节的外侧副韧带触发点所致的牵涉疼痛,整个牵涉疼痛集中于髌骨上部后2~3 cm的位置。

6.鹅足区　任何肿胀或疼痛提示均可能有鹅足滑囊炎(图8-20)。

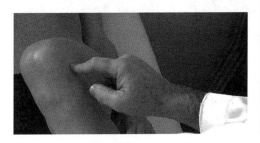

图8-19　侧副韧带检查

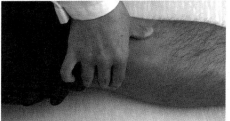

图8-20　鹅足区

7.阔筋膜张肌　沿股骨外侧髁向上触诊阔筋膜全长,感受张力,有无结节及是否有触痛。

8.髂胫束综合征

(1)触诊

1)髂胫束柔韧性相较于常人差。

2)压痛:股骨外上髁部4~5 cm处压迫髂胫束有明显肿胀、压痛,再令患者伸屈膝关节时,可诱发该部位疼痛,压痛更明显,并可出现握雪样摩擦音。

(2)Noble测试:让受试者侧卧,检查者将拇指置于膝关节外上方,另一手抓脚踝,使受试者做被动的伸膝动作。若受试者在伸直约30°时出现疼痛,提示髂胫束综合征(图8-21)。

(3)Ober测试:受试者侧卧,患腿屈膝90°,外展、后伸,随后下落,大腿在下落的过程中,要求膝盖能自然接触地面,如果此时感觉大腿外侧紧张,膝无法接触地面,甚至无法超过身体正中线,这就意味着髂胫束紧张(图8-22)。

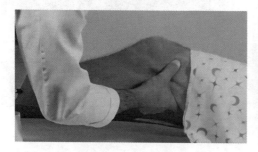
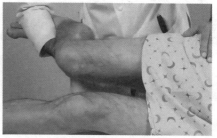

图 8-21　Noble 测试　　　　　　　　　图 8-22　Ober 测试

(二)膝关节屈曲时前方触诊

1.膝关节间隙　当摸到关节间隙时,可触摸胫骨平台(图8-23)。

2.股骨髁和内收肌　股骨髁疼痛提示可能有骨膜炎(图8-24)。

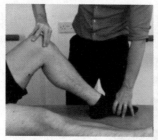
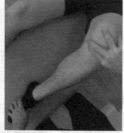
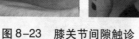
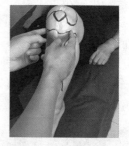

图 8-23　膝关节间隙触诊　　　　　　　　　图 8-24　股骨髁触诊

(三)膝关节微屈伸位时后方触诊

1.腘窝　检查腘窝是否肿胀(baker 囊肿),感受腘动脉搏动是否正常。

2.腘绳肌　是否触痛、肿胀,感受张力、结节硬块等(图8-25)。

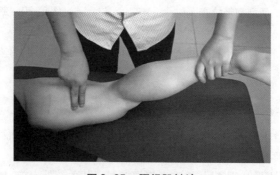

图 8-25　腘绳肌触诊

3.腓肠肌　检查是否触痛、肿胀,感受张力,结节硬块等(图8-26)。

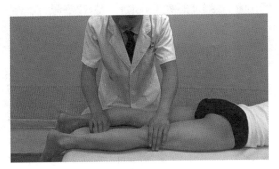

图 8-26　腓肠肌触诊

三、膝部关节形态、功能检查

(一)膝关节力线——站立位

裸脚站立位,双膝并拢,双踝间距 4~6 cm 膝关节解剖轴线(FTA)有 5°~7°的外翻角,机械轴线为 0°(股骨头中心—膝关节中心—踝关节中心)。

内翻膝伴有内侧痛,外翻膝伴有外侧痛,提示内或外侧胫股关节骨关节炎。

内翻膝出现膝关节外侧的疼痛则常提示膝关节外侧半月板的损伤,反之亦然。

严重膝关节力线异常关节镜下清创及软骨治疗虽能缓解疼痛,但主要治疗是高位胫骨截骨。

(二)髌骨相关检查

1. 关节积液——仰卧伸膝位

(1) Ⅰ度:用一横指沿髌骨外侧支持带处施压,另一手示指于髌骨内侧支持带处检查液压传递感或波动感,如果有此感觉则为阳性。

(2) Ⅱ度:一手拇示指分别置于髌韧带两侧"膝眼"处,另一手于髌上囊加压,如果拇示指由于关节内压力作用而张开,则为阳性。此时关节积液 30~40 mL,尚不足以浮起髌骨。

(3) Ⅲ度(浮髌征):一手于髌上囊加压,另一手向后点击髌骨,有髌骨和股骨撞击感即为阳性,此时关节内有 60~80 mL 积液。

2. 髌骨内移度(图 8-27)　完全伸膝位,以两拇指置于髌骨外侧缘,向内推移髌骨。一般将髌骨的四分之一宽度定为Ⅰ度。正常情况下髌骨的内移程度在Ⅰ~Ⅱ度,超过Ⅱ度说明髌骨活动度太大,小于Ⅰ度说明髌骨外侧支持带紧张,即髌骨内移受限检查阳性。

有髌股关节脱位或半脱位时,髌骨内移度小于Ⅰ度时必须行外侧支持带松解,髌骨内移度大于Ⅱ度时以骨性手术为主。

3. 内侧滑膜皱襞嵌夹症(Shelf 症)　伸膝位,向内侧持续推移髌骨,而后逐渐屈曲膝关节,在屈膝接近 45°时产生髌骨内侧的明显疼痛,进一步屈曲膝关节则产生弹响感,而后疼痛缓解,此为内侧滑膜皱襞嵌夹症阳性。

4. 恐惧症　完全伸膝位,向外侧持续推移髌骨,而后逐渐屈曲膝关节。在屈膝接近 45°时患者产生髌骨脱位的恐惧感而拒绝该检查继续进行,此为恐惧症阳性。恐惧症检查是检查习惯性髌骨脱位最敏感方法(图 8-28)。

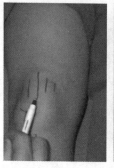
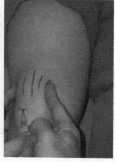
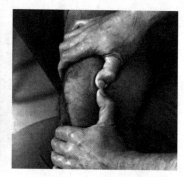

图 8-27　髌骨内移度检查　　　　　图 8-28　恐惧症检查

5. 髌后撞击痛　屈膝 30°~90° 下压髌骨,引起疼痛则为阳性,可能为髌骨软化症或髌股关节炎。

6. Q 角(股四头肌角)　仰卧,伸膝位,以髂前上棘至髌骨中心连线与髌骨中心至胫骨结节连线的夹角。正常股四头肌角为 5°~10°。一般情况下,对于习惯性髌骨脱位,如果股四头肌角大于 15°,单纯行软组织手术将不能治愈,而应当结合骨性手术。

(三)膝周压痛

1. 外侧压痛点(表 8-1)。

表 8-1　外侧压痛点

外侧压痛点	检查结果
腓骨头	股二头肌肌腱止点炎
Gerdy 氏结节	髂胫束止点炎
股骨外上髁	髂胫束摩擦征
外侧副韧带	外侧副韧带损伤
腘肌腱止点	腘肌腱止点炎

(1)髂胫束摩擦征(图 8-29)。

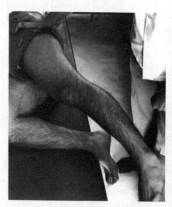
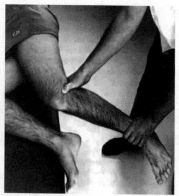

图 8-29　髂胫束摩擦征检查

（2）腘肌腱止点炎（图8-30）。

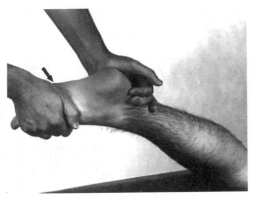

图8-30　腘肌腱止点炎检查

2.前侧压痛点（表8-2）。

表8-2　前侧压痛点

前侧压痛点	检查结果
股四头肌止点	股四头肌止点炎
髌骨下极	髌腱炎
髌韧带中部及两侧	髌韧带炎/髌下脂肪垫肥厚
胫骨结节	胫骨结节骨骺炎
髌骨内侧	髌股关节脱位/内侧滑膜皱襞综合征

3.内侧压痛点（表8-3）。

表8-3　内侧压痛点

内侧压痛点	检查结果
鹅足腱	鹅足炎
半膜肌止点	半膜肌止点炎
内侧副韧带	内侧副韧带损伤

（四）膝关节被动活动度

膝关节被动活动度检查（图8-31）。

1.真性交锁　关节内嵌夹关节间隙内物质嵌夹所引起的关节伸屈不能。如断裂的交叉韧带残端、破裂的半月板游离体、异常增生的滑膜破裂的滑膜皱襞。

2.假性交锁　关节内大量积液而引起的伸屈功能障碍,因为在膝关节屈曲30°时关节腔容量最大而痛感最轻,因而患膝总是保持在屈膝30°位,类似交锁。

3.**伸屈膝活动终末受限** 伸屈中间过程正常,但是至完全伸膝或者完全屈膝时因为疼痛而不能最终完成,常见于膝关节慢性滑膜炎、膝关节前室嵌夹、膝关节前室撞击、髁间凹狭窄。

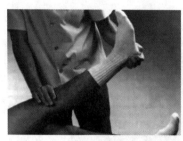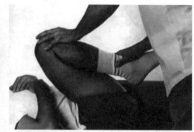

图8-31 膝关节被动活动度检查

(五)内外侧稳定性检查

1.**完全伸膝位内外侧不稳** 用腋部夹持患侧足,双手扶小腿,施以外翻及内翻应力,分别检查关节外翻和内翻时的松弛程度。

内外侧复合结构的松弛程度可分为三度:关节间隙张开达 5 mm 为 Ⅰ 度,10 mm 为 Ⅱ度,15 mm 为Ⅲ度。

在临床体检,当外翻角度增加至5°时可以认为膝关节内侧Ⅰ度不稳,增加至10°时则确定为Ⅱ度不稳。在完全伸膝位,膝关节内侧的稳定性首先由紧张的后内侧角来保证,其次为侧副韧带,再次为交叉韧带。

当完全伸膝位有明显外翻不稳时,常意味着这三组结构同时受损,当仅有内侧副韧带或者交叉韧带损伤时,由于后内侧角的完整性,并表现不出外翻稳定性的变化。

2.**屈膝20°内外侧不稳** 同上夹持患侧足,以双手扶小腿,屈膝20°,分别施以外翻及内翻应力,检查膝关节内侧和外侧的稳定程度。不稳定程度的分级同完全伸膝位。屈膝20°时,当出现膝关节内侧不稳时首先说明内侧副韧带损伤,随着不稳定程度的增加也可伴发交叉韧带损伤。当膝关节外侧出现不稳时首先说明髂胫束、外侧副韧带和关节囊韧带损伤,同样随着不稳定程度的增加也可伴发交叉韧带损伤。

(六)轴移试验和反向轴移试验

1.**轴移试验Ⅰ度** 内旋小腿并施以膝外翻应力,从伸直位逐渐屈膝在近20°和40°时有胫骨外髁旋前的弹跳,阳性为前交叉韧带部分损伤或者关节周韧带松弛(图8-32)。

2.**轴移试验Ⅱ度** 小腿中立并施以膝外翻应力,从伸直位逐渐屈膝在近20°和40°时有胫骨外髁旋前的弹跳,阳性为前交叉韧带断裂(图8-33)。

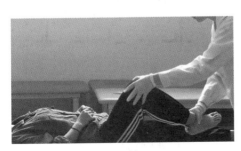

图 8-32　轴移试验Ⅰ度

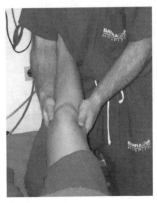

图 8-33　轴移试验Ⅱ度

3. 轴移试验Ⅲ度　外旋小腿并施以膝外翻应力,从伸直位逐渐屈膝在近 20°和 40°时有胫骨外髁旋前的弹跳,阳性为前交叉韧带断裂伴后外侧角损伤(图 8-34)。

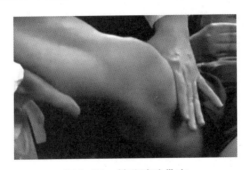

图 8-34　轴移试验Ⅲ度

4. 反向轴移试验　极度屈膝,外旋小腿。施以膝关节外翻应力,逐渐伸膝,接近 40°时感到弹跳,阳性为膝关节后外侧角损伤或后外侧旋转不稳(图 8-35)。

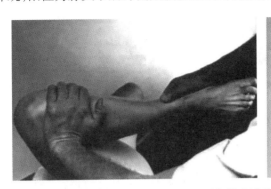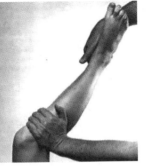

图 8-35　反向轴移试验

（七）半月板征

1. 挤压试验　动作在检查膝关节侧向稳定性时已实施。如在施加外翻应力检查膝关节内侧稳定性时，如果出现膝关节外侧间隙的疼痛，则说明外侧半月板的损伤。

2. 研磨试验（McMurray 试验）　一手握住患侧足，另一手置于关节间线，如果要检查内侧半月板，则先极度屈曲膝关节，外旋患侧足并同时施以内翻应力，如果此时出现内侧关节间隙的疼痛及弹响，则说明内侧半月板后 1/3 的损伤，然后逐渐伸直膝关节，如果在屈膝 90°时出现膝关节内侧的疼痛和弹响，则说明内侧半月板中 1/3 的损伤。如查外侧半月板，先极度屈曲膝关节，内旋患侧足并同时施以外翻应力，如出现外侧关节间隙的疼痛及弹响，则外侧半月板后 1/3 的损伤，然后逐渐伸直膝关节，如屈膝 90°时出现膝关节外侧的疼痛和弹响，则说明外侧半月板中 1/3 的损伤（图 8-36）。

（八）前后抽屉试验

1. 前抽屉试验　屈膝 90°，检查者坐于患侧足上以使其固定，双手抱小腿近段向前牵拉，观察胫骨向前移位程度，分别于小腿内旋位、中立位、外旋位进行检查（图 8-37）。

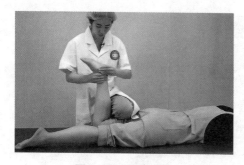

图 8-36　研磨试验

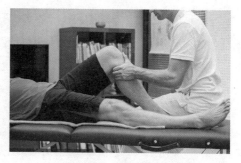

图 8-37　前抽屉试验

2. 后抽屉试验　方法同前抽屉试验，只是双手将小腿近段向后推移，后抽屉试验是检查后交叉韧带损伤的最可靠的方法。

（九）Lachman（拉赫曼）试验

Lachman 试验是屈膝 30°的前抽屉试验，有三种不同检查法。

对于瘦小的患者，检查者一手握持大腿远段，一手握持小腿近段，在患者仰卧位即可进行检查。

对于大腿较粗的患者，不能够用一只手握持，让患者仰卧，检查者可屈曲自己的膝关节垫于大腿远段之下，再用一手自上固定大腿进行检查。

如果患者非常肥胖，一只手不能握持小腿者，可使患者坐于检查台边，屈膝约 30°，检查者用双膝部固定患侧足，双手抱小腿近段进行检查。在检查时不但要检查胫骨的前移程度，更重要的是检查韧带的终止点。前交叉韧带的终止点可以分为硬性、软性 2 类。这 3 种方法以前两种最为准确（图 8-38）。

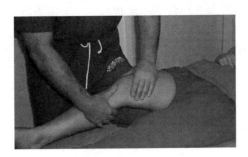

图 8-38　Lachman(拉赫曼)试验

第三节　膝部肌肉、关节功能康复策略

一、疼痛康复

(一)物理治疗

物理治疗的作用是消炎、消肿、促进血液循环、促进炎症的吸收、改善膝关节功能,运用物理疗法可以温和而有效地缓解膝关节的疼痛和僵硬感。常规的理疗方法有超短波、微波、离子透入、红光照射、经皮神经电刺激(TENS)、冷疗等,新近应用于疼痛治疗的冲击波疼痛治疗方法对于膝关节疼痛、陈旧性膝关节软组织损伤具有确切疗效。疼痛期间患者减少下蹲、跑跳、上下楼梯和斜路的活动。

(二)药物疗法

药物治疗的首要目的是缓解疼痛,其次是阻止炎症的进一步发生。根据药物的作用方式分为全身用药和局部用药,全身用药包括镇痛剂,非类固醇消炎药、非甾体抗炎药(NSAIDs)、维生素和软骨保护剂等,根据患者的疼痛情况、体质和内脏功能好坏选用不同药物,如对乙酰氨基酚毒副作用小,使用安全,但一般只对轻度疼痛有效,而非甾体抗炎药对中度以上疼痛效果要强于对乙酰氨基酚,但使用时应注意其胃肠道及肾脏的副作用。局部用药包括关节表面外用及关节腔内注射用药,前者主要是非甾体抗炎药如依托酚钠凝胶、消炎镇痛膏等,后者主要包括关节腔内的注射糖皮质激素和透明质酸盐,常用于关节剧痛或传统止痛药无效的情况下,急性炎症期还可给予抗生素治疗。

(三)中医药治疗

中医将膝关节疼痛列入痹证范畴,认为本病是由于正气虚弱,外感寒湿,或跌打损伤致气血瘀阻,痰湿内生,流注于肌肉关节而发病。可在中医医师指导下进行针灸按摩、中药熏洗、中药外敷、中药内服等内外兼治加功能锻炼的方法加以综合治疗。

(四)定点介入疗法

中国中西医结合学会风湿类疾病专业委员会推广的治疗风湿与骨关节病的治疗技

术,采用具有镇痛抗炎、免疫调节功效的正清风痛宁注射液定点穿刺技术,使药物准确地介入到所需治疗的病变部位,以达到治疗风湿与骨关节病炎症,并进而达到解除软组织痛症的治疗方法。该方法以细针准确介入膝关节,具有组织损伤小、无神经毒性、痛苦轻微和疗效确切的特点。

（五）软组织贴扎技术

澳洲贴布、肌内效贴等贴扎技术对于缓解膝关节疼痛也是有效的方法,特别是四周以内的早期治疗中是有效的。肌肉部位贴上肌内效贴后,皮肤受到肌内效贴布的牵拉,使皮下组织与肌肉之间的间隙增加,从而促进组织的血液循环和淋巴回流,缓解疼痛,改善循环,减轻水肿。更为专业的澳洲贴布,又被称为麦康纳贴布往往需要治疗师来为患者贴,这种拉力较大的贴布还可以发挥矫正髌骨位置的作用。

（六）运动疗法

1. 关节松动技术

（1）长轴牵引:可以缓解股胫关节疼痛。患者坐在治疗床上,患侧屈膝垂于床沿,腘窝下可垫一毛巾卷,身体稍后倾,双手在床上支撑。治疗师面向患者半蹲,双手握住小腿远端,将小腿向足端牵拉（图8-39）。

（2）前后向滑动:治疗师面向患者坐位,一手虎口或掌根部放在小腿近端大约胫骨结节处,一手握住小腿远端,将胫骨近端向背侧推动（图8-40）。

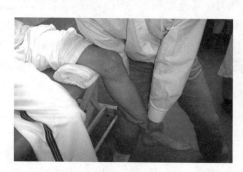 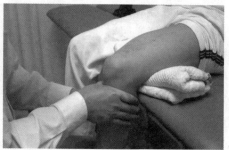

图8-39　长轴牵引　　　　　　　图8-40　前后向滑动

2. 肌力训练　通过运动的方式消除膝关节疼痛,最为核心的运动方法是肌肉力量训练,针对髋后侧、外侧的肌肉力量训练以及针对大腿前侧的肌肉力量训练是治疗膝关节疼痛的最佳手段。这里的髋后侧力量训练主要指的就是臀肌训练,髋外侧力量训练主要是髋部外展外旋肌肉——包括臀中肌、臀小肌、梨状肌的力量训练,大腿前侧肌肉训练主要是股四头肌力量训练。

在运动过程中,出现大腿内收内旋（即膝盖内扣）就会大大增加髌股关节面的压力,从而诱发膝关节疼痛,所以加强髋外展外旋肌肉训练可以对抗下肢力线异常,而加强臀肌训练可以有效促进伸髋动作从而分担股四头肌用力程度,同样,加强股四头肌训练则可以直接减轻髌股关节面压力。

（1）加强臀肌的训练动作:臀桥（图8-41）、单腿臀桥（图8-42）。

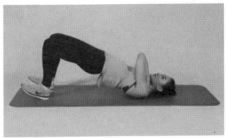

图 8-41　臀桥

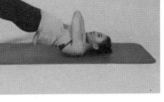

图 8-42　单腿臀桥

（2）加强髋部外展外旋肌肉的训练动作：侧卧上摆腿（图 8-43）、蚌式开合（图 8-44）、跪姿侧摆腿（图 8-45）。

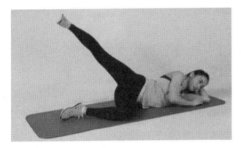

图 8-43　侧卧上摆腿

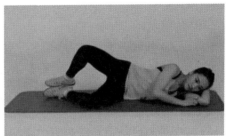

图 8-44　蚌式开合

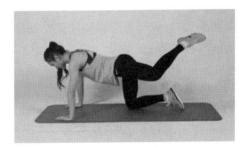

图 8-45　跪姿侧摆腿

（3）加强股四头肌的训练动作：直腿抬高（图 8-46）、无负重深蹲等（图 8-47）。

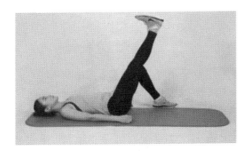

图 8-46　直腿抬高

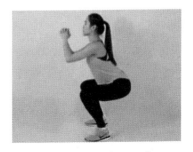

图 8-47　无负重深蹲

二、活动范围受限康复

（一）物理治疗

采用神经肌肉电刺激,脉冲超短波,推拿按摩等物理疗法。临床上将康复训练与推拿按摩治疗膝关节活动受限,能够取得良好的治疗效果。推拿能够解除肌肉痉挛、舒筋活络,恢复正常的解剖位或功能位。

（二）中药熏蒸

药液的适宜温度在 35 ~ 40 ℃,要掌握好药的温度避免烫伤。温热对肌肉僵硬有软化作用,配以活血化瘀、疏通经络、调节气血的药物可以改善膝关节局部的血液循环,消除炎症水肿,解除肌肉痉挛,关节粘连得到改善,恢复膝关节正常的生理功能。

（三）关节活动技术

1. 被动运动

（1）徒手被动训练:患者仰卧位,治疗师一手托住患侧膝关节腘窝处,一手握住患侧踝关节的近端缓慢地做膝关节的屈曲运动,再做伸展运动。

（2）持续被动 CMP 训练:CMP 是关节功能持续被动活动的康复技术,可以减轻膝关节及周围组织的疼痛和肿胀,防止膝关节僵硬,增加膝关节活动范围。

CMP 的作用原理是带动膝关节受限的患肢做持续的被动屈伸训练,加快关节润滑液的扩散,改善膝关节的挛缩情况。

2. 主动助力运动

（1）自我辅助关节活动技术:用健侧手帮助患侧膝关节做屈曲运动。

（2）器械辅助关节活动技术:改善膝关节活动度的器械也可选用治疗架、滑轮、套带的组合装置。

3. 主动运动　患者可坐位或卧位,主动屈、伸膝关节。

练习以下两个动作加强膝关节伸屈力量,通过主动收缩肌肉(在肌力允许的范围内可适当增加阻力),利于挛缩的肌肉恢复肌力,对膝关节力量的恢复有很大好处。

（1）患者坐于床边或椅子上,练习伸小腿。

（2）俯卧位下屈小腿练习。

（四）关节松动技术

1. 股胫关节

（1）前后向滑动

作用:增加膝关节伸的活动范围。

患者体位:①患者仰卧位,下肢伸直,患侧腘窝下垫一毛巾卷;②患者坐位,患侧下肢屈膝,腘窝下垫一毛巾卷。

治疗师位置及操作手法:①治疗师面向患者站立,上方手放在大腿远端的前面,下方手放在小腿近端前面,虎口位于胫骨结节稍上方。上方手固定,上身前倾,借助身体及上肢力量将胫骨向背侧推动。②治疗师面向患者坐位,一手虎口或掌根部放在小腿近端大约胫骨结节处,一手握住小腿远端,将胫骨近端向背侧推动。

（2）后前向滑动

作用:增加膝关节屈曲活动范围。

患者体位:仰卧位,患侧下肢屈髋,屈膝,足平放床上,健侧下肢伸直。

治疗师位置及操作手法:坐在治疗床一侧,大腿压住患者足部,双手握住小腿近端,拇指放在髌骨下缘,四指放腘窝后方。双手固定,身体后倾,将胫骨向前拉动。

（3）侧方滑动

作用:增加膝关节活动范围。

患者体位:仰卧位,下肢伸直。

治疗师位置及操作手法:站立于患侧,双手将下肢托起,内侧手放在小腿近端内侧,外侧手放在大腿远端外侧,将小腿夹在内侧前臂与躯干之间。外侧手固定,内侧手将胫骨向外侧推动。

注意:此手法和骨科检查膝关节内侧副韧带损伤的手法相同。

（4）伸膝摆动

作用:增加膝关节伸的活动范围。

患者体位:仰卧位,患侧下肢稍外展,屈膝。

治疗师位置及操作手法:面向患者足的方向站立于患侧,双手抬起患侧下肢,将其置于内侧上肢与躯干之间。双手握住小腿远端,稍将小腿向下牵拉,并同时将小腿向上摆动。

（5）旋转摆动

作用:内旋摆动增加小腿内旋活动范围,外旋摆动增加小腿外旋活动范围。

患者体位:①患者坐位,小腿垂于治疗床沿;②患者仰卧位,下肢稍外展。

治疗师位置及操作手法:①治疗师面向患者坐在一低凳上,双手握住小腿近端,并稍向下牵引。内旋时,向内转动小腿;外旋时,向外转动小腿。②治疗师面向患者站立,双手托起患者下肢,上方手放在大腿远端前面,下方手托住足跟。上方手固定,下方手将小腿向外转动（内旋）或向内转动（外旋）。

2.髌股关节

（1）分离牵引

作用:一般松动,增加髌骨活动范围。

患者体位:仰卧位,稍屈膝,可以在腘窝下垫一毛巾卷。

治疗师位置及操作手法:面向患者站立于患侧,双手拇指与示指分别放在髌骨两侧。双手握住髌骨,同时向上抬动。

（2）侧方滑动

作用:一般松动,增加髌骨活动范围。

患者体位:仰卧位,稍屈膝,可以在腘窝下垫一毛巾卷。

治疗师位置及操作手法:站在患侧膝关节外侧。双手拇指放在髌骨外侧,示指放在对侧。双手固定,同时将髌骨向外侧或内侧推动。

（3）上下滑动

作用：向上（头部方向）滑动时，增加伸膝活动范围；向下（足部方向）滑动时，增加屈膝活动范围。

患者体位：仰卧位，稍屈膝，可以在腘窝下垫一毛巾卷。

治疗师位置及操作手法：面向患者站立于患侧。向下滑动时，双手拇指放在髌骨上端，其余4指放在髌骨两侧。向上滑动时，双手拇指放在髌骨下端，其余4指放在髌骨两侧。双手同时用力将髌骨向上或向下推动。如果髌骨活动明显受限，可以将一侧手的虎口或掌根放在髌骨的上端（向下滑动）或下端（向上滑动），另一侧手虎口放在髌骨的下方（向下滑动）或上方（向上滑动）。

（五）肌肉牵伸技术

1. 徒手被动牵伸技术

（1）牵伸伸膝肌群

牵伸目的：增加膝关节屈曲的活动范围。

患者体位：俯卧位，牵伸侧下肢屈膝，在大腿下垫一毛巾卷，防止牵伸时髂前上棘和髌骨被挤压，非牵伸侧下肢伸直。

治疗师体位：面向患者立于牵伸侧，上方手置于臀部固定骨盆，下方手握住小腿远端外踝处。

牵伸手法：上方手固定骨盆，下方手被动屈膝至最大范围，保持15～30 s，重复3～5次。

牵伸伸膝肌群也可在坐位进行：患者坐在床沿，屈髋90°，尽量屈膝。治疗师立于牵伸侧下肢外侧，上方手固定大腿远端，下方手握住内外踝上方，尽量向后推小腿使膝关节屈曲至最大范围，牵伸伸膝肌群。

上述两种方法中，取坐位时对增加屈膝0°～90°效果最好，取俯卧位时对增加屈膝90°～135°效果最好。

（2）牵伸屈膝肌群

牵伸目的：增加膝关节伸展的活动范围。

患者体位：俯卧位，下肢伸展，在大腿远端垫一毛巾卷。

治疗师体位：面向患者足部立于牵伸侧，上方手置于大腿后部固定骨盆及股骨，下方手握住小腿远端踝关节处。

牵伸手法：上方手固定股骨和骨盆，下方手将小腿向下压至膝关节伸展最大范围，保持15～30 s，重复3～5次。

如果伸膝在末端活动受限，患者可取仰卧位进行牵伸。治疗师立于牵伸侧，上方手置于髌骨上方固定大腿和髋部，阻止牵伸过程中髋关节屈曲，下方手握住小腿远端踝关节处，向上抬小腿。

2. 自我牵伸技术

（1）自我牵伸伸膝肌群：根据屈膝活动的受限程度可采用不同的牵伸方法。如果屈膝活动范围大于30°，可取立位，患侧下肢放在一小凳上，双手重叠置于髌骨上方向下压，同时小腿向前运动，牵伸伸膝肌群。如果屈膝活动范围小于90°，可双手扶椅背，屈髋、屈膝下蹲,借助自身身体的重量,牵伸伸膝肌群。如果屈膝活动范围大于90°,牵伸侧下肢可放在较高的椅上,双手握住椅背,身体前倾,同时屈髋、屈膝,该方法对牵伸踝跖屈肌,增加踝背伸也有较好的作用。

(2)自我牵伸屈膝肌群:患者坐在床沿,牵伸侧下肢伸膝置于床上,非牵伸侧下肢置于床沿外,双手叠加置于牵伸侧下肢髌骨上方,上身向前弯曲至最大范围,牵伸屈膝肌群。

三、肌力下降康复

膝关节只能完成屈伸运动,屈膝由大腿后肌群即腘绳肌(半腱肌、半膜肌、股二头肌);伸膝由大腿前肌群即股四头肌完成。

(一)屈膝肌群肌力训练

1.主动肌　包括股二头肌、半腱肌、半膜肌。

2.正常活动范围　0°~135°。

3.训练方法

(1)肌力1~3级

患者体位:俯卧位,伸直双下肢。

治疗师体位:面向患者站立,一手放在臀部固定骨盆,一手放在小腿远端。

方法:患者集中注意力,做全关节范围的屈膝动作,然后复位,重复进行。1级肌力时,治疗师给予助力帮助屈曲膝关节;2级肌力时,只帮助托起患侧小腿,不给予屈曲膝关节的助力;3级肌力时,患者俯卧位,膝关节伸直,抗重力做屈膝动作。

(2)肌力4~5级

患者体位:俯卧位,伸直双下肢。

治疗师体位:立于患侧,一手放在臀部固定骨盆,一手放在小腿远端并向下施加阻力。

等张抗阻力方法:患者抗阻力全范围屈膝,然后复位,重复进行。

(3)沙袋训练:增强屈膝肌群肌力时,患者站立,沙袋固定在小腿远端后面,屈膝小腿。

(4)弹力带训练:患者取坐位,弹力带一端固定在小腿远端,另一端固定在前面,面向弹力带,屈曲膝关节。

(5)滑轮或者墙壁拉力器训练:患者取坐位,增强伸膝肌群肌力时,患者面向滑轮或者拉力器而坐,屈曲膝关节。

(6)训练椅训练:者坐在训练椅上,增强伸膝肌群肌力时,小腿放在足托的前面,向后屈曲。训练时根据肌力大小调整负荷,动作缓慢,避免借助重力摆动下肢。

(二)伸膝肌群肌力训练

1.主动肌　股四头肌。

2.正常活动范围　0°~135°。

3.训练方法

(1)肌力1~3级

患者体位:1~2级时,健侧卧位,患侧下肢伸髋,屈膝90°;3级时,患者仰卧或坐位,小腿于床沿外下垂。

治疗师体位:1~2级,面向患者站立,一手固定大腿远端,一手托住小腿远端。

方法:患者集中注意力,努力做全范围的伸膝动作,然后复位,重复进行。1级肌力时,治疗师给予助力帮助伸展膝关节;2级肌力时,只帮助托起患侧小腿,不给予伸展膝关节的助力;3级肌力时,小腿抗重力向上抬起。

(2)肌力4~5级

患者体位:坐位,双下肢垂于床沿,大腿下方放一毛巾卷。

治疗师体位:面向患者站立,上方手放在膝关节上方,固定股骨,下方手握住小腿远端并向后施加阻力。

等张抗阻力方法:患者抗阻力全范围伸膝,然后复位,重复进行

(3)沙袋训练:增强伸膝肌群肌力时,患者仰卧屈髋屈膝位或坐位,沙袋固定在小腿远端前面,伸直膝关节。

(4)弹力带训练:患者取坐位,弹力带一端固定在小腿远端,另一端固定在凳腿,背向弹力带,伸直膝关节。

(5)滑轮或者墙壁拉力器训练:患者取坐位或俯卧位均可,增强伸膝肌群肌力时,患者背向滑轮或者拉力器而坐,伸直膝关节。

(6)训练椅训练:患者坐在训练椅上,增强伸膝肌群肌力时,小腿放在足托的后面,向前抬起。训练时根据肌力大小调整负荷,动作缓慢,避免借助重力摆动下肢。

(丁文超)

第九章
踝足部运动系统解剖与康复应用

第一节 踝足部骨、关节、肌肉功能解剖

一、踝足部骨结构与骨性标志

足部是人体运动和承重的最主要部分,被认为是一个半刚体多关节的复杂肌骨结构。足部有 28 块骨(包括两块第一跖骨下籽骨),30 多个关节,以及超过 100 条相互交叉的肌肉和韧带,与胫骨和腓骨等踝部结构,它们共同组成了足踝部分的肌肉骨骼系统。

(一)踝关节

踝关节的骨性结构由胫骨、腓骨远端与足部的距骨组成,踝穴容纳距骨体。

冠状面:外踝较内踝低 1 cm 左右。

矢状面:外踝较内踝偏向后 1 cm,后踝较前踝更向下延伸,限制距骨后移。

1. 腓骨 位于小腿外侧下端稍膨大,叫外踝,可在体表扪到,外踝的内面有呈三角形的关节面,和胫骨下端的关节面共同构成关节窝,与距骨相关节。

骨性标志点:腓骨外髁。

解剖学位置:腓骨下部外侧的骨性隆起部。

触诊方法:确认腓骨下部的骨隆起部后,按压到的骨性最突出部即为腓骨外髁。

2. 胫骨 胫骨下端膨大,下面有与距骨相接的关节面,内侧有伸向下的骨突,称为内踝。

骨性标志点:胫骨内髁。

解剖学位置:胫骨下内侧的骨性隆起部。

触诊方法:从胫骨内侧向下方追溯,按压到的骨性最突出部即为胫骨内髁。

(二)足骨

足骨是人体脚部骨骼的统称,包括跗骨、跖骨和趾骨 3 部分。

1. 跗骨 共包含 7 块短骨,位于足骨的近侧部,相当于手的腕骨,排成前、中、后 3 列。后列有前上方的距骨和后下方的跟骨;中列有偏内侧的足舟骨;前列有内、中、外侧的楔

骨和跟骨前方的骰骨(图9-1)。

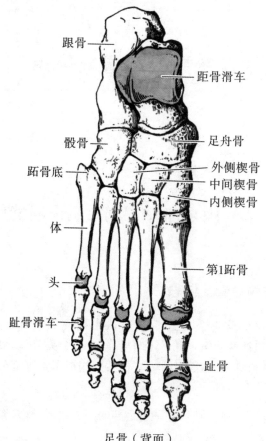

图9-1 足骨背面

(1)距骨:距骨位于跟骨的上方,可分为头、颈、体3部。前部为距骨头,前面有关节面与舟骨相接。头后稍细部分为距骨颈。颈后较大的部分为距骨体,体上面及两侧面的上份均为关节面,称为距骨滑车,前宽后窄,与胫骨下关节面及内、外踝关节面构成踝关节。体和头的下面,有前、中、后3个关节面,分别与跟骨上面的相应的关节面相关节(图9-2)。

(2)跟骨:跟骨位于距骨的下方,前端为一鞍状关节面,与骰骨相关节,后部膨大,叫做跟结节。上面的前分有前、中、后3个关节面,与距骨下面相应的关节面构成关节。内侧面的前上部有一突起,支撑上方的距骨,名载距突(图9-3)。

骨性标志点:

1)跟骨隆起

解剖学位置:跟骨隆起是跟骨后面的骨性隆起,是跟腱的附着部。

触诊方法:确认跟腱后,向下方追溯,按压到的骨性突出部即为跟骨隆起。

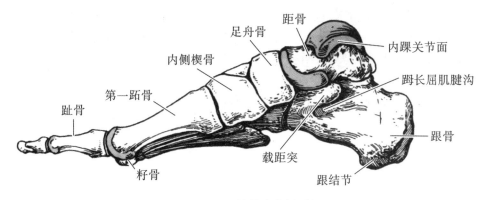

足骨（内侧面）

图9-2 足骨内侧面

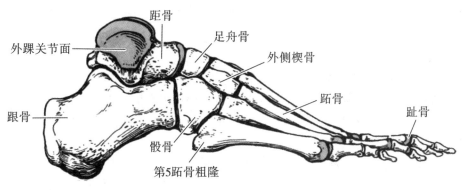

图9-3 足骨外侧面

2）跟骨载距突部

解剖学位置：跟骨载距突部是位于胫骨内踝约1横指前下方的骨性突出部。

触诊方法：首先确认胫骨内踝的位置，然后在约1横指前下方按压到的骨性突出部即为跟骨载距突部。

3）跟骨前部

解剖学位置：跟骨前部位于距骨的后方。

触诊方法：首先确认腓骨外踝的位置，然后在其前下方按压到的骨性突出部即为跟骨前部。

（3）足舟骨：足舟骨呈舟状，位于距骨头与3块楔骨之间。舟骨的后面凹陷接距骨头，前面隆凸与3块楔骨相关节。内侧面的隆起为足舟骨粗隆。

骨性标志点：舟状骨结节。

解剖学位置：足舟骨位于足跟骨内侧，是突出的舟状骨结节。

触诊方法：舟状骨结节触诊方法：首先确认胫骨内踝，然后在其约2横指前下方按压到的骨性突出部即为舟状骨结节；足舟骨触诊方法：确认舟状骨结节后，沿着脚背进行按压即可确认舟骨。

（4）骰骨：骰骨呈立方形，位于跟骨与第4、5跖骨底之间，内侧面接第3楔骨及舟骨。

（5）楔骨：楔骨共3块其序数自拇趾侧数起，由内向外分别称为第1、2、3楔骨，向前分别与第1、2、3跖骨底相关节。

骨性标志点：第1楔状骨。

解剖学位置：第1楔状骨在3个楔状骨中位于最内侧，在舟状骨和第1跖骨之间。

触诊方法：首先确认与第1跖骨的关节裂隙，然后按压位于其后方的骨，即可确认第1楔形骨。

2.跖骨　位于足骨的中间部，共5块，其形状大致与掌骨相当，但比掌骨长而粗壮。其序数自拇趾侧数起。每一跖骨都分为底、体和小头3部，第1、2、3跖骨底分别与第1、2、3楔骨相关节，第4、5跖骨底与骰骨相关节。小头与第1节（近节）趾骨底相关节。第5跖骨底向后外伸出的骨突，叫做第5跖骨粗隆。

骨性标志点：第1～5跖骨。

解剖学位置：第1～5跖骨位于足跟骨的远端。跖骨从近位开始，由跖骨底、跖骨体、跖骨头组成。第5跖骨，位于距骨的远端。第5跖骨粗面是向外侧突出的骨性突出部。

触诊方法：第1跖骨触诊，首先确认第1掌指关节，然后沿着近位向远端进行按压以确认第1跖骨的位置。同样，第2～5跖骨的触诊，确认了掌指关节后，沿着近位向远端进行按压确认。第5跖骨粗面的触诊：在第5跖骨底部外侧按压到的骨性突出部即为第5跖骨粗面。

3.趾骨　共14块，形状和排列与指骨相似，属于长骨，但都较短小。趾骨除第1趾骨为两节外余均为3节，每节趾骨也大体分为底体头3部分，按解剖位置分为近节趾骨、中节趾骨和远节趾骨。

二、踝足部关节结构与功能

足关节包括距小腿关节（距上关节）、距下关节、跟骰关节等。

（一）距小腿关节

距小腿关节俗称踝关节，又名距上关节，属滑车关节，关节窝是由胫骨下关节面、内踝关节面和腓骨的外踝关节面共同构成，关节头由距骨滑车构成。关节囊前后部松弛而两侧由副韧带增强。在内侧为三角韧带自内踝开始呈扇形向下，止于舟骨、距骨和跟骨。外侧的韧带有3条，它们完全独立，前方为距腓前韧带，中间为跟腓韧带，后为距腓韧带，上述3条韧带都起于外踝，然后向前、下、后分别止于距骨、跟骨。在运动中，踝部扭伤时，大多数累及外侧的3条韧带。足绕关节的额状轴做屈（即绷直足面，又称跖屈），伸（即勾足尖，又称背屈）运动。由于距骨滑车前宽后窄，跖屈时，较窄的滑车后部进入宽大的关节窝内，尚能做微小的侧方（收展）运动。加固关节的主要韧带有：距腓前韧带（位于关节囊背外侧，由腓骨外踝到距骨前面）、距腓后韧带（位于关节囊后面，由腓骨外踝到距骨后面）、跟腓韧带（位于关节囊外侧，由腓骨外踝尖到跟骨外侧）和三角韧带（位于关节囊内侧，由胫骨内踝分别到距、跟、舟骨内侧）。

（二）距下关节

距下关节由距跟关节和距跟舟关节组成，又称距跗关节。距跟关节由距骨的后跟关节面和跟骨的后距关节面构成。距跟舟关节的关节头由距骨头的舟关节面，关节窝由舟骨后面的距关节面及跟骨的前、中距关节面构成。上述两关节在功能上是联合关节，使足绕一个斜形的矢状轴做旋内和旋外运动。旋外时，提起足的内侧缘，使足底转向内侧称足内翻（常伴随足的跖屈），旋内时，提起足的外侧缘使足底转向外侧称足外翻（常伴随足的背屈）。加固关节的主要韧带有：距跟骨间韧带和跟舟足底韧带，又称弹簧韧带，位于足底内侧距上、距下关节又合称足关节。

踝关节周围韧带构成的关节囊前后松弛，两侧较紧。踝关节的前后韧带较薄弱，有利于踝的屈伸活动。踝关节的内、外侧副韧带比较坚强。内侧韧带又称三角韧带，分深浅两层。浅层为胫跟韧带，止于跟骨载距突的上部。深层呈三角形，尖朝上，基底朝下，止于距骨颈、体的非关节部分。外侧副韧带不如内侧韧带坚强，分3束，即跟腓韧带（外束）和距腓前、后韧带（前束、后束）。（除关节、韧带之外，肌腱也加强踝关节的稳定性，如后方有跟腱、前方有拇长伸肌和趾伸肌，前内方有胫骨前肌，后内方有胫骨后肌，外方有腓骨长、短肌）

踝关节为人体最大的屈戌关节，运动轴在横贯距骨体的横轴上。足可作背伸与跖屈活动。背伸肌有小腿前群肌，即胫骨前肌、拇长伸肌、趾长伸肌及第三腓骨肌。正常背伸活动幅度约为 $20° \sim 30°$。跖屈由小腿后群肌完成，小腿三头肌为主。跖屈幅度约为 $40° \sim 50°$。跖屈时踝关节有轻微旋转、收展与侧方运动。距骨体前宽后窄，背伸时宽部进入踝穴，关节稳固，不能内收与外展；跖屈时窄部入踝穴，关节松弛，微有侧方活动。踝关节的活动是负重情况下进行的，其稳定性很重要（站立时全身重量落在踝关节上，而行走时的负荷达体重的 5 倍）。

三、踝足部肌肉起止点、主要作用、触发点

踝足部的肌肉除了腓肠肌起于股骨外，起于都起于小腿骨，它们的肌腱跨过踝关节，甚至跨过踝足部各关节，止于足骨，因此这些肌肉都是多关节肌。

（一）背屈肌群

1.胫骨前肌

（1）部位：小腿前面，胫骨外侧。

（2）起点：胫骨体外侧面上 1/2。

（3）止点：内侧楔骨内侧面和第 1 跖骨底。

（4）主要作用：近固定使足在踝关节处伸（背屈）；使足内收和旋外（使足内翻）；远固定拉小腿在踝关节处向前，以及维持足弓的作用。

（5）触发点：位于该肌肌腹上 1/3 和肌腹中间（图 9-4）。

胫骨前肌触发点会引起无力、僵硬、麻木以及疼痛等症状，会将疼痛传递到大脚趾背、大脚趾内侧和踝前部，行走时疼痛会加剧。有时候疼痛会沿胫骨向上扩散。

2. 趾长伸肌

（1）部位：在胫骨前肌外侧。

（2）起点：腓、胫骨上端。

（3）止点：分为 5 条肌腱，4 条止于第 2～5 趾中节和远节趾骨底，最外侧一条肌腱止于第 5 跖骨底，称第三腓骨肌。

（4）作用：近固定使足在踝关节处伸（背屈）和伸第 2～5 趾。第三腓骨肌主要是维持外侧足弓，使足外翻。

（5）触发点：位于腓骨头远端 4 cm 和 8 cm 处各有一个触发点。大约在胫骨前肌触发点外侧 2～3 cm 的部位，也就是小腿的斜外侧（图 9-5）。

趾长伸肌触发点引起的疼痛主要位于足背，有时候也可能会往下扩散到除大脚趾之外的其他 4 个脚趾，也可能往上扩散到踝前部。

3. 踇长伸肌

（1）部位：在胫骨前肌和趾长伸肌之间。

（2）起点：腓骨前面和小腿骨间膜。

（3）止点：踇趾远节趾骨底。

（4）作用：近固定使足在踝关节处伸（背屈）和伸踇趾。

足背侧肌群的一个容易被人忽视的功能——在行走时，这些肌群离心收缩以减慢足底着地的速度，避免足底着地过猛。若肌肉因病引起弛张性瘫痪，就会造成"拍击"型步态，说明背屈肌群离心收缩的重要意义。

（5）触发点：位于小腿中远 1/3 交界处的远端，腓骨腹侧，趾长伸肌和胫骨前肌之间（图 9-6）。

踇长伸肌触发点引发的疼痛位于大脚趾，集中在第 1 跖骨头区域。少数情况下，疼痛可能会扩散到踝前部。

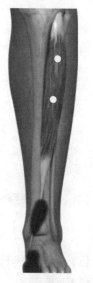

图 9-4　胫骨前肌触发点

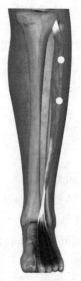

图 9-5　趾长伸肌触发点

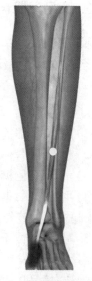

图 9-6　踇长伸肌触发点

（二）跖屈肌群

小腿三头肌位于小腿后面皮下,与维持直立姿势有关,在走跑跳等运动中的作用尤为显著。该肌分为深浅两侧,浅层为腓肠肌,深层为比目鱼肌。

近固定时小腿三头肌整体收缩,使足在踝关节处屈(跖屈),腓肠肌收缩使小腿在膝关节处屈。

远固定时小腿三头肌整体收缩拉股骨下端和胫骨、腓骨上端向后方,使膝关节伸直,协同维持人体直立。

1.腓肠肌

（1）起点:内侧头起自股骨内侧髁后面,外侧头起自股骨外侧髁后面。

（2）止点:内外侧两头在小腿中部汇合并与其深层的比目鱼肌合并,然后移行为跟腱,止于跟骨结节。

（3）作用:屈膝并使小腿回旋(内侧头旋内、外侧头旋外),最重要的作用是跖屈踝关节。直立时能固定膝踝两关节。

（4）触发点:有4个,都在胫骨后上段。

1）腓肠肌触发点1:在该肌肌腹中央,小腿内侧,牵涉疼痛区域主要位于足底内侧、踝关节内侧（图9-7）。

2）腓肠肌触发点2:位于该肌肌腹中央,小腿外侧。牵涉疼痛区域在小腿外侧近端1/3处（图9-8）。

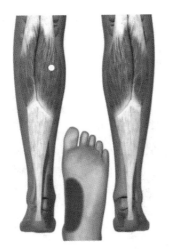

图9-7　腓肠肌触发点1

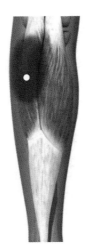

图9-8　腓肠肌触发点2

3）腓肠肌触发点3:在外侧头于股骨外侧髁的起点处。牵涉疼痛区域在触发点周围,外下腘窝处,并向周围弥散（图9-9）。

4）腓肠肌触发点4:在内侧头于股骨内侧髁的起点处。牵涉疼痛区域在触发点周围,并向上弥散至腘窝皮肤褶皱下,向下弥散至胫后中段（图9-10）。

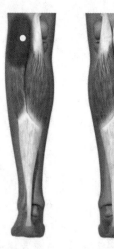
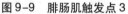
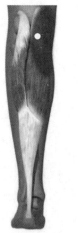
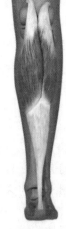

图 9-9　腓肠肌触发点 3　　　　　图 9-10　腓肠肌触发点 4

2. 比目鱼肌

（1）起点：胫骨和腓骨后面上部。

（2）止点：同腓肠肌合成跟腱，止于跟结节。

（3）作用：跖屈踝关节。

（4）触发点：有 4 个。

1）比目鱼肌触发点 1：位于该肌肉止点上方，略偏内侧。牵涉疼痛区域位于跟腱、足跟后方、足底、触发点周围（图 9-11）。

2）比目鱼肌触发点 2：位于该肌肉起点远端 2～3 cm 处，略偏外侧。牵涉疼痛区域位于小腿肚的上半部分（图 9-12）。

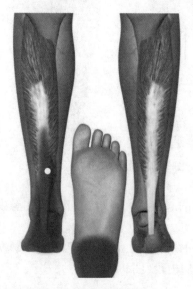
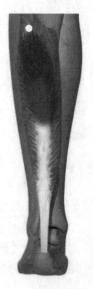
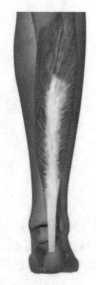

图 9-11　比目鱼肌触发点 1　　　　图 9-12　比目鱼肌触发点 2

3）比目鱼肌触发点3：在触发点1的近端,偏外侧。牵涉疼痛区域可放射至同侧的骶髂关节(图9-13)。

4）比目鱼肌触发点4：位于该肌腹中段,胫骨内侧。牵涉疼痛区域可放射至踝关节内侧(图9-14)。

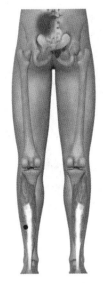 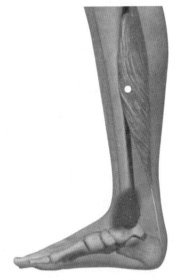

图9-13　比目鱼肌触发点3　　　　图9-14　比目鱼肌触发点4

3. 趾长屈肌

(1)部位:在小腿三头肌的深层。为羽状肌。

(2)起点:胫骨后面中部。

(3)止点:肌腱经内踝转至足底分成4条肌腱,止于第2～5趾远节趾骨。

(4)作用:近固定使足在踝关节处屈,使2～5趾屈和足内翻。远固定时保持足尖踮立姿势。

(5)触发点:位于小腿后面内侧近端1/3处。牵涉疼痛位于足背第1跖骨和大脚趾区域,有时呈细带状放射至触发点(图9-15)。

4. 蹈长屈肌

(1)部位:在小腿腓侧深层,为羽状肌。

(2)起点:腓骨体后面下部。

(3)止点:蹈趾远节趾骨底。

(4)作用:近固定使足在踝关节处屈,并使蹈趾屈和足内翻。远固定时保持足尖站立姿势。

(5)触发点:位于小腿后方中下1/3交界处略偏外侧。牵涉疼痛区域大蹈趾第1跖骨的足底侧(图9-16)。

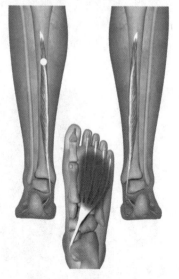

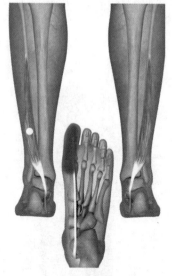

图9-15　趾长屈肌触发点　　　　　　图9-16　踇长屈肌触发点

5.胫骨后肌

（1）部位：在小腿三头肌深层。趾长、踇长屈肌之间。

（2）起点：胫骨、腓骨和小腿骨间膜后面。

（3）止点：舟骨粗隆和3块楔骨。

（4）作用：近固定使足在踝关节处屈，并使足内翻。远固定时保持足尖站立。

（5）触发点：胫骨后缘外侧和骨间膜的近端1/4。该触发点只有透过比目鱼肌方可触及。牵涉疼痛区域为足骨疼，从触发点向尾端，经小腿中部、踝关节（图9-17）。

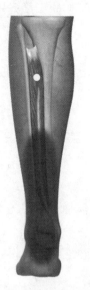

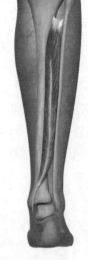

图9-17　胫骨后肌触发点

（三）内翻肌群

内翻肌群位于纵轴内侧的肌肉,包括上述的长伸肌、胫骨前肌、胫骨后肌、趾长屈肌、姆长屈肌及小腿三头肌。

（四）外翻肌群

外翻肌群位于纵轴外侧的肌肉,包括上述的趾长伸肌、第三腓骨肌及腓骨长肌与腓骨短肌。

1.腓骨长肌

（1）部位:在小腿外侧。

（2）起点:腓骨外侧面上方。

（3）止点:肌腱经外踝转至足底,止于内侧楔骨和第1跖骨底。

（4）作用:近固定使足在踝关节处屈和足外翻,并与胫骨前肌的肌腱共同在足底形成肌腱,维持内、外侧足弓及横足弓。

（5）触发点:腓骨头远端2~4 cm。牵涉疼痛区域包括踝关节外侧,以及头侧、尾侧和后方。小腿外侧中1/3处。足背外侧（图9-18）。

2.腓骨短肌

（1）部位:在腓骨长肌深层。

（2）起点:腓骨外侧面下方。

（3）止点:第5跖骨底。

（4）主要作用:使足在踝关节处屈和足外翻及维持外侧足弓。

（5）腓骨短肌触发点:位于小腿的中下1/3交界处、腓骨长肌肌腱的两侧。牵涉疼痛区域包括踝关节外侧。以及头侧、尾侧和后方。足背外侧（图9-19）。

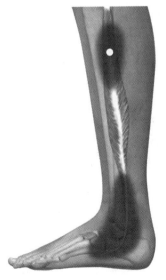
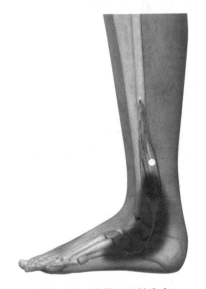

图9-18　腓骨长肌触发点　　　图9-19　腓骨短肌触发点

（五）足背肌

足背肌有踇短伸肌和趾短伸肌。

1. 踇短伸肌

（1）部位：在足背皮下，趾长伸肌腱深面。

（2）起点：跟骨前端上面。

（3）止点：踇近节趾骨底。

（4）作用：伸展内侧 4 趾的关节。

2. 趾短伸肌

（1）部位：在踇短伸肌外侧。

（2）起点：跟骨前端外侧面。

（3）止点：第 2～4 趾近节趾骨底。

（4）作用：伸展内侧 4 趾的关节。

（六）足底肌

足底肌又称跖肌，分为内侧群肌、外侧群肌和中间群肌。内侧群肌有踇展肌、踇短屈肌、踇收肌；外侧群肌有小趾展肌、小趾短屈肌；中间群肌有趾短屈肌、跖方肌、蚓状肌、骨间背侧肌和骨间足底肌等。

1. 踇展肌

（1）部位：足底内侧。为羽状肌。

（2）起点：跟骨结节内侧及舟骨粗隆。

（3）止点：踇近端趾骨底内侧。

（4）作用：外展踇和帮助屈曲踇的跖趾关节。

（5）触发点：分布于足底内侧缘肌腹内。牵涉疼痛区域为足底内侧。

2. 趾短屈肌

（1）部位：在足底中部。

（2）起点：跟骨结节。

（3）止点：分 4 个肌腱。止于第 3～5 趾中节趾骨底。

（4）作用：屈曲外侧 4 趾除远端趾间关节外的所有关节。

（5）触发点：位于足底中部的肌腹内。牵涉疼痛区域包括第 2～4 趾骨头以及稍远的区域（图 9-20）。

3. 踇短屈肌

（1）部位：足底内侧前端。

（2）起点：内侧楔骨底、胫骨后肌腱及跖长韧带

（3）止点：踇趾近节趾骨底。

（4）作用：屈曲踇趾的跖趾关节。

（5）触发点：位于足内侧第 1 跖骨头附近。牵涉疼痛区域在第 1 跖骨头的掌侧和内侧，包括第 1、2 跖骨头（图 9-21）。

4. 踇收肌

(1)部位:足底中部,分斜头和横头。

(2)起点:斜头起自踇长韧带、腓骨长肌腱、外侧楔骨和第 2～3 跖骨基底部,横头起自第 3～5 跖趾关节囊。

(3)止点:踇趾近节趾骨底。

(4)作用:内收趾和辅助屈曲趾的跖趾关节。

(5)触发点:位于该肌肌腹上。牵涉疼痛区域在触发点附近,足底前部,触发点是行走疼痛的主要根源,不走路时疼痛减轻(图 9-22)。

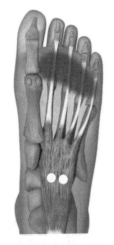

图 9-20　趾短屈肌触发点

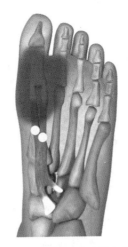

图 9-21　踇短屈肌触发点

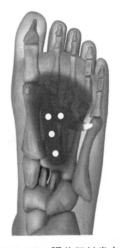

图 9-22　踇收肌触发点

5. 小趾展肌

(1)部位:足底外侧。

(2)起点:跟骨结节外侧。

(3)止点:内侧腱止于小趾近节趾骨底,外侧腱止于第 5 跖骨粗隆。

(4)作用:外展第 5 脚趾。

(5)触发点:遍布足底外侧的肌腹。牵涉疼痛区域在触发点附近,足外侧缘靠近足跟的部位,有时候会稍往上扩散到外踝。

6. 骨间背侧肌

(1)部位:跖骨间隙内。

(2)起点:相邻二跖骨的内侧。

(3)止点:第 2～4 近节趾骨底的外侧

(4)作用:外展(分开)脚趾,屈曲跖趾关节。

(5)触发点:位于各个跖骨之间,可从足背侧进行触诊。牵涉疼痛区域位于各足趾两侧该肌的止点处,可向足背放射。

7. 骨间足底肌

(1)部位:第 2～5 跖骨间隙内。

（2）起点：第3～5跖骨近侧端内侧面。

（3）止点：第3～5近节趾骨底。

（4）作用：内收（使靠近）脚趾，屈曲跖趾关节。

（5）触发点：位于各个跖骨之间，可从足底进行触诊。牵涉疼痛区域位于触发点附近，第2跖骨和第3跖骨处。

8.蚓状肌

（1）起点：趾长屈肌肌腱。

（2）止点：第2～5脚趾近端趾骨底内侧和相应的伸肌扩张部。

（3）作用：屈曲跖趾关节，伸展外侧4趾的趾间关节。

第二节　踝足部疾病的解剖学评定

一、常见踝足部疾病肌骨关节症状

（一）跟腱周围炎

任何对跟腱造成压力的活动，如进行需要突然开始和停止或改变方向的运动，都可能引发肌腱炎。穿着不合脚的鞋子，训练不足，或者骨刺脚后跟也可能导致跟腱炎。跟腱疼痛始于运动中或运动后，且疼痛的程度逐渐增加；在跟骨上方2～6 cm处按压肌腱，会感觉到明显的疼痛；疼痛刚开始伴有肿胀或肌腱增厚；长时间地跑步、上下楼梯、脚尖走路时，疼痛可加重；还可伴有小腿肌群紧张以及首次负重时疼痛。

（二）跟腱断裂

间接外力导致的跟腱断裂发生于踝关节背伸位进行弹跳或蹬踏动作时。患者常诉有足跟后方有棒击感，随即出现提踵无力，无法完成蹬地、跳跃等动作。表现为行走困难及推进无力并伴有跛行，跟腱处出现凹陷。接下来的几小时或几天内软组织逐渐肿胀，踝关节后方出现沿足跟的瘀斑。最易明确诊断的检查方法是通过挤压小腿后方肌肉（Thompson征）来判断腓肠肌–比目鱼肌复合体的连续性。令患者俯卧双足置于床沿外，手捏小腿三头肌肌腹，正常侧踝于捏肌肉时立即跖屈，跟腱完全断裂时捏肌肉时踝关节不动。

（三）踝关节韧带损伤

1.踝关节疼痛　踝关节韧带损伤最常见的症状之一是踝关节外侧的剧烈疼痛。疼痛程度随踝关节的活动而增加。走路或坐着时疼痛程度的症状会增加。患踝关节韧带损伤的患者在躺下和腿抬高到水平以上时感觉更好。

2.踝关节肿胀　踝关节韧带损伤患者最可能以踝关节肿胀为主诉。脚踝肿胀可能会慢慢或很快肿起来。肿胀是由于踝关节韧带损伤引起的软组织水肿和皮下组织出血所致。

3.足不能活动　踝关节受损的患者会出现足不能活动的症状。患者常因疼痛而限制踝关节活动,因血肿而不能活动。

4.踝关节压痛　踝关节韧带损伤的症状之一是外踝外侧的疼痛。触诊时痛剧。检查后疼痛继续加剧。

5.踝关节僵硬　检查踝关节韧带损伤后发现踝关节僵硬。由于疼痛和血肿,被动跖屈和背屈受到限制。

6.皮肤颜色改变　因皮下淤血使皮肤呈紫色。出血是由韧带周围的小血管撕裂引起的。

(四)跗管综合征

轻者常在行走、久立或劳累后,内踝下方不适,局部有压痛。较重者足踝部和跟骨内侧出现麻木及烧灼样疼痛,跗管部有梭形肿块,叩压可引起明显疼痛,并可向足底放射,部分患者为缓解疼痛走路时呈内翻位。中期患者症状加重,疼痛呈持续性,范围可扩大,沿小腿内侧向上放射至膝关节下方。后期患者上述症状加剧,并可出现跗内侧神经支配区皮肤干燥、不出汗、脱皮、皮色青紫等自主神经紊乱的症状。也可见蹈展肌或小趾展肌和第一、二骨间肌的肌肉萎缩。

(五)足副舟骨损伤

有足内翻或旋后位扭伤史,自觉内踝前下逐渐隆起,跑、跳、走疼痛,休息后好转。

(六)腓骨肌腱炎

腓骨肌腱炎会出现脚踝以及小腿外侧的疼痛。活动后疼痛加剧,休息后减轻。脚踝周围肿胀、发红或发热。肌腱增厚,有肿块或结节随肌腱移动。早上醒来最明显,活动后减轻。

(七)胫骨后肌腱炎

通常会导致踝关节内侧疼痛,并伴有肿胀。如果不及时治疗,可能会导致严重的行走问题。

(八)跟痛症

引起跟痛症的原因很多,例如足底筋膜炎、跟垫病变、神经源性跟痛、跟骨骨刺、跟骨损伤、跟骨骨质疏松、跟腱损伤等。

大部分跟痛症患者为年龄在40~70岁的男性,爱活动、足弓正常、单侧发病。肥胖是易患因素之一,当患者体重过重时,症状更难控制。患者主诉是跟下疼痛,晨起或坐片刻后加重。行走后疼痛减轻,白天患者相对较舒适。傍晚疼痛逐渐加重,不负重后可缓解。最常见的体征是跟骨结节内下面的局限性压痛。如将痛侧与对侧足跟相比,可发现有轻微肿胀及红斑。症状持续时间从数周、数月到数年不等。约50%患者X线片示有跟骨骨刺,但此现象的确切意义尚不肯定。

(九)跖骨疲劳性骨膜炎与骨折

1.疼痛　最初运动员感觉在跑跳或竞走时足痛。如果运动性质不改变,痛即逐渐加重,甚至日常走路时亦痛。前脚用力蹬地时伤部出现疼痛。

2.压痛　于间隙的软组织及骨上有压痛。

3.足背肿胀　为较晚出现的症状,触诊时可见软组织肿胀及某一跖骨骨膜肥厚不平或骨性肿大。

4. X线检查 早期X线无变化,约3周后可见跖骨骨膜下化骨,形状不规则,或使跖骨干呈梭形肿大。

(十)关节炎

1. 骨关节炎 是一种"磨损"性关节炎,随年龄增长,踝关节软骨退行性变,出现疼痛。开始为间歇性的疼痛,随着时间的推移,疼痛会加重,持续存在。

2. 类风湿性关节炎 是一种自身免疫性疾病,涉及全身多个关节,大多数情况下,包括足和踝。类风湿性关节炎患者也可能会出现全身症状,如疲劳或意外体重减轻。

3. 创伤后关节炎 可能在足踝受伤后发生。与骨关节炎相似,踝关节内的软骨磨损。

(十一)骨折

踝关节骨折常见,包括胫骨骨折、腓骨骨折、距骨骨折。与踝关节扭伤相似,扭伤或扭伤脚踝或摔倒可能导致踝关节骨折。症状包括剧痛、肿胀、瘀伤、患肢不能承重。如果踝关节除骨折外还有脱臼,会出现畸形。

(十二)骨挫伤

足踝骨挫伤为比骨折轻的骨骼损伤。踝骨瘀伤可能会自行发生,也可能伴随踝关节扭伤而发生。表现为严重的疼痛和肿胀,类似于骨折。

(十三)痛风

痛风是一种炎症性关节炎,由一个或多个关节内尿酸晶体的形成而发生。

(十四)骨感染

骨内感染(骨髓炎)很少发生在脚踝。除了踝关节疼痛外,其他感染骨骼的症状包括发热和肿胀。

(十五)腓神经病变

腓总神经沿着小腿向下延伸,分支为腓深神经和腓浅神经。若神经受到压迫,会引起的症状取决于压迫的部位。如腓深神经压迫导致踝两侧疼痛,同时脚趾间有烧灼感或刺痛感。

二、踝足部骨、韧带、肌、筋膜触诊

(一)距跟外侧韧带

距跟外侧韧带可能发生扭伤或拉伤。跟骨相对于距骨翻转时,加压触诊可引起疼痛。临床加压触诊和重复创伤动作等操作可引起疼痛。

检查者示指显示的是距下关节的外侧间隙。正对示指的骨性突起是距骨的外侧突,它是距骨体外侧的最突起部分(图9-23)。

注意:要考虑距骨外侧突可能发生完全性骨折。

(二)距跟内侧韧带

距跟内侧韧带连结了距骨的后内侧结节和载距突的后缘,它可能在足外翻扭伤后发生拉伤。加压触诊载距突的后缘或距骨后内侧结节可引起疼痛。

如图9-24所示,检查者示指指示处为距跟前关节内侧间隙。靠近示指的骨性突起是跟骨小突。它与关节面相延续,构成跟骨中间关节面,组成一个联合关节体。

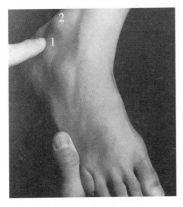

1. 距骨的外侧突;2. 外踝。

图9-23　距下关节的外侧间隙

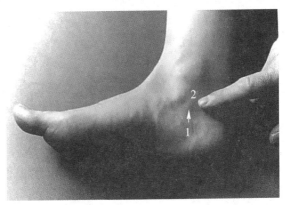

1. 载距突的后部;2. 距骨的后内侧结节。

图9-24　距跟前关节内侧间隙

（三）距腓前韧带

距腓前韧带近侧端附着于外踝前缘的中部,其远侧端附着于距骨颈外侧面,外踝面的前方。检查者带动被检查者的足,使其处于内收、旋后、轻微跖屈位,有利于触诊此韧带(图9-25)。

足内翻和跖屈时,此韧带易发生扭伤。当患者扭伤或拉伤时,加压触诊此韧带可引起或加剧疼痛。此韧带损伤时,踝前部肿胀,伴有或不伴有皮肤青紫。

注意:有发生外踝前缘撕裂骨折的可能。

（四）跟腓韧带

跟腓韧带近侧端附着于外踝前缘、距腓前韧带的下方;其远侧端附着于跟骨的外侧面(图9-26)。

足内翻并跖屈扭伤时,踝关节前部肿胀,伴有或不伴有皮肤青紫,要考虑此韧带受损。此时,加压触诊此处或跟骨将引起疼痛。

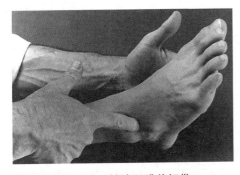

图9-25　触诊距腓前韧带

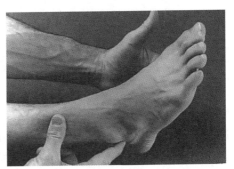

图9-26　触诊跟腓韧带

（五）距腓后韧带

距腓后韧带近侧端附着于外踝内侧面,关节面的后下方;其远侧端附着于跟骨外缘的外侧结节。此韧带呈水平位,位于胫腓下关节的胫腓后韧带的下方。

此韧带病变时,触诊距骨的后外侧结节或外踝的后缘,可引起疼痛。

（六）三角韧带浅层

此韧带有两束纤维。

胫舟束(5):紧张于内踝和足舟骨(1)之间(前部)。

胫跟束(6):紧张于内踝和载距突(4)之间,以及内踝和跟舟跖侧韧带(3)之间(后部)。

注:检查者示指显示的是浅层韧带(图9-27)。

此处加压触诊浅层韧带如引起疼痛,提示此韧带有拉伤可能。跟骨相对于距骨翻转使此韧带紧张,能否引起疼痛有助于确诊。

（七）胫距前韧带

胫距前韧带位于三角韧带的深层,检查者左手示指显示的是胫距前韧带,位于内踝和距骨颈之间(图9-28)。

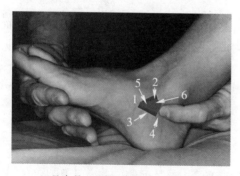

1. 足舟骨;2. 胫距前韧带;3. 跟舟跖侧韧带;4. 载距突;5. 胫舟韧带;6. 胫跟韧带。

图9-27　三角韧带的浅层触诊部位

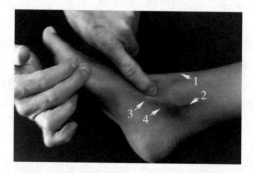

1. 胫骨前肌;2. 胫骨后肌;3. 跟舟跖侧韧带;4. 载距突。

图9-28　胫距前韧带

（八）胫距后韧带

胫距后韧带(5)附着于内踝内侧面,关节囊的下方;延续至距骨后内侧结节,同样位于三角韧带的深层。图9-29所示,是此韧带的后部,靠近韧带在距骨后内侧结节附着处。

（九）胫腓后韧带

检查者示指向下滑动至外踝后沟,手指下触及的(从上至下排列)第一条韧带即胫腓后韧带。它的下方有一条增强关节囊的纤维束,再向下可触及距腓后韧带(图9-30)。

胫腓后韧带参与胫腓骨远侧的连结,即胫腓远侧联合,同时尚有胫腓前韧带和胫腓骨间韧带,共同参与连结胫腓二骨。

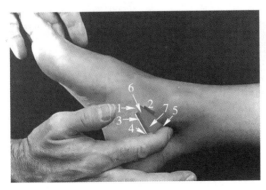 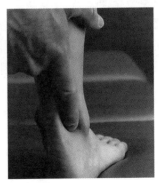

1.足舟骨；2.胫距前韧带；3.跟舟跖侧韧带；4.载
距突；5.胫距后韧带；6.舟韧带；7.胫跟韧带。

图 9-29　胫距后韧带

图 9-30　胫腓后韧带

三、踝足部关节形态、功能检查

(一)望诊

1.踝关节肿胀　常见的原因是踝部筋伤、骨折、踝关节结核、骨性关节炎等造成肿胀。

2.足踝部畸形

(1)马蹄足:行走时前足着地负重,踝关节跖屈位,足跟悬起。

(2)仰趾足:行走时足跟着地负重,踝关节保持在背伸位,前足仰起。

(3)内翻足:足底向内翻转,行走时足背外侧缘着地。

(4)外翻足:足底向外翻转,行走时足内侧缘着地。

(5)扁平足:足纵弓塌陷变平,足跟外翻,前足外展。

(6)高弓足:足的纵弓异常升高,行走时足跟和距骨头着地。

3.足趾畸形

(1)足趾外翻:足趾向外偏斜合并第1跖骨内翻,第1、2跖骨间隙增宽,第1跖骨头内侧皮下常有增厚的滑囊,常伴有平足。

(2)足趾内翻:足趾向内偏斜,少见。

(3)爪状趾:表现为跖趾关节过伸,趾间关节屈曲,趾背常有胼胝,以第2趾多见。

(4)锤状趾:主要表现为近端趾间关节屈曲畸形。

(5)重叠小趾:为先天性畸形,多为双侧性,小趾叠于第4趾上方。

4.趾甲畸形

(1)嵌甲:趾甲缘生长时嵌入软组织内。

(2)甲下骨疣:由外伤或骨膜炎引起。趾骨骨疣可将趾甲顶起,趾甲逐渐变厚,疼痛加重。

(二)运动检查

1.踝关节背伸　嘱患者坐在检查床边,两膝关节屈曲90°,两小腿悬垂,嘱患者从中立位做踝关节背伸运动,正常可达30°。

2.踝关节跖屈　检查时体位同前,嘱患者作踝关节跖屈运动,正常可达45°。

3.跟距关节内翻　检查时体位同前,嘱患者作足内翻运动,正常内翻可达30°。

4.跟距关节外翻　检查时体位同前,嘱患者作足的外翻运动,正常可达30°。

5.跗骨间关节的内收与外展　检查时医者一手握住患者足跟部,使之保持中立位。另一手握住患者足前部,作内收、外展被动活动,正常的被动内收活动可达20°,被动外展活动可达10°。正常时此关节无自主的内收和外展运动。

6.第1跖趾关节的屈曲与背伸　此关节屈曲可达30°~40°,背伸可达45°。

7.足趾的运动　可通过被动活动检查对照。

（三）触诊

1.骨触诊　先检查内侧,第1跖骨头和第1跖趾关节,再沿足内缘向近端检查足舟骨结节,紧靠足舟骨的近端触诊。在内踝远端的后面可摸到距骨内侧结节,注意骨轮廓有无改变,是否有触痛。

触诊足外侧面,沿第5跖骨向近位端触诊第5跖骨粗隆,检查有无肿胀、压痛;检查外踝及其前下方的跗骨窦,指压其深部可触及距骨颈,触诊有无压痛。在距骨的近端检查下胫腓关节有无分离。

足后区检查跟骨,于跟骨跖面内侧,触诊跟内侧结节,触诊其骨轮廓,注意有无压痛。

检查足跖面时,逐个检查跖骨头,有无压痛.注意足前部的横弓是否正常。

2.软组织触诊

在第1跖趾关节的内侧触诊有无皮肤增厚及滑囊,有无触痛。在内踝下方触诊踝关节内侧副韧带,在内踝与跟腱之间触诊胫骨后肌腱、趾长屈肌腱、胫后动脉、胫神经、蹞长屈肌腱,注意肌腱和韧带有无触痛,动脉有无搏动减弱,神经有无触痛、麻木。两侧作对比。

于足背部检查胫骨前肌腱、蹞长伸肌腱、足背动脉、趾长伸肌腱,注意肌腱的张力,有无触痛及缺损,动脉搏动的强弱。

在外踝的前、下、后方,检查距腓前韧带、跟腓韧带、距腓后韧带有无触痛。

在足后侧检查跟腱有无触痛。检查跟骨后滑囊及跟腱滑囊有无局部增厚及触痛。

足跖面触诊有无结节和触痛。若足趾有畸形,注意受压部位有无胼胝、鸡眼,有无触痛。

（四）特殊检查

1.Thompson试验　Tompson试验又称为腓肠肌挤压试验(图9-31)用于检查跟腱是否断裂。患者俯卧位,脚露出床沿,治疗师挤压腓肠肌。若跟腱断裂,则挤压腓肠肌时小腿不出现跖屈。

2.Silfverskiod试验　该试验是用来确定腓肠肌或比目鱼肌是否是踝关节背屈减少的原因。首先在膝关节伸展时,最大限度地背屈踝关节,随后移动膝关节到90°屈曲。如果背屈的丧失仅因为腓肠肌紧绷,那么背屈活动范围的减少只限于膝关节伸展时。如果无论膝关节屈曲或伸展对踝关节的背屈都没有影响,那么肌肉挛缩应同时存在于腓肠肌和比目鱼肌(图9-32)。

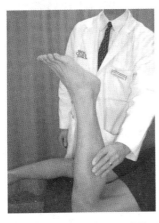
图 9-31　Thompson 试验

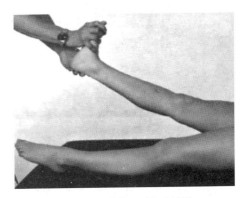
图 9-32　Silfverskiod 试验

3. Coleman 阻挡试验　前足位置低垂的同时后足站在木板上,本实验是用来鉴别足内翻是由前足还是后足引起的(图 9-33)。

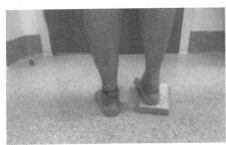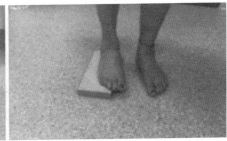

图 9-33　Coleman 阻挡试验

4. 单侧提踵试验　当患者可以做到单足站立时踮起脚尖。本实验即为阴性,当本实验出现阳性时,提示胫后肌腱功能不全。常见于获得性扁平足(图 9-34)。

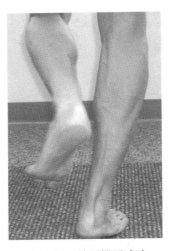

图 9-34　单侧提踵试验

5. Mulder 弹响试验　在本试验中,跖骨被来自跖骨间的应力所转动。双手托起足部,检查存在的痛性弹响。

6. 第 1 跖骨过度活动试验　在本试验中,检查者一只手固定第 1 跖骨,另一手固定其余跖骨。使第 1 跖骨并相对于其他跖骨上下活动(图 9-35)。

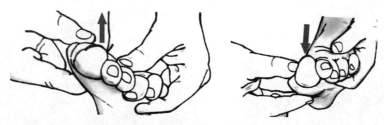

图 9-35　第 1 跖骨过度活动试验

7. 小腿挤压试验　本试验用于诊断下胫腓联合损伤,当挤压胫骨后侧可在下胫腓联合水平出现疼痛(图 9-36)。

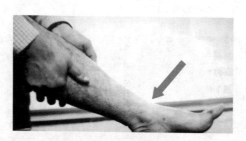

图 9-36　小腿挤压试验

8. 小腿外旋试验　用于前胫腓韧带检查。检查时患者仰卧位或者坐位,检查者一手固定住患者下肢,另一只手使得患足相对于小腿屈曲外旋。阳性体征为胫腓韧带及胫腓骨骨间膜处出现疼痛(图 9-37)。

9. 伸展试验　用来诊断是否存在踝管综合征,检查时患踝极度背屈,所有足趾极度背屈同时外翻,如果出现疼痛以及感觉异常,则怀疑踝管综合征(图 9-38)。

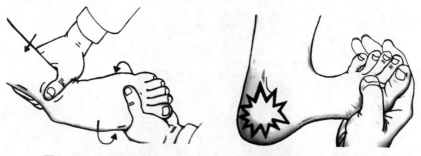

图 9-37　小腿外旋试验　　　　**图 9-38　伸展试验**

10. 跟骨挤压试验　检查者双手掌在跟骨体两侧加压,当患者存在跟骨压缩骨折时会出现痛感(图 9-39)。

11. 跖趾关节不稳试验　检查者双手握住关节两端,固定关节近端,关节远端相对于近端进行摇晃(图9-40)。

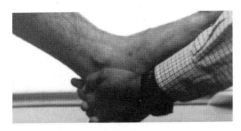

图9-39　跟骨挤压试验

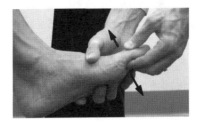

图9-40　跖趾关节不稳试验

12. 趾间关节不稳试验　检查者一只手握紧关节近侧端,另一只手握持关节远侧端,将远侧端相对于近侧端进行摇晃(图9-41)。

13. 中足部不稳试验　检查者使患者足部保持内收状态,检查者握持前足并使其相对于后足进行内收(图9-42)。

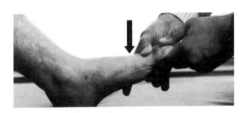

图9-41　趾间关节不稳试验

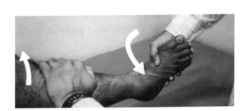

图9-42　中足部不稳试验

14. 前抽屉试验　距腓前韧带起止点为外踝前面到距骨颈前内侧;作用为阻止踝关节前移和距骨相对于胫骨内旋。本试验可进行距腓前韧带强度检查。患者仰卧位或坐位,检查者一只手抓住小腿远端前面,另一只手抓住跟骨,患者检查侧脚在跖屈10°~15°位置,推跟骨向前移(图9-43)。

15. 后抽屉试验　检查踝关节距腓后韧带和稳定性。患者仰卧位,脚处于放松位(跖屈20°)。检查者一手稳定小腿远端,另一手放于患者足跟处,向下缓慢地拉跟骨,将跟骨从胫腓骨上分离(图9-44)。韧带有松弛感或者疼痛或距骨过度向后移位为阳性指征。

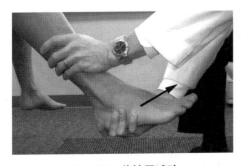

图9-43　前抽屉试验

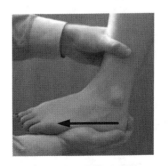

图9-44　后抽屉试验

16. 内侧距骨倾斜试验　评估跟腓韧带的完整性。患者长坐位或仰卧位,踝处于解剖中立位,治疗师一只手握住小腿远端内侧固定,另一只手握住跟骨外侧,使跟骨内收内翻(图9-45)。松弛感或诱发疼痛为阳性体征。

17. 踝关节内侧三角韧带检查　三角韧带又名内侧副韧带,连接胫骨和踝关节内侧骨凸处。作用为防止踝关节向外侧旋转。患者坐于床边,将腿悬于空中。治疗师一只手固定小腿远端,另一只手在足的不同位置下做外翻加压动作(三角韧带前部在跖屈、中部在中立位、后部在背屈位)。阳性体征为出现关节外翻角度过大,韧带松弛和疼痛,肌肉痉挛和诱发亚急性疼痛。

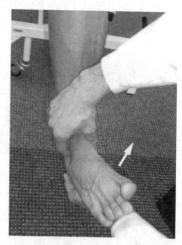

图9-45　内侧距骨倾斜试验

18. 卷扬机测试　检查足底筋膜炎。

(1)负重位:患者站在凳子上,将足的距骨头置于凳子边缘。患者双足负重相等。治疗师被动伸直第一跖趾关节(允许其他趾间关节屈曲),直到在跖趾关节伸直末端诱发疼痛。

(2)非负重位:患者坐在床边,双腿悬于空中处于非负重位,治疗师一手稳定踝部,另一手被动伸直患者第一跖趾关节(允许其他趾间关节屈曲),直到在跖趾关节伸直末端诱发疼痛。

第三节　踝足部肌肉、关节功能康复策略

一、疼痛康复

(一)物理治疗

1. RICE　RICE治疗原则,适用于治疗各种肌肉骨骼损伤,包括踝关节扭伤和踝关节肌腱炎。

(1)R休息:制动休息主要是立即停止运动,让患部处于不动状态。运动终止后的制动可以控制肿胀和炎症,可以把出血控制在最小的限度内。然后用石膏、拐杖或者支架把处置过的患部固定住。受伤后固定2~3 d不仅可防止并发症的发生,而且对治疗也有一定的帮助。

(2)I冰敷:效果最为明显。使用冰袋或冷凝胶包15~20 min,每天3次或更多次,以保持消肿和缓解疼痛。冰敷时勿直接接触皮肤。

(3)C加压:压缩绷带,加压包扎,可以帮助支持和固定踝关节。但是不要过度加

压,过度加压会出现感觉麻木、刺痛、疼痛加剧、冷却或肿胀。

(4)E 抬高:脚踝受伤后的前几日,把脚踝抬高到心脏的高度有助于减轻肿胀。

2.低频电疗　低频调制的脉冲中频电刺激兼有低频电刺激的作用,对深层组织的疼痛具有较好的治疗作用,常用于踝关节肿胀引起的疼痛,也具有较好的消除组织水肿的作用。

3.短波或超短波　短波和超短波属于高频电治疗,通过热效应和非热效应消炎镇痛,对深部疼痛具有很好的作用。

4.超声波　通过机械效应、温热效应、理化效应促进机体病变组织局部血压循环,消除炎症,加强新陈代谢,降低感觉神经兴奋性而达到止痛的作用,同时还具有降低肌肉和结缔组织张力,缓解痉挛,松解粘连,通常用于因粘连和组织挛缩产生的疼痛。

5.冲击波　治疗冲击波可以改变伤患处的化学环境,使组织产生并释出抑制疼痛的化学物质,同时冲击波可以破坏疼痛受体的细胞膜,抑制疼痛信号的产生及传导。此外,冲击波引致内啡肽的产生,降低患处对疼痛的敏感。通过改善治疗区域的新陈代谢和减轻患处的炎性反应,冲击波治疗同时促进组织的康复,其机理包括松解患处钙质沉着、减轻水肿及增加组织的机械负荷。治疗时冲击波直接作用于整个激痛点区域,能对肌筋膜综合征起到良好治疗效果,如跖筋膜疼痛、跟腱炎等。

6.筋膜枪　治疗利用肌肉共振原理,对深部肌肉组织进行深度的击打与震动,可以加速血液循环、缓解疼痛、促进功能的恢复。

7.贴扎治疗　尤其针对足底筋膜炎引起疼痛的患者,贴扎技术可以帮助患者恢复。

(1)踝关节摆位在 0°背屈位置,距下关节呈自然体位。

(2)将贴布对半剪开,第 1 条贴于第 1 跖骨头,贴于外侧并围绕跟骨后侧表面再绕过足弓,贴布贴在足底第 5 跖骨头表面。

(3)贴上 4 条此宽度的贴布(同方向各 2 条)。

(4)将贴布贴于足部内侧绕过脚跟到外侧足部,跖趾关节处最后处理。

(5)在内侧足纵弓加两条或四条贴布,从足部外侧经过足弓到内侧,足部就会应用到内翻的力量,最后一条贴布止于胫骨前肌腱远端,足跟保持不贴扎。

(二)药物治疗

非甾体抗炎药(NSAIDs)对于因关节炎、扭伤和肌腱炎等问题而导致脚踝疼痛的患者效果较好。

(三)运动疗法

可采用关节松动技术。

1.胫距关节

(1)作用:一般松动,缓解疼痛。

(2)患者体位:①患者俯卧位,患侧下肢屈膝 90°,踝关节放松;②患者仰卧位,下肢伸直,踝关节伸出床沿外。

(3)治疗师位置及操作手法:①治疗师面向患者站在患侧,双手握住内外踝远端,相当于距骨处。也可用一侧下肢屈膝压住患者大腿后面固定。双手同时向上用力牵引。

②治疗师面向患者站在或坐在床尾,双手握住足背近端,借助上肢力量将足向远端牵引。

2.距下关节

(1)作用:一般松动,缓解疼痛。

(2)患者体位:①患者仰卧位,下肢伸直,踝关节伸出治疗床外;②患者俯卧位,患侧下肢屈膝90°,健侧下肢伸直。

(3)治疗师位置及操作手法:①治疗师面向患者站在床尾,内侧手放在内、外踝远端距骨前面,外侧手握住跟骨。上方手固定,下方手借助上肢力量将跟骨向远端牵拉。②治疗师面向患者站立,双手用虎口分别握住跟骨和楔骨,双上肢同时用力将跟骨及足向上牵拉。

二、活动范围受限康复

(一)关节活动技术

1.被动运动

(1)踝关节背屈:患者仰卧位,下肢伸展位,踝关节中立位,治疗师立于患侧,一手固定患侧踝关节近端,一手托住患侧足跟,用前臂抵住足底,前臂用力使足向小腿方向推压

(2)踝关节跖屈:患者仰卧位,下肢伸展位,踝关节中立位,治疗师立于患侧,一手固定患侧踝关节近端,一手下压足背。

(3)踝关节内翻、外翻:患者仰卧位,下肢伸展位,治疗师立于患侧,一手固定患侧踝关节,一手拇指和其余4指分别握住足跟两侧,前臂掌侧触及足底,内翻时足跟向内侧转动,外翻时足跟向外侧转动。

(4)跗跖关节旋转:患者仰卧位,下肢伸展位,治疗师立于患侧,一手固定足跟,一手抓握跗跖关节处,将距骨向足底方向转动,再向足背方向转动。

(5)跖趾关节屈曲、伸展和内收、外展:患者仰卧位,下肢伸展位,治疗师一手固定关节的近端,一手活动关节的远端。趾骨间关节的运动亦如此。

2.主动助力运动　自我辅助关节活动技术:患者长坐位,患侧腿呈"4"字形置于健侧膝关节上方,用健侧手帮助患侧踝关节做背屈、跖屈、内翻、外翻,跖趾关节的屈伸、收展等运动。

3.主动运动　患者卧位或坐位,主动进行踝关节各方向全活动度的训练。

(二)关节松动技术

1.下胫腓关节前后向或后前向滑动

作用:增加踝关节活动范围。

患者体位:俯卧位,患侧下肢屈膝90°,踝关节放松。

治疗师位置及操作手法:站在患侧。前后向滑动时,上方手掌根部放在内踝后面,下方手掌根部放在外踝前面;后前向滑动时,上方手掌根部放在外踝后面,下方手掌根部放在内踝前面。前后向滑动时,上方手固定,下方手将外踝向后推动;后前向滑动时,下方手固定,上方手将外踝向前推动。

2.胫距关节

（1）前后向滑动

作用:增加踝关节背伸活动范围。

患者体位:患者俯卧位,患侧下肢屈膝90°,踝关节稍跖屈;患者仰卧位,下肢伸直,踝关节伸出治疗床外。

治疗师位置及操作手法:治疗师面向患者站立,下方手放在距骨前面,上方手放在内、外踝后方。上方手固定,下方手将距骨向后推动。治疗师面向患者站在床尾,上方手握住内、外踝前方,下方手握住距骨前面,拇指在外侧,4指在内侧。上方手固定,下方手借助上肢力量将距骨向后推动。

（2）后前向滑动

作用:增加踝关节跖屈活动范围。

患者体位:患者俯卧位,患侧下肢屈膝90°,踝关节放松;患者俯卧位,踝关节伸出治疗床外,小腿前面垫一毛巾卷;患者仰卧位,下肢伸直。

治疗师位置及操作手法:治疗师面向患者站立,上方手虎口放在桡骨后面,下方手虎口放在内、外踝前面。下方手固定,上方手将距骨向前推动。治疗师面向患者站在床尾,上方手握住内、外踝后面,下方手虎口放在桡骨后面。上方手固定,下方手借助上肢力量将距骨向前推动。治疗师面向患者站立,上方手握住内、外踝前面,下方手托住跟骨。下方手固定,上方手借助上肢力量将内、外踝向后推动。

（3）向内侧滑动

作用:增加踝关节外翻活动范围。

患者体位:俯卧位,下肢伸直,踝关节伸出治疗床外,小腿前面垫一毛巾卷。

治疗师位置及操作手法:面向患者站在患足外侧,上方手握住内、外踝后面,下方手握住跟骨及距骨。上方手固定,下方手借助上肢力量将跟骨及距骨向内侧推动。

注意:这一手法对距下关节也有一定的松动作用。

（4）向外侧滑动

作用:增加踝关节的内翻活动范围。

患者体位:患侧卧位,患肢置于下方并伸直,踝关节伸出治疗床外。上方健侧下肢屈髋、屈膝。

治疗师位置及操作手法:面向患者站立,上方手握住内、外踝后面,下方手握住跟骨及距骨。上方手固定,下方手借助上肢力量将跟骨及距骨向外侧推动。

（5）屈伸摆动

作用:增加踝关节屈、伸活动范围。

患者体位:俯卧位,患侧下肢屈膝90°,健侧下肢伸直。

治疗师位置及操作手法:面向患者站立,上方手握住内、外踝后面,下方手握住足底。上方手固定,下方手将足做屈、伸摆动。

注意:这一手法对距下关节也有一定的松动作用。

（6）翻转摆动

作用:内翻摆动增加踝内翻活动范围,外翻摆动增加踝外翻活动范围。

患者体位：俯卧位，患侧下肢屈膝90°，健侧下肢伸直。

治疗师位置及操作手法：面向患者站立，上方手握住足跟后部，下方手握住足跟前部。内翻摆动时，双手将跟骨向内侧翻转；外翻摆动时，双手将跟骨向外翻转。如果关节比较僵硬，治疗师可以用上方手握住足跟，下方手握住足的中部，双手同时摆动，以增加摆动的强度和范围。

3. 距下关节

（1）前后向滑动

作用：增加踝关节背伸活动范围。

患者体位：俯卧位，患侧下肢屈膝90°，健侧下肢伸直。

治疗师位置及操作手法：面向患者站立，上方手握住内、外踝及桡骨后面，下方手虎口放在距骨前下方的跗骨上。上方手固定，下方手将距下关节的远端向后推动。

（2）后前向滑动

作用：增加踝关节跖屈活动范围。

患者体位：俯卧位，患侧下肢屈膝90°，健侧下肢伸直。

治疗师位置及操作手法：面向患者站立，上方手握住足跟，手掌放在跟骨后，下方手虎口或掌根部放在距骨前面。下方手固定，上方手借助上肢力量将跟骨向前推动。

另外，常有侧方滑动、屈伸摆动、翻转摆动，做法与上类似。

4. 跗骨间关节上下滑动

作用：向足底滑动可以增加跗骨的背伸活动范围；向足背滑动可以增加跗骨的跖屈活动范围。

患者体位：仰卧位，稍屈髋，屈膝；或坐位，踝关节放松，稍跖屈。

治疗师位置及操作手法：面向患者站立或坐位，双手拇指分别放在相邻跗骨的背侧，示指放在足底相应跗骨的跖面。向足底滑动时，一侧手固定，另一侧手拇指向足底方向推动相邻跗骨；向足背滑动时，一侧手固定，另一侧手示指向足背方向推动相邻跗骨。

5. 跗跖关节

（1）上下滑动

作用：增加跗跖间活动范围。

患者体位：仰卧位或坐位，踝关节放松稍跖屈。

治疗师位置及操作手法：面向患者，上方手握住跗骨，下方手握住跖骨。上方手固定，下方手将跖骨上下推动。如果要松动某个单一跗跖关节，则用双手拇指分别放在相邻的跗骨和跖骨近端的背面，示指放在足底相应的跗骨和跖骨的跖面，上方手固定，下方手将跖骨近端向足背或足底方向推动。

（2）旋转摆动

作用：旋前摆动增加踝关节外翻活动范围，旋后摆动增加踝关节内翻活动范围。

患者体位：仰卧位或坐位，踝关节放松。

治疗师位置及操作手法：面向患者，双手分别握住跗骨和跖骨近端，拇指在足背，四指在足底。上方手固定，下方手将跖骨向内转动（旋前），或向外转动（旋后）。

6. 跖骨间关节上下滑动

作用:增加相邻跖骨间活动范围。

患者体位:仰卧位,俯卧位或坐位,踝关节放松。

治疗师位置及操作手法:面向患者,双手分别握住相邻跖骨。一侧手固定,另一侧手将相邻的跖骨上下推动。

7. 跖趾关节上下滑动

作用:增加跖趾关节活动范围。

患者体位:俯卧位,患侧下肢屈膝90°。

治疗师位置及操作手法:面向患者站立,上方手放在跖骨上,拇指在足底,示指在足背,下方手放在相应的趾骨近端,拇指在足底,示指在足背。上方手固定,下方手将趾骨上下推动。

8. 趾骨间关节操作技术 有分离牵引、长轴牵引、前后向或后前向滑动、侧方滑动、旋转摆动。上述松动手法与指骨间关节的手法操作基本相同。

(三)肌肉牵伸技术

1. 徒手被动牵伸技术

(1)牵伸踝跖屈肌群

牵伸目的:增加踝关节背屈的活动范围。

患者体位:仰卧位。

治疗师体位:立于牵伸侧下肢外侧,上方手握住内外踝处固定小腿,下方手握住足跟,前臂掌侧抵住足底。

牵伸手法:下方手将足跟向远端牵伸,前臂向近端运动,使踝背屈至最大范围,保持15～30 s,重复3～5次,牵伸腓肠肌。上述手法,在屈膝时进行牵伸,主要牵伸比目鱼肌。

牵伸腓肠肌和比目鱼肌时,容易过度牵伸引起足弓内侧缘松弛,因此,牵伸时发力一定要缓慢,避免用力过大,导致医源性平足的发生。

(2)牵伸踝背屈肌群

牵伸目的:增加踝关节跖屈的活动范围。

患者体位:坐位或仰卧位。

治疗师体位:立于牵伸侧下肢外侧,上方手握住内外踝处固定小腿,另一手握住足背。

牵伸手法:下方手向下活动足至最大范围,保持15～30 s,重复3～5次。

(3)牵伸足外翻肌群

牵伸目的:增加踝关节内翻的活动范围。

患者体位:仰卧位,下肢伸直。

治疗师体位:立于或坐于牵伸侧下肢的外侧,上方手握住内外踝下方的距骨处,下方手握住足跟。

牵伸手法:上方手固定,下方手将足跟向内转动使足内翻至最大范围,保持15～30 s,重复3～5次。

(4)牵伸足内翻肌群

牵伸目的:增加踝关节外翻的活动范围。

患者体位:仰卧位,下肢伸直。

治疗师体位:立于或坐于牵伸侧下肢的外侧,上方手握住内外踝下方的距骨处,下方手握住足跟。

牵伸手法:上方手固定,下方手握住足的背面,使踝关节跖屈,足外翻至最大范围,保持15~30 s,重复3~5次,牵伸胫骨前肌。如果牵伸胫骨后肌,上方手固定,下方手握住足底部,背屈、足外翻至最大范围。

(5)牵伸足趾屈、伸肌群

牵伸目的:增加足趾屈伸的活动范围。

患者体位:仰卧位或坐位。

治疗师体位:坐位,上方手固定近端趾骨,下方手握住远端趾骨。

牵伸手法:下方手使远端趾骨朝着牵伸的方向活动至最大范围。

2. 自我牵伸技术

踝部最常出现紧张或挛缩的肌肉是小腿三头肌,主要影响踝背屈功能,而踝背屈肌的挛缩发生甚少。主要通过自我牵伸踝跖屈肌以增加背屈活动范围。

(1)患者背靠墙壁站在一楔形木块上,该楔形木块,应根据挛缩程度选择不同的坡度。

(2)足跟悬空站在楼梯台阶上,下肢伸直,借助身体自身重量进行牵伸。

(3)患者面对墙壁站立,双手支撑墙面,身体尽量向前使腹部接近墙面,根据肌肉紧张程度,双足不断地向后移动,治疗时必须要有三头肌的紧张牵拉感。

(4)患者背靠墙壁,屈膝下蹲,非牵伸侧腿在前,牵伸侧腿在后离墙壁约20 cm处下蹲,腰部挺直,利用自身重量对三头肌进行牵伸。治疗时三头肌必须要有紧张感,双足不得离开地面,随着病情的好转,牵伸侧足离墙壁的距离逐渐减少,离墙壁越近,其功能越好。

三、肌力下降康复

踝关节可以进行跖屈、背屈、内翻、外翻运动。其踝跖屈肌群包括小腿三头肌(腓肠肌、比目鱼肌)、胫骨后肌、蹈长屈肌、趾长屈肌;踝背屈肌包括胫骨前肌、蹈长伸肌、趾长伸肌;踝内翻肌群包括小腿三头肌、胫骨前肌、胫骨后肌、趾长屈肌;踝外翻肌群包括腓骨长肌、腓骨短肌、趾长伸肌。

(一)踝跖屈肌群肌力训练

1. 主动肌　包括腓肠肌、比目鱼肌、胫骨后肌、拇长屈肌、趾长屈肌。

2. 正常活动范围　0°~45°。

3. 训练方法

(1)抗徒手阻力训练

患者体位:仰卧位,稍屈膝(腘窝下垫一枕头),患侧踝关节中立位。

治疗师体位:面向患者站立,上方手放在小腿近端,固定胫骨,下方手握住足跟,前臂掌心抵住足底并向足背方向施加阻力。

方法:患者集中注意力,做全范围的踝关节跖屈动作,然后复位,重复进行。1级肌力时,治疗师给予助力帮助跖屈踝关节;2~3级肌力时,只帮助固定小腿远端,不给予跖屈踝关节的助力,肌力4~5级时,施加足背方向的阻力。

等张抗阻力方法:患者抗阻力全范围跖屈踝关节,然后复位,重复进行。

抗阻力训练也可以在站立位练习,患者单足站立,足跟抬起,保持片刻后放下,反复进行。

(2)弹力带训练:增强踝跖屈肌群肌力时,将弹力带放在足底,双手握住另一端并拉紧,患者主动全范围跖屈踝关节。

(二)踝背屈肌群肌力训练

1. 主动肌　包括胫骨前肌、姆长伸肌、趾长伸肌。

2. 正常活动范围　0°~20°。

3. 训练方法

(1)徒手肌力训练

患者体位:仰卧位,稍屈膝(腘窝下垫一枕头),患侧踝关节中立位。

治疗师体位:面向患者站立,一手握住足跟,一手放在足背并向足底施加阻力。

方法:患者集中注意力,做全关节范围的背屈踝关节动作,然后复位,重复进行。1级肌力时,治疗师给予助力帮助背屈踝关节;2~3级肌力时,只固定小腿远端,不给予背屈踝关节的助力,肌力4~5级时,施加向足底方向的阻力。

等张抗阻力方法:患者抗阻力全范围背屈踝关节,然后复位,重复进行。

(2)弹力带训练:增强踝背屈肌群肌力时,弹力带放在足背,两端固定在远端或由他人固定,患者全范围背屈踝关节。

(三)足内翻/外翻肌群肌力训练

1. 主动肌内翻肌群　包括小腿三头肌、胫骨前肌、胫骨后肌、趾长屈肌;外翻肌群包括腓骨长肌、腓骨短肌、趾长伸肌。

2. 正常活动范围　内翻0°~35°;外翻0°~25°。

3. 训练方法

(1)肌力1~3级

患者体位:仰卧位,增强内翻肌群肌力时,踝关节中立位;增强外翻肌群肌力时,踝关节轻度跖屈。

治疗师体位:面向患者站立,一手握住小腿远端固定在治疗床的床面上,一手握住足背。

方法:患者集中注意力,做全关节范围内的内翻/外翻动作,然后复位,重复进行。1级肌力时,治疗师给予助力帮助足内翻/外翻;2~3级肌力时,只固定小腿远端,不给予足内翻/外翻的助力。

(2)肌力4~5级

患者体位:坐位,小腿垂于床沿,将足置于治疗师的大腿上。

治疗师体位:面向患者坐位,一手固定患者小腿远端,增强内翻肌群肌力时,另一手置于足内侧缘向足底施加阻力;增强外翻肌群肌力时,另一手置于足外侧缘向足底施加阻力。

等张抗阻力方法:患者抗阻力完成全范围的足内翻/外翻,然后复位,重复进行。

抗阻力训练亦可在患者侧卧位时进行。增强内翻肌群肌力时,患侧在下;增强外翻肌群肌力时,患侧在上。治疗师面向患者站立,一手固定小腿远端,增强内翻肌群肌力时,另一手置于足内侧缘向足底施加阻力;增强外翻肌群肌力时,另一手置于足外侧缘向足底施加阻力。患者抗阻力完成全范围的足内翻/外翻。

(3)弹力带训练:增强踝内翻或外翻肌群肌力时,双足分开,将弹力带绕在双足上并绷紧,训练时一足固定,一足做外翻或双足同时外翻。

(马晓薇)

参考文献

[1]贝尔,迈赫伦.运动损伤临床指南[M].高宗玄,译.北京:人民体育出版社,2007.

[2]胡春洪,崔磊.脊柱四肢影像图解[M].北京:人民军医出版社,2011.

[3]诺伊曼.骨骼肌肉功能解剖学[M].刘颖,师玉涛,闫琪,译.北京:人民军医出版社,2014.

[4]关骅,临床康复学[M].北京:华夏出版社,2005.

[5]顾德明,缪进昌.运动解剖学图谱[M]北京:人民体育出版社,2013.

[6]黄晓琳.人体运动学[M].北京:人民卫生出版社,2013.

[7]戴红.康复医学[M].北京:北京大学医学出版社,2009.

[8]基思·L.莫尔,阿瑟·F.达利.临床应用解剖学[M].李云庆,译.郑州:河南科学技术出版社,2006.

[9]麦基.骨科检查评估[M].罗卓荆,译.北京:人民军医出版社,2007.

[10]布罗兹曼,曼斯克.临床骨科康复学[M].洪毅,译.北京:人民军医出版社,2015.

[11]林成杰.物理治疗技术[M].北京:人民卫生出版社,2019.

[12]林成杰,孙权.康复评定技术[M].北京:中国中医药出版社,2018.

[13]丁文龙,刘学政.系统解剖学[M].北京:人民卫生出版社,2018.